普通高等教育"十一五"国家级规划教材

全国高职高专医药院校规划教材

供中医、中西医结合类专业用

中医儿科学

第2版

主　编　秦艳虹
副主编　薛　征
主　审　宋秀琴
编　委　刘小渭　范梅红　秦艳虹
　　　　薛　征　张　焱　张红丽
　　　　张丽琛　张慧媛

科学出版社

北京

·版权所有　侵权必究·

举报电话:010-64030229;010-64034315;13501151303(打假办)

内 容 简 介

本书是全国高职高专医药院校规划教材(供中医、中西医结合类专业用)第2版之一,并入选"普通高等教育'十一五'国家级规划教材"。全书系统地介绍了中医儿科学发展简史、小儿年龄分期、生长发育、生理病理特点、喂养与保健、小儿诊法、小儿治法等;重点论述了小儿常见疾病、多发疾病、小儿杂病及新生儿疾病的理法方药和辨证论治规律。本书的编写突出高等职业技术教育的特点,坚持体现"三基"(基本理论、基本知识、基本技能)教学,注重教学内容的科学性和实用性。

本书可供中医药院校高等职业技术教育中医、中西医结合类专业学生使用,也可作为临床医师及自学中医者的学习参考书。

图书在版编目(CIP)数据

中医儿科学 / 秦艳虹主编. —2 版. —北京:科学出版社,2011.5
普通高等教育"十一五"国家级规划教材·全国高职高专医药院校规划教材
ISBN 978-7-03-030746-0

Ⅰ. 中… Ⅱ. 秦… Ⅲ. 中医儿科学-高等职业教育-教材　Ⅳ. R272

中国版本图书馆 CIP 数据核字 (2011) 第 063397 号

责任编辑:曹丽英　郭海燕 / 责任校对:陈玉凤
责任印制:徐晓晨 / 封面设计:范璧合

版权所有,违者必究。未经本社许可,数字图书馆不得使用

科 学 出 版 社 出版
北京东黄城根北街16号
邮政编码:100717
http://www.sciencep.com

北京厚诚则铭印刷科技有限公司 印刷
科学出版社发行　各地新华书店经销
*
2004 年 8 月第 一 版　　开本:787×1092　1/16
2011 年 5 月第 二 版　　印张:12 3/4
2018 年 5 月第六次印刷　字数:301 000
定价:39.00元
(如有印装质量问题,我社负责调换)

第 2 版编写说明

本高职高专教材《中医儿科学》自 2004 年出版第 1 版以来,以其知识性、趣味性和创新性的特点,赢得了广大读者的关注和好评,并被教育部评为"普通高等教育'十一五'国家级规划教材"。

为进一步发挥本教材的优势和特色,适应现行中医药高等教育教学和学术发展的需要,在充分吸收和总结以往成功经验的基础上,我们组织了具有丰富教学经验和临床经验的专家、教授对该教材进行了第 2 版的修订工作,力求在保持第 1 版知识结构新颖、内容简要、体系完整的基础上,对内容进行了适当的调整,对部分疾病种类进行了补充或删减,增加了近年来发病率较高的手足口病、多发性抽动症,删减了脐风、夏季热等临床上难以见到的疾病;对部分疾病的链接进行了内容更新;每一病证均增加了必要的西医疗法;在目标检测中增加了病案题型等,使之更加科学、合理、完整,更加适合于教学需求和临床实际。

随着中医教育和临床医学的不断发展,在学习和使用本教材过程中,有不妥之处,敬请读者提出宝贵意见,以便进一步修订和提高。

编 者
2011 年 3 月

第1版编写说明

  本教材是根据高等职业技术教育（供中医专业、中西医结合专业用）教材特点设计和编写的。

  本教材在现行中医儿科学课程教学大纲内容的基础上，保持中医特色，力求内容的完整性和系统性，注重理论的充实和完善，紧密结合临床实际，积极汲取现代中医、西医研究的新进展和新成果，极大地丰富了中医儿科学课程内容，基本上满足了临床教学和学生的需求，因此可供高等职业技术教育中医专业、中西医结合类专业使用，也可供广大中医药爱好者及中医教学、临床、科研人员参考使用。

  全书共分14章，包括中医儿科学发展简史、小儿年龄分期、生长发育、生理病理特点、喂养与保健、小儿诊法、小儿治法、肺系病证、脾胃病证、心肝病证、肾系病证、时行疾病、小儿杂病及新生儿病证。每个疾病均有概述、病因病机、诊断与鉴别诊断、辨证论治、其他疗法、预防与护理及链接等部分。每一章节均按教学大纲列有学习目标和目标检测。书后附有方剂索引、中成药索引等。

  在本教材编写过程中，特别是审定过程中，承蒙宋秀琴教授的多方指导，并提出宝贵意见，在此谨致以衷心的感谢。

  由于编者水平有限、经验不足，书中不足之处，恳请读者在使用过程中，提出宝贵意见，以便修改提高。

编 者

2004年2月

目　　录

第2版编写说明
第1版编写说明
1 中医儿科学发展简史 ……………… (1)
　1.1 中医儿科学的萌芽阶段 …… (1)
　1.2 中医儿科学的形成阶段 …… (1)
　1.3 中医儿科学的发展阶段 …… (2)
　1.4 中医儿科学的创新阶段 …… (4)
2 小儿年龄分期 ……………………… (6)
　2.1 胎儿期 …………………………… (6)
　2.2 新生儿期 ……………………… (6)
　2.3 婴儿期 …………………………… (7)
　2.4 幼儿期 …………………………… (7)
　2.5 幼童期 …………………………… (7)
　2.6 儿童期 …………………………… (7)
　2.7 青春期 …………………………… (7)
3 生长发育 …………………………… (9)
　3.1 体格发育 ……………………… (9)
　3.2 动作的发育 ………………… (10)
　3.3 语言发育 …………………… (11)
4 生理病理特点 …………………… (12)
　4.1 生理特点 …………………… (12)
　4.2 病理特点 …………………… (14)
5 喂养与保健 ……………………… (16)
　5.1 护胎养胎 …………………… (16)
　5.2 初生婴儿的护养 …………… (16)
　5.3 小儿的保健 ………………… (17)
6 小儿诊法 ………………………… (21)
　6.1 望诊 ………………………… (21)
　6.2 闻诊 ………………………… (25)
　6.3 问诊 ………………………… (26)
　6.4 切诊 ………………………… (27)
7 小儿治法 ………………………… (30)
　7.1 小儿内治法的用药特点 …… (30)
　7.2 小儿常用内治法则 ………… (31)

　7.3 小儿常用外治法 …………… (32)
　7.4 其他疗法 …………………… (32)
8 肺系病证 ………………………… (34)
　8.1 感冒 ………………………… (34)
　8.2 咳嗽 ………………………… (38)
　8.3 肺炎喘嗽 …………………… (42)
　8.4 哮喘 ………………………… (47)
　8.5 乳蛾 ………………………… (52)
9 脾胃病证 ………………………… (56)
　9.1 鹅口疮 ……………………… (56)
　9.2 口疮 ………………………… (59)
　9.3 泄泻 ………………………… (62)
　9.4 厌食 ………………………… (68)
　9.5 积滞 ………………………… (72)
　9.6 疳证 ………………………… (75)
10 心肝病证 ……………………… (81)
　10.1 惊风 ……………………… (81)
　10.2 癫痫 ……………………… (87)
　10.3 病毒性心肌炎 …………… (92)
　10.4 多发性抽动症 …………… (96)
11 肾系病证 ……………………… (101)
　11.1 急性肾小球肾炎 ………… (101)
　11.2 肾病综合征 ……………… (107)
　11.3 尿频 ……………………… (112)
　11.4 遗尿 ……………………… (116)
12 时行疾病 ……………………… (120)
　12.1 麻疹 ……………………… (120)
　12.2 奶麻 ……………………… (124)
　12.3 风痧 ……………………… (127)
　12.4 丹痧 ……………………… (130)
　12.5 水痘 ……………………… (134)
　12.6 手足口病 ………………… (136)
　12.7 痄腮 ……………………… (140)
　12.8 顿咳 ……………………… (144)

12.9 小儿暑温 …………… (148)
13 小儿杂病 ……………… (154)
 13.1 紫癜 ………………… (154)
 13.2 维生素 D 缺乏性佝偻病
  ………………………… (158)
 13.3 夜啼 ………………… (163)
 13.4 奶癣 ………………… (166)
 13.5 皮肤黏膜淋巴结综合征
  ………………………… (169)

14 新生儿病证 …………… (174)
 14.1 胎黄 ………………… (174)
 14.2 硬肿症 ……………… (178)
 14.3 脐部疾病（脐湿、脐疮、脐
   血、脐突）…………… (181)

方剂索引 ……………………… (185)
中成药索引 …………………… (194)
中医儿科学教学基本要求 …… (196)

1 中医儿科学发展简史

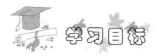

1. 简述中医儿科学的起源与进展
2. 叙述中医儿科学在宋代以后的重大发展及新中国成立后的新贡献

数千年来,历代儿科医家在长期与疾病做斗争的临床实践中,在小儿喂养保健、预防和医疗等方面积累了极其丰富的理论知识和宝贵的临床经验,为中华民族的繁衍昌盛、新生一代的健康成长,做出了不可磨灭的贡献。中医儿科学与其他临床各科一样,具有悠久的历史。

1.1 中医儿科学的萌芽阶段

据我国古代文献记载,远在战国时期,约公元400多年前已有小儿医,《史记·扁鹊仓公列传》记载:"扁鹊……闻秦人爱小儿,即为小儿医。"《内经》也有关于婴儿疾病的诊断以及预后判断的记载。此外,从马王堆三号汉墓出土的秦汉以前的古代医学著作《五十二病方》中,亦有"婴儿瘛"的记载。这些记载都反映了中医古代对于小儿健康的重视,同时也孕育着中医儿科学的萌芽。

从秦到两汉时代,中国医药学有了较大发展。这一时期,儿科虽然尚未形成专业,但对于小儿疾病的认识和防治,已有病案的记载。例如,西汉名医淳于意曾以"下气汤"治疗婴儿"气鬲病"。成书于西汉的《黄帝内经》18卷,其内容汇聚了春秋战国以来积累的大量医学实践,奠定了中医药理论基础,成为各科疾病防治的指导原则。更为突出的是东汉末年张仲景在医学上的成就,对儿科学发展有深远的影响和重要指导意义,他不但在运用《伤寒杂病论》治疗小儿外感性疾病和其他杂病上卓有疗效,而且《金匮要略》中运用的脏腑辨证,还为宋代钱乙创立小儿脏腑寒热虚实辨证奠定了基础。继东汉之后,小儿医学在两晋南北朝时期又有所进展。《隋书·经籍志》所载南朝医药书中有儿科、产科、妇女科等医事分科,同时也出现了有关小儿医学的著作,如王末钞《小儿用药本草》2卷,徐叔响《疗少小百病杂方》37卷等。

从以上论述可见当时对儿科疾病防治经验及疾病理论研究都有了一定的认识,中医儿科在中医药学这个大家族中孕育发展,即将破土萌发。

1.2 中医儿科学的形成阶段

隋唐是中医儿科发展史上的一个重要时期。隋代巢元方《诸病源候论》的问世,第一次较全面、系统地对疾病的证候及其病因病理进行了论述,是我国最早的一部病源证候学专著。其中介绍儿科疾病6卷,小儿病证255候,对小儿疾病的病源认识和证候的描述都很详细,对儿科学系统理论的形成有很大启迪。唐代王焘《外台秘要》中论小儿疾病多达86门,载方400余首,收集了唐与唐以前许多医家的医论和方治。从这些当时具有代表性的重要医著中,可以看到对于小儿的生长发育和保健哺育、疾病证候的分析及其方治,论述得相当详细。在治疗手段方面,方剂剂型繁多。据《千金方》记载,除有汤、丸、膏、丹、散之外,还有吮剂、乳剂、药粥、嗽剂、熨剂、涂剂、摩剂、点滴剂等。针灸、按摩也已应用于小儿。

此外,在唐代的医事制度方面,政府设立太医署,由"医博士"教授医学,儿科已成为一门专科进行教习,称为"少小科",学制五年,中医儿科专业就是从那时候开始初步形成的。

两宋时代,中医儿科专业得到巩固和发展。宋太医局将医学分为9科,当时被称为"小方脉"的儿科已独立分科。儿科专业的兴盛,促进了中医儿科学术的发展。至宋代,从理论体系到临床疾病的防治,中医儿科学这门学科已趋形成,这主要表现在当时产生了一些著名的儿科专家和重要的儿科专著。

相传《颅囟经》是我国第一部儿科著作,成书于唐末宋初,乃托名所作。书中首创"纯阳"理论,并对小儿脉法及惊、痫、疳、丹毒等病的证治方药论述较详。

钱乙是北宋时期的儿科名医,从事儿科专业40余年,学术造诣精湛。其传世之作《小儿药证直诀》对中医儿科学的贡献尤大,影响深远。该书把小儿生理病理特点概括为"脏腑柔弱,易虚易实,易寒易热";在诊断方面创立"面上证"、"目内证";在辨证治法方面创立五脏寒热虚实证治法则,作为辨证的依据;创立了五脏补泻方剂,如泻白散、泻心导赤汤、五味异功散、六味地黄丸、七味白术散等。对儿科四大证"麻、痘、惊、疳"的认识有较详细的论述,尤其对于麻疹的症状、诊断和治疗,都有清楚的记载;并对几种发疹性传染病加以鉴别如水痘、天花、麻疹等;对惊风和痫证有了明确的区别;把疳列为脾胃病,在病因、病机、分类和治疗等方面,都有独到之处;在疾病治疗中十分注重脾胃的调理等,堪称中医儿科学的精髓。钱乙的学术思想为后世儿科医家所推崇,对儿科贡献很大,被后世誉为"儿科之圣"。

麻痘是儿科的危重疾病,在宋代广泛流行。与钱乙同时而年少的当地名医董汲精于治疗痘麻斑疹,善用寒凉,反对滥用温热,对后世用清热解毒法治疗传染病以很大启发,著有《小儿斑疹备急方论》,为小儿痘麻斑疹的第一部专著。其后,南宋名医陈文中根据自己长期的临床实践经验,首创用桂、附、丁香等燥热温补之品,以治痘疹由于阴盛阳虚而出迟或倒塌者,每多获效,实为痘疹用温补学派的创始人。他著有《小儿痘疹方论》,打破了用寒凉治疗痘疹一统天下的局势,开始了儿科学术思想上的寒温之争。这种争鸣,开始多限于痘麻的范围,渐而扩展到儿科各个领域,对于儿科的临床治疗和基础理论的深入研究,产生了深远影响,促进了中医儿科学的发展。

在宋代,还有南宋初刘昉等编著的《幼幼新书》和稍晚问世的不著撰人姓氏的《小儿卫生总微论方》等重要著作。《幼幼新书》40卷,取材广博,内容详尽,集宋以前各种有关儿科学术成就之大成,医论证治分列500余门,是当时世界上内容最完备的儿科学专著。它不但有较高的学术价值,还有较高的文献价值,许多散佚了的宋与宋以前儿科医著被收录其中而得以流传。《小儿卫生总微论方》20卷,自初生以至成童,内外五官诸多疾病的证治,均分门别类,详细收录,所谓保卫其生,总括精微。其中还明确指出新生儿脐风撮口是由于断脐不慎所致,与成人因外伤而得的破伤风是同一种疾病。在《断脐论》中并指出戒用冷刀断脐,主张用烙脐饼按脐上,并烧灸脐带,再用封脐散封裹之,不但有消毒作用,而且为婴儿开辟了一条新的给药途径。

总之,至宋代,中医儿科学已经形成一门独立的学科,对小儿的生长发育、喂养保健、生理病理、疾病的辨证论治,从理论到临床,均已形成了自己的体系。

1.3 中医儿科学的发展阶段

祖国医学在金元时代进入了一个百家争鸣、百花齐放的繁荣时期。当时名医辈出,各家均有所长,促进了临床各科的独立发展。

金元四大家大多一专多能，各科兼长。在他们的著作中均有儿科的有关论述，如刘完素在《宣明方论·儿科论》中提出："小儿病者纯阳，热多冷少也"，主张用辛凉苦寒、泻热养阴以治小儿热病。李东垣的脾胃学说对促进儿科脾胃病的研究具有重要影响，他的补中益气汤、清暑益气汤等至今为儿科广泛应用。张子和治热性病善用攻下法，为小儿治疗热性病采用"上病下取"提供了理论依据。朱丹溪提出"阳常有余，阴常不足"的观点，对儿科阴虚体质及热病伤阴而采用滋阴方法治疗具有很大影响。

明清两代，是中医儿科学得到空前发展的时期。这一时期的特点是，从事儿科专业的人员激增；大批儿科专著涌现，据不完全统计，至今尚存的儿科专著近500种中，绝大部分为明清医家所著；儿科基础理论的研究进一步深入；临床实践方面取得较大成就；温病学说的发展对儿科学的促进；痘麻专科的形成及其成就等。

明初徐用宣著有《袖珍小儿方》，辑明以前小儿诸家经验，分72门，收624方，各证齐备，叙述详明。寇平的《全幼心鉴》对儿科医生守则、小儿生理、保育调理以及望诊、脉法予以说明，其中以面部望诊及虎口三关望诊描述尤详。鲁伯嗣的《婴童百问》将小儿诸证列100问加以论述，采众说而有己见，附方800余首。薛铠、薛己父子精于儿科方脉，著有《保婴撮要》20卷，针对当时初生儿破伤风病死率很高，采用火烧断脐法预防初生儿破伤风，并开创了小儿外科之先河，撰写小儿外科病证70余种，分析小儿外科疾病的病因病机，重视乳母饮食及情绪变化对小儿的影响，并附有很多小儿验案，至今仍具有临床参考价值。

明代世医万全，著有《万氏家藏·育婴秘诀》、《万氏家传·幼科发挥》、《万氏秘传·片玉心书》等，对后世影响很大。万氏在钱乙"脏腑虚实辨证"的基础上，提出了小儿"五脏之中肝有余，脾常不足，肾常虚"、"心常有余，而肺常不足"的观点，高度概括了小儿生理、病理特点，对于小儿的保育与疾病防治具有重要意义。万氏还十分重视小儿的预养（孕养保养）、胎养（孕期保养）、蓐养（初生护养）以及鞠养（婴幼儿调养）。他还对天花、麻疹、惊风等病证有独特见解，如治疗痘疹，摒弃了以往医家的偏见，主张"温补凉泻，各附所宜"；治疗惊风重视元气和脾胃，提出不可妄用辛香与寒凉之剂；治疗疾病首重保护胃气，提出五脏以胃气为本的思想。此外，万氏首先应用推拿法于儿科，用药处方亦甚简当。万全的这些学术理论和临床经验对儿科学的发展起着积极的推动作用。

王肯堂的《证治准绳·幼科》综合概括整理明代以前有关儿科文献之长，参与己见，使审证论治不偏不倚，有所遵循。由于书中引证广博，还保留了一些古代已佚的儿科学资料，因而具有较高的参考价值。

清代的《医宗金鉴·幼科心法》是把清初以前的儿科学做了一次较全面的整理和总结，内容极为丰富。清代儿科医家夏禹铸的《幼科铁镜》重视望诊，提出"有诸于内而形诸于外"的著名论点，从望面色、审苗窍来辨脏腑的寒热虚实。重视推拿疗法，并用灯火十三燋疗法治疗脐风等证。对惊风的治法提出"疗惊必先豁痰，豁痰必先祛风，祛风必先解热，解热必先祛邪"的理论，至今仍有现实指导意义。谢玉琼的《麻科活人全书》综合各家治麻心得，加上自己的丰富临床经验，把麻疹每个阶段的辨证与治疗作了详细的介绍，是一部较有影响的麻疹专书。

陈飞霞为清代具有代表性的儿科医家之一，他的《幼幼集成》是一部集大成的儿科名著。全书首创"赋禀"、"护胎"，认为胎婴在腹，与母亲的精神、饮食、劳逸等有密切关系，所以孕母必须十分重视这方面的调摄。书中还详细论述初生儿疾病的防治和诊法。他对小儿指纹诊法，既不全盘肯定，亦不全盘否定，而是根据实际经验，在原有的基础上，归纳了"浮沉分表里，红紫辨寒热，淡滞定虚实"的指纹辨证纲领，已为多数儿科临床医生所采纳。后世医家又补充了"三关测轻重"，更符合临床实际，为3岁以下小儿重要的诊法之一。

吴鞠通的《温病条辨·解儿难》详细介绍小儿暑痉的证治，指出"痉由于暑，只治痉之因而痉自止,不必沾沾但以痉求之。"为后世治疗小儿暑温提供了理论依据。吴鞠通还对小儿体质特点提出了"稚阳未充,稚阴未长"的学说,从而丰富了小儿生理特点内容,对防治小儿疾病具有临床指导意义。

稀痘方是牛痘接种法发明以前预防天花的方法。在郭子章《博集稀痘方论》中载有"稀痘方"以饮未痘儿"辄饮辄效"。《三冈识略》记载用痘浆染衣,让未出痘的小儿穿着,可以诱发轻症天花,这即是原始的人痘接种法。在明代隆庆年间(1572~1620年)已经盛行推广到各地。张琰著的《种痘新书》中记载有"以佳苗引出胎毒,斯毒不横,而证自顺。"所用的"佳苗"是以鼻痘发出的痘痂研粉为种苗,经不断改进递相接种,故毒性愈来愈减弱,用此种"佳苗"人工引种的痘,症状多轻而顺利。到17世纪,人痘接种法已先后流传至土耳其、英国、朝鲜、日本等国,可见我国人痘接种法的发明与推广,较之1796年英国琴纳发明牛痘接种法至少要早一个多世纪,开创了世界免疫学的先河。

天花是如何被消灭的

很早以前,人们就认识到天花是一种烈性传染病,传染性强,病死率高,并发现一旦病愈康复,就不会再患天花。传说我国早在公元11世纪就利用吸入天花痂粉来预防天花,而公元16世纪则有正式接种"人痘"预防天花的记载。当时是将蘸有天花疱浆的患者衣服给正常儿童穿戴,或将天花愈合后的局部痂皮磨碎成细粉,经鼻给正常儿童吸入。种"人痘"预防天花虽然有一定危险,但对人类寻求预防天花的方法有重要影响。公元18世纪后叶,英国乡村医生Jenner观察到,挤奶女工患牛痘后,不再感染天花。他意识到接种牛痘可预防天花,并在1796年5月14日成功地完成了一次举世闻名的实验。首先,他把挤奶女工手上所长的牛痘疱内的液体接种到一个8岁男孩的左臂,男孩种痘部位出了牛痘,留下了瘢痕。6周以后,Jenner迈出了这个实验最关键的一步——给这个男孩接种天花痘液,结果这个孩子没有患天花。后来,他又重复做了多次相同实验,结果证明接种牛痘确实能预防天花。

经过了4个半世纪,从中国人接种"人痘"预防天花,以及其后的英国人Jenner接种牛痘预防天花,至20世纪中叶天花在全球被彻底消灭。

链接

清代温病学说的兴起,更进一步促进了儿科学的发展,叶天士的《外感温热篇》、吴鞠通的《温病条辨》、陈平伯的《外感温病篇》等对小儿外感温热病的辨证治疗有重大影响。

从以上所举实例,可以看出,17世纪以前,我国是世界上医药学比较先进的国家。这以后直至新中国成立前,由于帝国主义的侵略和国内统治阶级的压迫,中医中药到了奄奄一息的境地。

1.4 中医儿科学的创新阶段

新中国成立以后,由于党的中医政策的贯彻落实,中医中药犹如枯木逢春,得到了复苏,中医儿科也和其他各科一样,有了迅速的发展,主要表现在以下几个方面:

在预防医学方面,大力开展儿童预防保健卫生工作。在全国范围内推行新法接生,新生儿破伤风的发病率大大降低。普遍地接种了"牛痘疫苗",使我国成为世界上较早消灭天花的国家之一。广泛地进行计划免疫的接种工作,基本控制了麻疹、小儿麻痹症、小儿结核、白喉、百日咳、破伤风的流行。其他传染病,如流行性脑炎、乙型脑炎、乙型肝炎、流行性腮腺炎、风疹等也由于采取了广泛的预防措施,发病率明显下降。

在临床医学方面,随着全国各级中医院的建立,开设了中医儿科门诊和病房,在继承前人经验的基础上,又吸收了现代的科学技术、最新科研成果,儿科疾病的防治和科研水平也有了很大的提高。对小儿常见疾病如流行性感冒、病毒性肺炎、秋季腹泻、急性肾炎、肾病综合征、哮喘、癫痫等病的治疗,取得了较好的疗效。在剂型改革方面,广大医药工作者努力钻研科学技术,开发研制各种新型儿科制剂,如冲剂、口服液、栓剂、泡腾片、注射剂等。清开灵注射液、双黄连粉针剂、生脉注射液均已成为儿科常用药品,使传统的儿科制剂面貌焕然一新。

在医学教育方面,全国各地建立了中医院校,招收专科、本科、研究生等各个层次的学生,编写和出版了大批中医儿科著作。1984年出版的由王伯岳、江育仁主编的《中医儿科学》达130余万字,集古今儿科之精华,是建国以后的中医儿科巨著。另外还首次编辑了中医儿科学辞典和百科全书。中医儿科学术交流也越来越活跃,1983年9月成立了中华全国中医学会儿科学术委员会,全国许多省市也相继建立了中医儿科学会,举办儿科专业学术会议,发表儿科专业学术论文,促进了中医儿科学术发展。2009年10月成立了世界中医药学会联合会儿科专业委员会,极大地促进了全世界中医儿科同行的交流与合作,中医儿科将为世界各国(地区)儿童的健康做出更大的贡献。

> 中医儿科学的发展简史大致可分为四个阶段。第一阶段为萌芽阶段(从远古医药的起源至南北朝),此期主要是从人类对小儿护养哺育、简单的医疗活动及一些零散的医药事迹记载到古医籍对中医儿科学的简单论述及影响。第二阶段为形成阶段(隋唐至宋代),此期以钱乙《小儿药证直诀》为代表的医家集前人之大成,建立了中医儿科学体系。第三阶段是发展阶段(金元明清至新中国成立前),此期主要包括金元各家学说及学术争鸣、明清时期儿科领域的主要成就、温病学说对儿科学的影响,使中医儿科学的学术内容从各个方面得到了丰富和发展。第四阶段是创新阶段(即中华人民共和国成立至今),此期主要是对中医儿科学全面继承、系统整理,不断提高创新,并与现代科学技术相结合的新发展时期。

目 标 检 测

一、名词解释

1. 胎养 2. 蓐养 3. 鞠养

二、填空题

1. 中医儿科的形成时期是_____。
2. 儿科医圣是_____。

三、简答题

1. 《小儿药证直诀》的主要学术成就有哪些?
2. 明代医家万全总结的小儿五脏特性是什么?

(秦艳虹)

2 小儿年龄分期

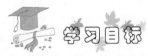

简述小儿的年龄分期及各期特点

小儿从出生到成人,始终处于一个连续不断的生长发育的动态过程中,不同年龄的小儿,其形体、生理、病理方面各有其不同特点。掌握各年龄阶段的特点,对指导儿童保健、疾病诊治具有一定的意义。

一般将小儿年龄划分为七个阶段:

2.1 胎 儿 期

从受孕到分娩共40周,称为胎儿期。此期胎儿完全依赖于母亲而生存,孕妇的健康状况和卫生环境均可影响胎儿的生长发育。在整个孕期内,尤其在胎内前3个月,各系统器官逐步分化形成。孕妇若遭受不利因素的影响,如物理、药物、感染、营养缺乏等,往往可导致流产、死胎、先天性疾患或缺陷。因此,要做好胎儿期的保健,指导孕期卫生,预防感染,保证饮食营养丰富,心情舒畅,劳逸适度,避免外伤、放射线照射,减少不必要的用药。

此外,现代儿科还把孕期28周到出生后7天止,定为围生期。围生期小儿病死率较高,围生期婴儿病死率高低,是反映一个国家经济、文化水平的重要标志之一,近年来受到广泛重视。因此,要降低围生期病死率,就必须加强围生期保健,做好产前检查,提高接生技术,认真做好生后1周内新生儿护理、喂养及治疗工作等,这是优生优育的重要环节。

注重妊娠早期的保健

从受孕到分娩共40周,称为胎儿期。在这一时期,从精子和卵子结合,新生命的开始,直到小儿出生,经历了非常复杂的变化。第1周,受精卵从输卵管移动到子宫腔,同时细胞不断分裂;第2周,从受精卵着床到形成内胚层和外胚层;第3周,形成中胚层;第4周,形成体节,心脏开始跳动,以后器官迅速分化。在受精后第8周末各器官的原基均已形成,胚胎初具人型,故怀孕最初8周为胚胎期,是机体各器官原基分化的关键时期,此期如受到各种不利因素的影响,便可影响胎儿各器官的正常分化,从而造成流产或各种畸形,因此孕期保健必须从妊娠早期开始。

2.2 新生儿期

从出生到28天为新生儿期。新生儿开始脱离母体而独立生存,脏腑娇嫩,形气未充的生理特点在这一时期表现得最为突出。由于小儿形体发育不够完善,脏腑功能也未健全,神志发育尚未成熟,调节功能不足,因此对外界适应和防御力都较差,容易患病,且容易变化,死亡率也高。其中很多疾病与胎内、分娩及护理有关,如早产、畸形、窒息、脐风、脐部疾患、胎黄、惊风等,同时各种疾病往往缺乏典型的临床表现。因此需要加强预防措施,在喂养、保暖、隔离消毒、皮肤护理等方面给予特别重视。

2.3 婴儿期

从 28 天到 1 周岁为婴儿期,又称乳儿期。这个时期生长发育特别迅速,周岁时体重为出生时的 3 倍,身长为出生时的 1.5 倍,脏腑功能也在不断发育完善。由于生长发育迅速,因此对营养物质需求高,但脾胃消化功能较差,故容易发生呕吐、泄泻、疳积等脾胃功能失调疾患。6 个月以后的婴儿,从母体获得的免疫力逐渐消失,而自身免疫系统尚未建立,抗病能力低,容易罹患各种外感疾病或时行疾病,如感冒、咳嗽、肺炎喘嗽、麻疹、风疹等。此期小儿发病易从热化,易动肝风,常出现高热、惊风、昏迷等病证。故应注意合理喂养,及时正确地添加辅助食品,按时进行各种预防接种,多晒太阳,增强机体抗病能力。

2.4 幼儿期

从 1~3 周岁为幼儿期。这一时期的小儿体格增长较婴儿期缓慢,生理功能日趋完善,乳牙逐渐出齐,语言、动作及思维活动发展迅速。要注意按时断奶及断奶后的合理喂养,否则易致吐泻、疳证。随着小儿年龄的增加,户外活动逐渐增多,接触时行疠气的机会增加,故多种小儿时行疾病如痄腮、水痘、丹痧等发病率明显增高,应做好消毒隔离等预防保健工作。还应重视对幼儿的早期教育,防止发生中毒、烫伤等意外事故。

2.5 幼童期

从 3~7 周岁为幼童期,也称为学龄前期。这个时期由体格的迅速发育转到神经精神的迅速发育,与成人接触更密切,理解和模仿能力增强,语言逐渐丰富,并具有不少抽象概念,如数字、时间等。这一时期小儿具有高度的可塑性,要注意培养他们良好的道德品质和良好的卫生习惯。此期抗病能力较前增强,肺脾二脏的发病率降低,但传染病仍有发生,水肿、风湿热痹及紫癜等也好发于这个年龄期,因此要继续做好预防保健工作。另外还须注意防止触电、跌仆等意外事故的发生。

2.6 儿童期

从 7~12 周岁为儿童期,也称为学龄期。这一时期小儿体格发育仍稳步增长,大脑的形态发育已达到成人水平,综合分析能力、体力活动均有进一步发展,已能适应复杂的学校和社会环境。这是增长知识、接受教育的重要时期,学校和家庭均应重视德、智、体三方面的教育。对各种传染病抵抗能力增强,疾病的种类及表现基本接近成人。水肿、哮喘为常见病种,应注意清除原发病灶,预防龋齿,保证营养,劳逸结合。

2.7 青春期

一般女孩从 11~12 周岁到 17~18 周岁,男孩从 13~14 周岁到 18~20 周岁称为青春期。此期是儿童向成人过渡的时期,其生理特点是肾气盛、天癸至、阴阳和。形体增长出现第二次高峰,生殖系统迅速发育至成熟,精神发育由不稳定趋向成熟,并易出现相应的疾病。一般疾病的发病率及病死率明显下降。应做好青春期的生理保健和心理保健工作,保障青春期的身心健康。

小儿年龄一般划分为七期,分别是:胎儿期(从受孕到分娩共40周)、新生儿期(从出生到28天)、婴儿期(从28天到1周岁)、幼儿期(从1~3周岁)、学龄前期(从3~7周岁)、学龄期(从7~12周岁)、青春期(女孩从11~12周岁到17~18周岁,男孩从13~14周岁到18~20周岁)。掌握好各年龄分期的生理特点、病理特点及保健要点,能更好地指导儿童保健和疾病诊治。

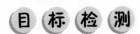

一、名词解释
 1. 围生期 2. 新生儿期 3. 婴儿期
二、填空题
 1. 孕期28周到出生后7天止为_____。
 2. 小儿体格发育最快的时期是_____。
三、简答题
 1. 小儿年龄如何划分?
 2. 婴儿期有哪些生理病理特点?
 3. 青春期有哪些生理特点?

(张红丽)

3 生长发育

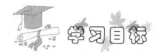

说出小儿时期生长发育的正常规律

生长发育是小儿时期不同于成人的最根本的生理特点。一般以"生长"表示形体的量的增长,"发育"表示功能活动的进展。两个方面是密切相关,不可分割的。通常"发育"一词也包含了机体质和量两方面的动态变化。掌握有关生长发育的基本知识,对于小儿的保健和防治疾病具有重要意义。

3.1 体格发育

生理常数是健康小儿生长发育规律的总结,一般用生理常数作为衡量小儿体格发育的标准,并为某些疾病诊断和临床治疗用药提供依据。生理常数通常有以下几种:

3.1.1 体　重

体重是机体量的总和。根据体重可以推测小儿的营养状态;临床治疗的药物剂量,也有根据体重来计算的。体重在婴儿期增长最迅速,而同一年龄小儿的体重,在正常情况下,也可有一些个体差异,其波动范围不超过10%。测体重最好在清晨空腹排尿之后。

小儿初生时体重平均约3kg,生后半年平均每月增长700g;6个月到1岁平均每月增长500g;1岁以后平均每年增长2kg。2岁时体重约为出生时的4倍,可用下列公式推算:

　　　　1~6个月:体重(kg)= 3+0.7×月龄
　　　　7~12个月:体重(kg)= 7+0.5×(月龄-6)
　　　　2岁以上: 体重(kg)= 8.0+年龄×2

生理性体重下降

新生儿出生体重与其胎次、胎龄、性别和宫内营养状况有关。我国1995年九市城区调查结果显示平均男婴出生体重为(3.4± 0.4)kg,女婴为(3.2± 0.4)kg,与世界卫生组织的参考值一致。出生后由于摄入不足、胎粪排出和水分丢失等可出现暂时性体重下降(3% ~ 9%),称为生理性体重下降,约在生后3~4日达最低点,以后逐渐回升,7~ 10日应恢复到出生时的体重。生后如及时喂哺可减轻或避免生理性体重下降的发生。

3.1.2 身　长

身长指头顶到足底的全身长度,身长是反映骨骼发育的重要指标之一。身长的显著异常都是疾病的表现。如身长低于正常的30%以上,要考虑侏儒症、克汀病、营养不良等。测量身长时,3岁以下可用卧位,3岁以上可用立位。并要求足跟、臀、两肩部及枕后同时紧靠立柱。

小儿初生时身长约50cm。出生后第一年增长25cm;2岁以后身长可用下列公式推算:

身长(cm)= 周岁数×5+75

此外,还有上、下部量的测定,上部量即头顶到耻骨联合上缘。下部量是从耻骨联合上缘到足底。12岁时上、下部量相等,这以前都是下部量比上部量短,进入青春期后,下部量比上部量长,表明小儿身长的增长,主要是长骨的增长。身材高大者,下肢较长。体格矮小者,下部量相对地稍短。

3.1.3 头　围

测量时用软卷尺齐双眉上方,通过枕结节起绕头1周。新生儿头围平均约34cm。随着脑的发育,在生后最初半年增长约8cm,后半年4cm,第二年内又增2cm,5岁以后已接近成人。过小,常为脑发育不全所致的小头畸形;过大,可能为解颅等所致。

3.1.4 胸　围

测量时用软卷尺由背后平肩胛骨下角,经过乳头绕胸1周。观察呼气与吸气时胸围,取其平均值。出生时胸围32cm,第一年增长约12cm,第二年增长约3cm。1岁内胸围常小于头围,1岁时几乎相等,2岁以后胸围超过头围。佝偻病、营养不良者则胸围较小。

3.1.5 囟　门

囟门有前囟及后囟之分。后囟是顶骨与枕骨之间形成的三角形间隙,关闭时间在出生后2~4个月内(部分出生时已闭);前囟位于顶骨与额骨之间,呈菱形,关闭时间在12~18个月。其测量方法以取前囟对边中点连线(出生时约1.5~2cm)为准,不用对角线之间的距离。囟门早闭且头围明显小于正常者,为小头畸形。囟门晚闭及头围大于正常者,见于解颅或佝偻病。

3.1.6 牙　齿

人一生有两副牙齿,即乳牙(共20颗)和恒牙(共32颗)。小儿出生后5~10个月开始出乳牙,均属正常范围。如出牙过晚,多见于佝偻病患儿。一般1岁时出8颗牙,1岁以后长出上下左右第一乳磨牙,1岁半出尖牙,2岁出第2乳磨牙。于20~30个月出齐20颗乳牙,2岁以内乳牙的数目约为月龄减4~6。6岁以后开始换为恒牙,并长出第一恒磨牙,12岁以后长出第二恒磨牙,18岁以后出现第三恒磨牙,称为智齿,也有始终不出者。恒牙一般在20~30岁时出齐。

3.1.7 呼吸、脉搏、血压

1) 呼吸:年龄愈小,呼吸愈快。1~3个月每分约45~40次,4~6个月每分约40~35次,6~12个月每分约35~30次,1~3岁每分约30~25次。

2) 脉搏:年龄愈小,脉搏愈快。新生儿到1岁每分约160~120次,1~3岁每分约120~100次,3~5岁每分约110~90次,5~7岁每分约100~80次,7~12岁每分约90~70次。

3) 血压:年龄愈小,血压愈低。各年龄期小儿的正常收缩压(mmHg)可按(年龄×2+80)来计算,舒张压约为收缩压的2/3。

3.2　动作的发育

运动的发育直接与肌肉的发育,尤其是与中枢神经系统的发育有密切关系,并反过来影响大脑的发育过程。发育顺序是由上向下、由近到远、由不协调到协调、由粗到细、由简单到复杂、由低级到高级发展。新生儿仅有反射性活动(如吮吸、吞咽等)和不自主的活动。1个月小儿在睡醒后常做伸欠动作,2个月俯卧时开始抬起头来,3~4个月俯卧时能抬起前半身,6个月能翻身,7个月会独坐,9个月会爬、会扶着栏杆站立,1岁能独立扶着一只手可行走,1岁半左右会走路,以后随着年龄的增长而能登梯、跳跃,动作也逐渐有力、精细和准确。

小儿精细动作的发育表现在握物的方式上,5个月时眼与手的动作取得协调,能有意识抓取面前东西,先是用手掌一把抓握,至9~10个月则是用拇指对食指拈取细小物件,并能来回挪动、传递,约15个月时,动作更灵巧准确,会堆叠积木。18个月会叠5~6块,24个月会叠6~10块,36个月会叠12块。

3.3　语言发育

语言发育的顺序是:发音阶段、咿呀作语阶段、单词单句阶段、成语阶段。初生小儿只会哇哇哭叫,2~3个月会笑,4个月会笑出声音,5~6个月开始能无意识地呀呀发出单音,7~8个月能发复音,如"爸爸"、"妈妈"等,10个月以上能懂比较复杂的词意。1岁以后渐渐能说日常生活用字,如睡、吃、走等。1岁半能用几个字连成单语,并用语言表示要求,如"吃饭"等。2岁左右开始能简单交谈,4~5岁能用完整的语句说出自己的意思,7岁以上就能较好地掌握语言,并对周围复杂事物有初步的分析能力。语言发育与教养有很大关系,若运动、控制大小便等发育均正常,仅说话较迟,不能看作智能落后。

生长发育是小儿时期不同于成人的最根本的生理特点。主要包括体格发育、动作的发育、语言的发育三方面。一般用生理常数作为衡量小儿体格发育的标准,并为某些疾病诊断和临床治疗用药提供依据。常用的生理常数有体重、身长、头围、胸围、囟门、牙齿、呼吸、脉搏、血压等九种。动作发育的顺序是由上向下、由近到远、由不协调到协调、由粗到细地发展。语言发育的顺序是:发音阶段、咿呀作语阶段、单词单句阶段、成语阶段。

目标检测

一、名词解释

1. 前囟　2. 后囟

二、填空题

1. 生长表示_____,发育表示_____。
2. 根据体重可推测小儿的_____,也可计算临床_____。
3. 1周岁小儿的体重为_____,身长为_____,头围为_____。

三、简答题

1. 生理常数有哪几种？
2. 小儿动作和语言的发育顺序各是什么？

(范梅红)

4 生理病理特点

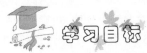

叙述小儿生理病理特点及其对临床的指导意义

小儿从初生到成年,处于不断生长发育的过程中,无论在形体、生理、病理等方面都有其特点,与成人有所不同,年龄越小越显著。因此,不能简单地把小儿看成是成人的缩影。历代儿科医家有关的论述很多,归纳起来,其生理特点主要表现为脏腑娇嫩,形气未充;生机蓬勃,发育迅速。病理特点主要表现为发病容易,传变迅速;脏气清灵,易趋康复。掌握这些特点,对小儿的健康保育和疾病的诊断、防治,都具有极其重要的意义。

4.1 生理特点

小儿的生理特点,主要有以下两个方面:

4.1.1 脏腑娇嫩,形气未充

4.1.1.1 含义

脏腑即五脏六腑。娇,指娇弱,不耐攻伐。嫩,指柔嫩。形是指形体结构,即四肢百骸、筋肉骨骼、精血津液等。气指的是生理功能活动,如肺气、脾气等。小儿时期机体各器官的形态发育和生理功能都是不成熟和不完善的,五脏六腑的形和气都相对的不足,尤其以肺、脾、肾三脏更为突出。历代医家把这种现象称为脏腑娇嫩,形气未充。

4.1.1.2 临床表现

小儿脏腑娇嫩、形气未充具体表现为肌肤柔嫩,腠理疏松,骨气未充(如小儿初生时,囟门、骨缝均未闭合,没有牙齿,筋骨不坚,不能站立),气血未充(如经脉未盛,呼吸脉搏变化无常),精气未充(如小儿神气怯弱,易受惊恐,啼笑无常等)。而从脏腑娇嫩的具体内容来看,五脏六腑的形和气均属不足,而以肺脾肾三脏更为突出。明代医家万全在其著作《万氏家藏育婴秘诀·五脏证治总论》将此总结为"脾常不足"、"肺常不足"、"肾常虚"。

1) 脾常不足:脾为后天之本,主运化水谷精微,为气血生化之源。小儿时期由于生长发育迅速,对水谷精微需求较成人更为迫切,而脾胃功能薄弱,稍有饮食不节,即易引起运化功能失常,故曰脾常不足。这种不足是在生理范围内的相对不足。

2) 肺常不足:肺为娇脏,主气司呼吸,外合皮毛腠理。肺之气赖脾之精微而充养,脾胃健旺,则肺卫自固,小儿脾常不足,故肺气亦弱,外邪容易乘虚而入,故曰"肺常不足"。

3) 肾常虚:肾为先天之本,肾中元阴元阳为生命之根,各脏之阴取之于肾阴的滋润,各脏之阳依赖于肾阳之温养。小儿骨髓、脑髓、发、耳、齿等的正常发育和功能都与肾脏有关。小儿时期处于生长发育之时,气血未充,肾气未盛,天癸未至,可随年龄增长而逐渐充盛,故曰"肾常虚"。

4.1.1.3 稚阴稚阳学说

清代医家吴鞠通从阴阳学说的角度出发,在《温病条辨·解儿难》一书中,创立了"稚阴稚阳"学说。这里的"稚"指幼小、幼稚,"阴"是指体内精、血、津液等物质;"阳"是指体内脏腑的各种生理功能活动。他认为小儿时期的机体柔嫩、气血未充、脾胃薄弱、肾气未充、腠理疏松、神气怯弱、筋骨未坚等特点都是"稚阴稚阳"的表现,故"稚阴稚阳"的观点更充分说明了小儿无论在物质基础与生理功能上,都是幼稚和不完善的;是对小儿脏腑娇嫩、形气未充的生理特点的高度概括。

如何理解"纯阳"

古代医家在其著作中对"纯阳"还有不同的理解。其他学术观点如:①认为小儿有阳无阴,或阳盛阴微。《育婴家秘》说:"小儿纯阳之气,嫌于无阴。"基于这种观点,有些教材上把1~2岁以内小儿睡眠中头部微汗,解释为纯阳造成的阳气蒸腾。②指小儿患病后多从阳化,易化热化火。《临证指南医案·幼科要略》说:"按襁褓小儿,体属纯阳,所患热病最多。"③指未婚的青少年和小儿元阳未耗。《温病条辨·解儿难》说:"古称小儿纯阳,此丹灶家言,谓其未曾破身耳。"

第1种观点认为小儿在生长时期处于一种阴阳失衡状态,它显然违背了中医关于"阴平阳秘,精神乃治"、"孤阴不生,独阳不长"的阴阳互根互生的动态平衡学说,是不可取的。第2种观点是从病理特点来认识的,实际上临床观察小儿疾病寒化者也并非少见,可见将小儿热病多归咎于"纯阳"是不全面的。第3种观点是道家的说法,与医学关系不大。而将"纯阳"理解为小儿生机蓬勃、发育迅速的生理特点,则是符合临床实际的。

4.1.2 生机蓬勃,发育迅速

1) 含义:生机指生命力、活力。生机蓬勃,发育迅速是指小儿在生长发育的过程中,无论是在机体的形态结构方面,还是各种生理功能活动方面,都是在迅速地、不断地向着成熟完善方向发展,且年龄愈小,这种生长发育的速度愈快,这是小儿生理特点的另一方面。

2) 临床表现:这一生理特点表现在小儿时期,尤为显著。以形体发育为例,小儿体重,从初生至周岁增长3倍,身长增长1.5倍,头围增长0.5倍。动作功能、智力发育及脏腑功能活动也是快速增长,不断向完善、成熟的方面发展。具体内容可参考"生长发育"一节内容。

3) 纯阳学说:正由于脏腑娇嫩、形气未充,所以在生长发育过程中,从体格、智力以至脏腑功能,均不断向完善、成熟方面发展,年龄愈小,生长发育的速度也愈快,古代医家把小儿的这种生理现象称为"纯阳"。如《颅囟经·脉法》首先提出:"凡孩子三岁以下,呼为纯阳,元气未散"。所谓"纯"指小儿先天所禀之元阴元阳尚未耗散,因而成为小儿生长发育迅速的原动力。"阳"指小儿在生长过程中,表现为生机旺盛,蓬勃发展,好比旭日之初生,草木之方萌,蒸蒸日上,欣欣向荣的生理现象。"纯阳"学说高度概括了小儿在生长发育、阳充阴长过程中,生机蓬勃、发育迅速的特点,并非说正常小儿是有阳无阴或阳亢阴亏之体。

总之,我国历代儿科医家通过长期的观察和临床实践,产生了"稚阴稚阳"和"纯阳"的两个理论观点,正概括了小儿生理特点的两个方面。前者是指小儿机体柔弱,阴阳二气均较幼稚不足;后者则是指在生长发育过程中,生机蓬勃,发育迅速,与成人迥然不同。

4.2 病理特点

4.2.1 发病容易，传变迅速

4.2.1.1 含义

发病容易是指小儿容易感受病邪而发病。《医学三字经·小儿》曾说："稚阳体，邪易干"。《温病条辨·解儿难》也指出："脏腑薄，藩篱疏，易于传变；肌肤嫩，神气怯，易于感触。"说明小儿脏腑娇嫩，形气未充，稚阴稚阳，体质和功能均较脆弱，因此在病理上不仅发病容易，而且传变迅速，在疾病过程中，病情容易转化，变化多端，年龄越小则更为突出。

4.2.1.2 临床表现

由于小儿具有不同于成人的生理特点，因此，儿科在发病上有着与成人不同的病证。

(1) 发病容易的表现

1) 小儿特有病证：①与胎产护理有关的病证，如胎热、胎寒、胎赤、脐风、脐湿、脐突、鹅口疮、马牙等；②与先天禀赋不足有关的病证，如解颅、五迟、五软等；③与后天营养失调有关的病证，如鸡胸、龟背、疳积等；④与时疫疠气有关的病证，如麻疹、风痧、奶麻、水痘、痄腮、顿咳等。

2) 小儿易患病证：由于小儿对疾病的抵抗力较差，加上寒暖不能自调，乳食不知自节，一旦调护失宜，则外易为六淫所侵，内易为饮食所伤，因此外感时邪和肺、脾两脏病证更为多见。

肺主气而司呼吸，外合皮毛。小儿卫外功能未固，外邪每易由表而入，侵袭肺系。故时行疾病、感冒、咳嗽、肺炎喘嗽等病证最为常见。《育婴家秘》所说的小儿"肺常不足"，也是古代医学对小儿所以多见肺卫疾病这一病理特点的概括。

脾胃为后天之本，主运化水谷和输布精微，为气血生化之源。小儿运化功能尚未健全，而生长发育所需水谷精气，却较成人更为迫切，故常易为饮食所伤，出现积滞、呕吐、泄泻等证。《育婴家秘》所说的小儿"脾常不足"，也是古代医家对小儿所以多见脾胃疾病这一病理特点的概括。

小儿患病又容易出现高热惊风等证。这是由于小儿脏腑娇嫩，感受病邪，每易邪气袭张而壮热。同时小儿神气怯弱，邪易深入，内陷心包则谵语、昏迷；引动肝风则抽搐；小儿又"稚阴之体"，阴液不足，柔不济刚，筋脉失养，而见壮热、惊搐、昏迷，甚则角弓反张。故《丹溪心法》的小儿"肝常有余"是对小儿易动肝风这一病理特点的概括。

谵语、昏迷是心病，惊风抽搐是肝病。心热为火，肝盛生风，肝风心火，交相煽动，所以小儿的惊、搐等证往往同时出现，由于心肝两脏具有连带关系，故万全有"肝常有余"，"心常有余"，"心热为火同肝论"的正确论断。

(2) 传变迅速的表现

具体表现在疾病的寒热虚实容易互相转化或同时并见。《小儿药证直诀·原序》曾明确指出："脏腑柔弱，易虚易实，易寒易热"，这是对小儿生理、病理特点的又一高度概括。

1) 易虚易实：是指小儿一旦患病，则邪气易实而正气易虚。实证往往可以迅速转化为虚证，虚证也可转化为实证或者出现虚实并见，错综复杂的证候。如小儿肺炎喘嗽，初起可见发热、咳嗽、气急、鼻煽、涕泪俱无之肺气闭塞的实证，若失治误治，则可迅速出现面㿠肢冷、大汗淋漓、唇舌青紫、脉微等正虚邪陷、心阳暴脱之虚象。又如小儿泄泻，初起因内伤乳食或邪气壅滞，可见脘腹胀满、泻下酸臭、小便短赤、舌红苔腻、脉滑有力等实证，若泄泻不止则可液脱伤阴或阴竭阳脱，迅速出现神昏肢厥、面㿠气促、脉微欲绝之虚证。

2）易寒易热：是指在疾病的过程中，由于"稚阴未长"，故易呈现阴伤阳亢，表现为热的证候；又由于"稚阳未充"，机体脆弱，尚有容易阳虚衰脱的一面，而出现阴寒之证。如患风寒外束的寒证，可郁而化热，热极生风，出现高热抽搐等风火相煽的热证；在急惊风之高热抽搐，风火相煽的实热内闭同时，可因正不敌邪，转瞬出现面色苍白，汗出肢冷，脉微细等阴盛阳衰的危候。小儿温病较成人多见，而温邪多从火化，因此也是"易热"病理特点的具体表现。

总之，小儿寒热虚实的变化，比成人更为迅速而错综复杂。在对小儿疾病的诊治中，必须强调诊断正确，辨证清楚，治疗及时，这是根据小儿病理特点而提出的。

4.2.2 脏气清灵，易趋康复

儿科疾病在病情发展、转归过程中，虽然有转变迅速，寒热虚实错综复杂的一面，但小儿为"纯阳之体"，生机蓬勃，精力充沛，脏气清灵，组织再生及修复能力强，且病因单纯，又少七情的伤害。在患病以后，经过及时恰当的治疗及护理，病情好转比成人快，容易恢复健康。即使出现危重证候，只要以分秒必争，全力以赴的精神，积极进行各种综合措施的抢救，预后也往往是比较好的。所以张景岳在《景岳全书·小儿则》中提出的"其脏气清灵，随拨随应，但以确得其本而撮取之，则一药可愈，非若男妇损伤积痼顽者之比。"是对儿科生理、病理及治疗上特点的概括。

小结：小儿生理特点是：脏腑娇嫩，形气未充；生机蓬勃，发育迅速。古代医家用"稚阴稚阳"和"纯阳"两个学说高度概括了小儿生理特点的两个方面。小儿病理特点是：发病容易，传变迅速；脏气清灵，易趋康复。小儿容易发生与胎产护理、先天禀赋不足、后天营养失调有关的病证，容易发生时疫疠气病证，常见肺卫疾病、脾胃疾病、心肝疾病、时行疾病以及在病程中"易虚易实"、"易寒易热"都是小儿病理特点在临床上的具体表现。

目标检测

一、名词解释

1. 稚阴稚阳　2. 纯阳　3. 脾常不足

二、填空题

1. 小儿生理特点是_____，小儿病理特点是_____。
2. 小儿传变迅速在临床上的具体表现是_____、_____。

三、简答题

1. 古代医家如何概括小儿的生理病理特点？
2. 试论小儿"易寒易热"、"易虚易实"的病理特点。

（张慧媛）

5 喂养与保健

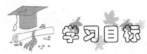

1. 简述合理喂养对小儿生长发育的重要性
2. 说出母乳喂养与添加辅食的方法
3. 简述保健工作与合理教育对小儿德育、智育、体育发展的重要性

小儿时期合理的喂养和保健是促进小儿健康成长的重要环节。这项工作内容繁多,意义重大,各级医务工作者都应给予高度重视。

5.1 护胎养胎

小儿的保健工作要从妊娠期做起,古人谓之"护胎"、"养胎"。历代医家积累了非常丰富的经验,如《幼幼集成·护胎》云:"胎婴在腹,与母共呼吸,共安危,而母之饥饱劳逸,喜怒忧惊,食饮寒温,起居慎肆,莫不相为休戚。"充分说明了孕母起居、饮食、饥饱、喜怒、劳逸等,都可影响胎儿的发育。北齐医家徐之才倡导"逐月养胎法",从孕妇的精神、饮食、起居、用药等方面,提出了一系列保护胎儿正常生长发育的措施。在妊娠过程中,孕妇要加强营养,保证胎儿的正常发育;要保持心情舒畅,令五脏安和,促使胎儿的正常发育;要避免在孕期服药,防止药物影响胎儿的正常发育以及由此而引起的流产、早产、死胎和畸形等。孕妇患病应积极治疗,孕期还应禁忌烟、酒,以免胎儿受到损害。总之,在妊娠期保护孕妇,注意孕妇的营养与卫生,护胎养胎,对胎儿的健康、生长发育以及优生优育都有着十分重要的意义。

5.2 初生婴儿的护养

婴儿出生以后,由胎内环境转变为胎外环境生活,在生理上起了很大变化,初生婴儿刚离母体,脏腑娇嫩、形气未充这一生理特点显得更为突出,犹如草木方萌,机体异常娇嫩脆弱,抗病力弱,特别需要细心照料,精心护理,方能使其逐渐适应新的生活环境,否则极易患病。

1) 拭口:婴儿初生时,口中常留有羊水等秽液,必须及时清除,否则易致胃肠道和口腔的疾患。出生后可用消毒棉花裹指,将口内秽液拭净,继则用银花、野菊花、生甘草各3g,煎汁拭口,并另以少量给婴儿吮啜。也可用黄连1~1.5g,加水少许,隔水蒸,将药汁少许滴儿口中,并用温开水送服,连服3日,可清解胎毒。

2) 断脐:婴儿娩出后,立即结扎脐带,消毒断脐,无菌包扎,勿使邪毒入侵,以免引起脐风和脐疮。脐带一般在1周内自然脱落。脐带尚未脱落时,婴儿洗浴,应注意勿使洗浴水渍入脐中,并应勤换尿布,不使尿液浸渍脐部。脐带脱落后,若脐眼处渗湿者,可用龙骨散或煅牡蛎粉撒于脐部,保持干燥。

3) 洗浴:婴儿出生后用消毒纱布蘸温开水轻轻擦身,或用温水洗浴,洗浴时应注意勿使脐部浸湿,水温以36~37℃为宜,并可用消毒棉花蘸植物油少许,将腋下及腹股沟积聚的皮脂轻轻揩去,浴后用清洁柔软的纱布拭干周身,再穿衣。早产儿不宜过早洗浴。

4) 保暖:小儿出生后,体温调节不够稳定,特别是早产儿及低体重儿,应给予保暖。保暖可用热水袋进行,水温以 40~60℃ 为宜,每 1~2 小时换水 1 次,保持温度恒定,有条件者可放于保暖箱中。

5.3　小儿的保健

5.3.1　婴幼儿喂养

婴幼儿时期,生机蓬勃,发育迅速,所需的营养物质相对较多,但其脾胃运化尚未成熟,若喂养不当,极易引起消化不良和营养不良,影响小儿生长发育。因此,合理喂养是保证婴幼儿健康成长的重要措施之一。

喂养方式分为母乳喂养、人工喂养和混合喂养三种。以母乳为主要食物的称为母乳喂养;不能用母乳喂养,而以牛乳、羊乳、奶粉或其他代乳品喂养者,称为人工喂养;因母乳不足而需加用牛乳或其他代乳品喂养者,称为混合喂养。三种喂养方式中以母乳喂养为最佳选择。

5.3.1.1　母乳喂养

母乳是婴儿最理想的营养品。历代医家均主张母乳喂养。如《育婴家秘》指出:"乳为血化,美如饧",《幼科发挥》亦说:"盖乳者血所化也,血者水谷之精气所生也"。世界卫生组织也大力提倡母乳喂养。母乳喂养优点很多,如:母乳中含有生长发育所需要的各种营养物质,营养价值高;母乳钙磷比例较适当,吸收利用好;有增强乳儿免疫力的作用;母乳喂养简单方便,温度适宜,少外来污染等。此外,母亲哺乳时刺激产生的催乳激素有促进子宫收缩和复原的作用,且较少发生乳癌等。因此,哺乳对母婴双方都是有益的。

成功母乳喂养的三个关键

国际母乳喂养行为联盟(WABA)确定每年 8 月 1~7 日是世界母乳喂养周。世界卫生组织提出,出生后最初 6 个月的纯母乳喂养是建议的最佳喂养婴儿方式。成功进行母乳喂养有 3 个关键:出生后 1 小时内开始母乳喂养;出生后 6 个月内纯母乳喂养;持续母乳喂养直至 2 岁或 2 岁以上。

1) 哺乳方法:尽早开奶有促进母乳分泌的作用。正常足月新生儿只要情况稳定,呼吸通畅,生后半小时便可尝试喂奶。以后的哺乳时间应以婴儿的饥饿啼哭为准,根据按需哺乳的原则不定时给予哺喂,以使乳汁分泌增多。哺乳前应当将贮存于乳头的"宿乳"挤出,并对乳腺和乳头进行热敷 3~5 分钟,用手轻轻揉按乳房,使乳汁流畅,并用温开水清洗乳头。哺乳的姿势采取坐位较佳,将婴儿斜抱怀中,哺乳后将婴儿抱直倚于肩头,拍背数分钟,以便使吸入的空气得以排出,防止溢乳。婴儿啼哭未定时,不宜哺乳。

2) 哺乳禁忌:母亲患有急性传染病、严重心脏病、肾脏病,不宜喂奶。乳头皲裂或乳腺炎可暂停哺乳。

3) 断奶:随着小儿年龄的增长,单纯喂哺人乳已不能满足小儿生长发育的需要,同时婴儿的各项生理机能也可逐步适应于非流质食物,因此一般主张应在生后 4~6 个月开始添加辅食,减少喂奶次数,为完全断奶做准备。具体断奶时间须结合母乳充足与否而定,可以母乳喂养直至 2 岁或更长。尽量避免夏季或小儿患病期间断奶。

5.3.1.2 人工喂养

人工喂养应根据生活条件和生活习惯,因地制宜,选择适合婴儿营养需要的食品。大多数乳婴儿在人工喂养时,均采用配方奶粉为主,也有以牛奶为主食。此外,羊乳、大米粉、大豆粉和蛋黄粉等代乳品也可选择。牛奶一般按每天每千克体重 110ml 计算,并加入 5%~8% 的食糖,一日的牛奶量不宜超过 800ml。为计算方便,每日进水量按每千克体重 150ml 计算。

举例 5 个月婴儿,体重约 6kg

每日需要的牛奶量:110×6=660ml(可分 5~6 次服)

每日需加糖量:660×5%=33g(约 2 汤匙)

每日需要水量:150×6=900ml

乳液外应加水量:900-660=240ml(可在 2 次哺乳间分服)

5.3.1.3 混合喂养

混合喂养可在每次母乳后补充授食,也可在 1 天中喂几次代乳品代替母乳。但全日母乳次数不应少于 3 次,否则母乳会有迅速减退,以致消失的可能。

5.3.2 添加辅食

为了满足婴幼儿生长发育的需要,及时添加辅助食品是很重要的,无论何种方式喂养的小儿,到一定月龄,均需添加辅食,同时添加辅食也为断奶打好基础。添加辅食的时间一般从生后 4~6 个月时为宜。添加辅食的原则是:从少到多,由稀到稠,由细到粗,由一种到多种,应在婴儿健康、消化功能正常时逐步添加。一般来说,增加一次辅食,即可减少一次喂乳。各种辅食的添加顺序见表 5-1。

表 5-1 乳婴儿主食与辅食

年龄	主食	辅食
1 个月以内	乳类	豆浆、奶糕
2~3 个月	乳类	菜汤、奶糕、鱼泥
4~6 个月	乳类	菜泥、蛋黄、奶糕、鱼泥、肉末
7~9 个月	乳类和糊类	碎菜、碎肉、鱼、豆腐、粥、烂面
10~12 个月	糊类	蛋、碎肉、鱼、豆制品

5.3.3 日常调护

1)居住:小儿居室应做到空气流通,日光充足,冷暖湿燥适宜,避免六淫外邪的侵袭,减少疾病的发生,并应该注意安全,对年幼小儿,室内应安置一些保护设置,防止触电、跌伤或其他意外事故。冬季取暖,要注意室内通气,防止煤气中毒。早产儿体温调节机能差,对外界环境适应能力低,必须注意保持一定的室温。

2)衣着:小儿的衣服应以轻软为原则,使四肢活动自如。衣着不宜过多,应随气温的升降而减增。夜间盖被亦要适宜,过厚可使小儿睡眠不安。鞋袜与帽子大小要适中,以免影响发育。较小乳婴儿尚可外裹一小棉被,并穿小袜与布质小鞋,以保持足部温暖。小儿的尿布以质软、吸水性强的棉布为宜,尿布必须勤换、勤洗、勤晒。每次换尿布时,应注意保护臀部和腹股沟的皮肤清洁干燥。橡皮或塑料尿布只能短期应用,不能常用,常用易引起"红臀"。

3)睡眠:小儿必须有充分的睡眠才能健康成长。如果睡眠不足,常易出现纳呆、烦躁、易怒、形体消瘦等情况。年龄愈小,每天所需的睡眠时间愈多,小儿每日所需的平均睡眠时间见表5-2。

表5-2 小儿每日所需的平均睡眠时间

年龄	6个月前	6~12个月	2~3岁	4~6岁	7岁以上
睡眠时间	15~20小时	15~16小时	12~14小时	11~12小时	9~10小时

表5-2所列睡眠时间,包括日间睡眠时间在内。在睡眠时,最好能培养自动入睡的习惯,尽量避免抱睡、口含乳头、吮手指等入睡方法。

4)清洁卫生:清洁卫生是小儿日常生活中不可缺少的一部分。沐浴和勤换衣服是保持清洁卫生的主要方式。沐浴顺序应先洗脸及头,然后再洗颈部和全身,宜用碱性小的婴儿皂洗浴,湿疹患儿最好不用。婴幼儿皮肤娇嫩,洗浴后必须将水揩干,尤其是皮肤皱折处更应注意,可扑滑石粉或六一散,保持皮肤干燥。夏季应保护皮肤,免生痱子,冬季应防止皮肤发生干裂。幼儿应培养早晚刷牙,饭后漱口,饭前便后洗手及睡前洗脸、洗脚的卫生习惯。

5)饮食习惯:除注意小儿饮食卫生,还要从小培养不吃零食,不偏食、挑食等良好饮食习惯。如小儿突然出现纳呆食少,应该积极查找原因,不要强迫小儿进食。吃饭时要使小儿精神愉快,选择营养较好、容易消化、具有一定色香味的食物,并做到定时进食。

6)二便习惯:婴儿从3个月起大便次数减少,并有固定时间,可根据观察结果,训练定时大便,8~9个月后可训练坐盆大便。从6个月开始,可对小便排出进行训练。

5.3.4 预防接种

根据小儿不同年龄,定期进行预防接种,是减少和防止传染病发生的重要措施。主要是做好计划免疫工作及季节性疫苗的接种工作。

> 2007年我国开始全面实施扩大国家免疫规划。在现行全国范围内使用的乙肝疫苗、卡介苗、脊灰疫苗、百白破疫苗、麻疹疫苗、白破疫苗等6种国家免疫规划疫苗基础上,以无细胞百白破疫苗替代百白破疫苗,将甲肝疫苗、流脑疫苗、乙脑疫苗、麻腮风疫苗纳入国家免疫规划,对适龄儿童进行常规接种。在重点地区对重点人群进行出血热疫苗接种;发生炭疽、钩端螺旋体病疫情或发生洪涝灾害可能导致钩端螺旋体端病爆发流行时,对重点人群进行炭疽疫苗和钩体疫苗应急接种。
>
> 通过接种上述疫苗,预防乙型肝炎、结核病、脊髓灰质炎、百日咳、白喉、破伤风、麻疹、甲型肝炎、流行性脑脊髓膜炎、流行性乙型脑炎、风疹、流行性腮腺炎、流行性出血热、炭疽和钩端螺旋体病等15种传染病。

5.3.5 健康检查

定期对小儿进行健康检查,是保证其健康成长的一项重要措施。应当争取每半年或1年普查1次。医疗条件好的城市,对幼托机构,应提倡3个月检查1次。通过检查,可系统了解小儿生长发育及疾病情况,重点对体弱小儿(疳积、贫血、虚证患儿)进行管理和矫治,定期进行医学指导。

5.3.6 体格锻炼

通过体格锻炼,可以增强抗病能力,提高对自然环境的适应能力,它是增进小儿健康水平的积极措施。小儿锻炼方式应该随年龄增进而循序渐进,主要利用新鲜空气和日光,并进行水浴和体育锻炼。目前对出生后2个月的小儿,已提倡作被动体操,而6岁以上的小儿除体操外,还可利用滑梯、球类等进行锻炼。

5.3.7 合理教育

通过合理的教育,可以促进小儿智力的发育,培养愉快的精神和优良的品格,使小儿健康成长,在德育、智育、体育三方面都得到发展。小儿教育的主要方式为游戏活动、户外活动与作业劳动。随着年龄的增长,并结合智力、体力的差别,有指导、有目的地培养和教育小儿,使他们热爱祖国,热爱集体,热爱劳动,关心他人,勤奋好学,遵纪守法,为当好合格的社会主义事业接班人打下良好的基础。

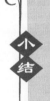

小儿时期合理的喂养和保健是促进小儿健康成长的重要环节,主要包括护胎养胎、初生婴儿的护养、小儿的保健三部分。护胎、养胎主要是强调从孕妇的精神、饮食、起居等方面加以调摄,避免用药,保证胎儿的正常发育。初生婴儿的护养主要有拭口、断脐、洗浴、保暖等内容。小儿的保健主要有婴幼儿喂养、添加辅食、日常调护、预防接种等内容。在日常调护中,要特别注意培养小儿养成良好的饮食习惯、睡眠习惯、卫生习惯及排便习惯。

目标检测

一、名词解释
　　1. 母乳喂养　2. 混合喂养　3. 人工喂养

二、填空题
　　1. 喂养方式分为_____、_____、_____三种。
　　2. 婴儿喂养以_____较好,但是到一定时间仍需_____。

三、简答题
　　1. 母乳喂养有哪些优点?
　　2. 为什么要及时添加辅食?

(张丽琛)

6 小儿诊法

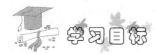

叙述小儿诊法的特点

望、闻、问、切统称四诊,是中医诊断疾病的重要方法。儿科诊断方法,也和其他临床各科一样,是在四诊的基础上进行的。但小婴儿不会言语,较大儿童虽会言语,仍不能准确叙述自己的病情,加上就诊时啼哭叫闹,影响气息脉象,造成了诊断上的困难。历代医家十分重视小儿四诊的特性,提出在运用四诊时,既要四诊合参,又要重视小儿诊法特点,两者互相结合,才能更好地符合儿科临床特点。

6.1 望 诊

望诊是通过观察患儿的全身和局部情况,来获得与疾病有关辨证资料的一种诊断方法。这是因为人体外部表现与人体内部的脏腑气血有着密切的关系,亦即所谓"有诸内者,必形诸外"。小儿肌肤娇嫩,反应灵敏,脏腑病证每能形于外,比成人更为明显。因此,历代儿科医家把望诊列为四诊之首,十分强调望诊在儿科诊断时的重要性。

望诊主要包括望神色、望形态、审苗窍、辨斑疹、察二便、看指纹。

6.1.1 望 神 色

望神色指观察小儿的精神状态和面部气色。

1) 精神状态:神有广义和狭义之分,广义的"神"是指人体生命活动的外在表现,狭义的"神"是指人的精神意识思维。在望诊时,需通过对小儿精神状况、目光、神态、动态、表情、语言等方面综合观察,了解五脏精气盛衰和病情轻重及预后。凡精神振作、二目有神、表情活泼、面色红润、呼吸调匀,均为气血调和、神气充沛无病的表现,虽或有病,也多轻而易愈。反之精神萎软、二目无神、面色晦暗、疲乏嗜睡、表情呆滞、呼吸不匀,均为有病的表现,且病情较重。

2) 面部气色:面部气色是小儿望神色中的重要内容,正如《灵枢·邪气脏腑病形》中说:"十二经脉,三百六十五络,其血气皆上于面而走空窍。"观察面部气色的方法,主要是五色主病。

五色指青、红、黄、白、黑而言。五色主病即通过面部五色的变化来推测疾病的属性和病情的变化。主色主病的主要内容是:面呈白色,多为寒证、虚证。面呈红色,多为热证。面呈黄色,多为虚证或有湿。面呈青色,多为寒证、痛证、惊证、瘀证。面呈黑色,多为寒证、痛证、或内有水湿停饮。

> **五部配五脏**
>
> 五部配五脏是古代医家望面部气色的方法之一，即将面部分为五部，配以五脏，来诊察疾病。最早见于钱乙《小儿药证直诀·面上证》，书中记载："左腮为肝，右腮为肺，额上为心，鼻为脾，颏为肾。"一般以左侧颊腮部属肝，右侧颊腮部属肺，额上部属心，鼻部属脾，颏部属肾，可结合五色变化来推测脏腑寒热虚实的变化。

6.1.2 望形态

望形态指观察小儿的形体和动态来推测疾病的变化。

6.1.2.1 望形体

小儿形体的望诊，主要包括头囟、躯体、四肢、肌肤、毛发、指（趾）甲，检查时应按顺序观察。凡发育正常，筋骨强健，肌丰肤润，毛发黑泽，姿态活泼，均属健康的表现。若筋骨软弱，肌瘦形瘠，皮肤干枯，毛发萎黄，囟门逾期不合，姿态呆滞，则为疾病的表现。如头方发稀，囟门闭迟，可见于五迟证、佝偻病。前囟宽大，头缝开解，目珠下垂，见于解颅。前囟及眼眶凹陷，皮肤干燥，可见于婴幼儿泄泻之气虚液脱。肌肤松弛、皮色萎黄是脾虚气弱。腹部膨大、青筋隐现、四肢瘦弱、面黄发枯，多见于疳证。肚腹胀大明亮有水，为腹水之证。脐部凸隆，为脐疝。脐部湿渗，为脐湿。脐部湿烂红肿，为脐疮。若毛发枯黄，或发竖稀疏，或容易脱落，均为气血虚亏的表现。某些疾病的变化，也能反应在指（趾）甲上，如指甲菲薄，苍白质脆，为营血虚亏之重症。指甲色紫呈杵状，为心阳不足，气血瘀滞之象。

6.1.2.2 望动态

不同疾病常有不同姿态。如咳嗽气急鼻煽，胁肋凹陷，多为肺炎喘嗽。如端坐喘促，痰鸣哮吼，多为哮喘。如肢体及颜面抽搐，角弓反张，颈项强直，两目上视，为惊风表现。如突然仆倒，不省人事，口吐白沫，四肢抽搐，须臾又恢复如常者，是癫痫的表现。若翻滚不安，啼哭叫闹，双手捧腹，多为腹痛。另外如小儿喜伏卧者，多为乳食内积。喜侧卧者，多为胸胁疼痛。若仰卧少动，二目无神，多为久病、重病、体质虚弱。

6.1.3 审苗窍

苗窍是指目、舌、口、鼻、耳及前后二阴。苗窍与脏腑关系密切，表现在肝开窍于目，舌为心之苗，脾开窍于口，肺开窍于鼻，肾开窍于耳及前后二阴。脏腑一旦有病，每能反映于苗窍，通过观察苗窍的变化来测知脏腑的病变，在望诊中十分重要。

6.1.3.1 察目

目为肝之窍，又五脏六腑之精皆上注于目，故察目可推测五脏六腑气血的寒热虚实变化。察目首先观察眼神的变化，健康小儿黑睛圆大，神采奕奕，反应灵敏，是脏腑气血充盈，精力充沛的表现；反之眼无光彩，二目无神或闭目不视，反应迟钝，是脏腑气血受损的病态表现。若见瞳孔缩小或不等，或散大而无反应，则病情危重。其次，还应观察两目的白睛、眼睑、黑睛等的变化。一般眼睑浮肿是脾虚水湿上泛，凹陷则为津亏液竭。眼睑色淡，为血虚之象。巩膜色黄，为湿热蕴遏,常见于黄疸。目赤主风热,眼泪汪汪,目红畏光,常为麻疹之先兆。睡时露睛,多属脾虚。二目转动不灵或两目上窜,或直视,均为惊痫的表现。

6.1.3.2 察舌

舌为心之苗,舌通过经络直接或间接地与许多脏腑相关联,所以脏腑的病变,每能从舌象上反映出来。察舌,主要是观察舌体、舌质和舌苔的变化。

1) 舌体:正常小儿舌体柔软,淡红润泽,伸缩活动自如。若舌体嫩胖,舌边齿痕显著,多为脾肾阳虚,或有水饮痰湿内停。舌体肿大,色泽青紫,可见于中毒。舌体胖淡,舌起裂纹,多为气血两虚。舌体强硬,大多为热盛伤津。急性热病中出现舌体短缩,舌干绛者,则为热病伤津,经脉失养而挛缩。

2) 舌质:正常小儿舌色淡红。若舌质淡白为气血虚亏。舌质绛红,舌有红刺,为温热病邪入营血。舌红少苔,甚则无苔而干者,则为阴虚火旺。舌质紫暗或紫红,为气血瘀滞。舌起粗大红刺,状如杨梅者,常为烂喉痧的舌象。

3) 舌苔:正常小儿舌苔应为干湿适中的薄苔。舌苔色白为寒,色黄为热。舌苔白腻为寒湿内盛,或寒痰与积食所致。舌苔黄腻为湿热内蕴,或乳食内停。舌苔花剥,经久不愈,状如地图,多为胃之气阴不足。光剥无苔为阴伤津亏,多见于热性病中。若见舌苔厚腻垢浊不化,伴便秘腹胀者,为宿食内滞,中焦气机阻塞,这种舌苔亦称"霉酱苔"。新生儿舌苔无苔和乳婴儿的乳白苔,均属正常舌象。此外小儿因吃某些药品、食物,往往舌苔被染,如吃红色糖果可呈红苔,吃橄榄、杨梅、茶叶呈黑苔,喝橘子水,吃蛋黄呈黄苔等,均不属病苔。染苔的色泽比较鲜艳而浮浅,与病苔不同,应加以区别。

另外,在观察小儿舌象时,还须注意小儿伸舌的姿态。如舌吐唇外,缓缓收回者属吐舌,常为心经有热所致。舌出唇外,来回拌动,掉转不宁者为弄舌,多为大病之后,心气不足之象,也有属于智能低下者。

6.1.3.3 察口

脾开窍于口。察口除舌诊外,还须观察口唇、齿、龈、咽喉、腮、腭等部位。唇色淡白为气血亏虚。唇色青紫为血瘀或寒证。唇色樱红,为暴泻伤阴。口唇干燥为伤津之象。齿为骨之余,齿龈属胃。牙齿逾期不出,多为肾气不足。齿燥而干,主胃热伤津。齿缝出血,多为胃热上攻,或为阴亏而虚火上炎。齿龈红肿多属胃火上冲。睡中龄齿,多属胃有积热,消化不良,或有虫积。咽喉是肺胃之门户,常反映肺胃的病变。咽红发热,为风热外感。咽红乳蛾,或乳蛾脓点,多属外感风热或肺胃之火上炎。咽痛微红,有灰白色假膜而不易拭去者,常为肺热阴虚复感时疫所致。口腔舌上满布白屑,状如雪片,为鹅口疮。口腔舌部黏膜破溃糜烂,为脾胃积热上熏之口疮。口颊黏膜近白齿处有白色小点,磊磊如麻,周围红晕,为麻疹黏膜斑,是麻疹特殊体征之一。

扁桃体肿大的分度

急性扁桃体炎时,扁桃体要发生肿大。临床有三度之分。若扁桃体肿大程度不超过咽腭弓为Ⅰ度;超过咽腭弓而未达到咽后壁中线者为Ⅱ度;肿大达咽后壁中线者为Ⅲ度。

6.1.3.4 察鼻

肺开窍于鼻,鼻窍的变化常反映肺的疾病,如鼻塞流清涕,为感冒风寒。鼻流黄浊涕,为感冒风热,或感冒经久向愈之证。鼻窍干燥,为外感燥邪成肺热伤津。鼻流脓涕而臭,为鼻渊,多属肺经伏热。鼻孔出血,为鼻衄,多为肺经有热,血热妄行。鼻内生疮糜烂,多为肺火上炎。鼻翼煽动,为肺气闭塞所致。麻疹患儿鼻准部位出现三五个疹点,为麻疹出齐之象。

6.1.3.5 察耳

耳为肾之窍,又为肝胆经脉所绕,故耳窍的变化,与肝胆、肾的疾病关系较密切。健康小儿耳壳丰厚,颜色红润,是先天肾气充沛表现,反之则属肾气不足或体质较差,如早产儿的耳壳薄软而紧贴二颗,耳舟不清。耳内疼痛流脓,为肝胆火盛,如聤耳。耳背络脉隐现,耳尖发凉,兼壮热多泪,常为麻疹之先兆。若以耳垂为中心的弥漫肿胀,则为痄腮的表现。

6.1.3.6 察二阴

前阴包括生殖器和尿道口,后阴指肛门。男孩阴囊不紧不松,稍有色素沉着,是肾气充沛、健康的表现。若阴囊松弛,多为体虚或发热之象。阴囊紧缩为有寒。阴囊时膨时复,啼哭明显者,为疝气。阴囊肿大明亮,多为阴水肿。尿道口红肿,属湿热。女孩前阴红赤而湿,多为下焦湿热。前阴瘙痒潮湿,多见于蛲虫。肛门灼红,为下焦湿热。便后直肠脱出为脱肛,多属中气下陷。大便坚硬带血,为肛裂。小儿肛门潮湿红赤,为红臀,因湿热所致。

6.1.4 辨 斑 疹

斑和疹是小儿常见的一种临床表现。按其形态,可分为细疹、疱疹、斑疹、风团、白痦等几种。

1) 细疹:细小如麻粒高出皮面,压之退色,称之为疹。如麻疹、奶麻(幼儿急疹)、风痧、丹痧等。麻疹的皮疹为暗红色丘疹,疹收后有棕色色素沉着和糠麸样脱屑。奶麻为玫瑰斑点或斑丘疹,疹细稠密,热退疹出,疹收后无脱屑。风痧疹色淡红,疹小稀疏,发出和收没较快,疹收后无脱屑。丹痧的皮疹呈弥漫样猩红色疹点,皮肤皱折处疹点分布密集成线状疹,唇周无疹,伴咽喉红肿赤烂,疹收后可有片状脱屑。

2) 疱疹:疹点高起,隆如小疱,内含浆液,根脚红晕,可发于头面肢体,如水痘、脓疱疮。水痘初起为细小丘疹,继而隆起如小水疱,如绿豆大小,中有透明液体,根脚红晕,继而疱疹结痂,可发于全身,此起彼伏。脓疱疮,疱疹色混浊,根脚红赤,脓液流溢于外可引起周围再发脓疮。

3) 斑疹:形态大小不一,不高出皮面,压之不退色,称之为斑。如温病发斑的流脑、败血症等,杂病发斑的紫癜等。一般来说,斑点稀少而斑色红艳,为热毒较轻;斑点大片而斑色红紫,为热毒较重。斑色红艳而鲜,多为初发;斑色紫暗而晦者为久发。

4) 风团:风团即荨麻疹,皮疹高出皮面,大小不一,可联合成块成片,状如云团,反复发生,瘙痒难忍。

5) 白痦:白痦俗称"汗疹"、"白痱",为细小而表面隆起的内含浆液的白色疮疹,多见于湿温等热病中,常随汗而出,如针头大小,晶莹透亮,以胸颈部较多见。一般以晶亮饱满为顺,枯白无液为逆。

6.1.5 察 二 便

观察小儿大小便的变化,对疾病的辨证有重要的意义。

6.1.5.1 大便

健康小儿的大便,一般为色黄而干湿适中,1日1~2次,或1~2日1次,小婴儿大便可呈糊状,每日2~4次不等。母乳喂养者,大便为金黄色,稍带酸臭。牛奶喂养或人工喂养者,大便为淡黄白色,质地较硬。新生儿在初生24小时内的大便形态,常为暗绿或赤褐色,黏稠无臭,称之为胎粪,这些均属正常粪便。如大便颜色、次数、性状有明显改变者则为病态。大便色绿,多为消化不良。大便灰白,为胆道梗阻。大便燥结,或形如羊粪,为内有实热或阴虚内热。大便稀薄清冷,夹有泡沫,为风寒泄泻。大便稀薄,色黄臭秽,为湿热泄泻。大便稀薄,夹有白色凝块或食物残渣,为内伤乳食。下利清谷,洞泄不止,为脾肾两虚。下利赤白黏冻,腹痛里急后重,为痢疾,以湿热多见。

6.1.5.2 小便

正常小儿小便为淡黄色。正常每日尿量(ml)约为(年龄−1)×100+400。小便清长量多,为下元虚寒。小便黄赤短涩,为湿热下注。尿色深黄,多为湿热内蕴,为黄疸之证。尿色浑浊如米泔水,为脾胃虚弱,饮食失调所致,常见于疳证。尿呈红色或茶褐色,多为血尿。

6.1.6 看 指 纹

指纹是指虎口直到食指桡侧的浅静脉。可分为风关、气关、命关(图6-1)。第一节为风关,第二节为气关,第三节为命关。察看指纹是儿科独有的一种诊断方法,主要用于3岁以下的小儿。《幼幼集成》曰:"三岁以内小儿看指纹"。指纹诊法可作为代替脉诊的一种辅助诊断方法,用来辨别婴幼儿疾病的病因、病性以及判断疾病的预后。

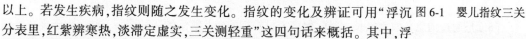

诊察指纹时,应在自然光线下进行。医者用拇指轻轻从小儿食指的命关推向风关,使指纹容易显露。正常小儿指纹应为淡紫隐隐而不显于风关以上。若发生疾病,指纹则随之发生变化。指纹的变化及辨证可用"浮沉分表里,红紫辨寒热,淡滞定虚实,三关测轻重"这四句话来概括。其中,浮

图6-1 婴儿指纹三关

沉分表里是指浮主表,沉主里。疾病在表,则指纹浮越易见,久病或病邪在里,则指纹沉伏不显。红紫辨寒热是指红主寒,紫主热,指纹色泽淡红为寒邪所伤,纹紫为邪热内盛,指纹紫暗则为气滞血瘀。淡滞定虚实是指淡主虚,滞为实。指纹色淡,推之流畅为气不足,指纹郁滞,推之不畅是邪实内郁。三关测轻重是指以风、气、命三关部位,来推测疾病之深浅轻重。当指纹显于风关,病多轻浅而易治。显于气关,病情较重,邪已进一步深入。显于命关,则病情危重。如果直透指甲,称"透关射甲",病多危殆。

在儿科疾病诊断中,指纹诊法确有一定临床意义,但也有纹证不符的情况。因此,在运用指纹诊法时,应与其他诊法结合起来,综合判断,必要时可舍纹从证,以确保疾病诊断的正确性。

6.2 闻 诊

闻诊是运用听觉和嗅觉来诊察疾病的一种诊断方法。主要包括听声音和嗅气味两方面。

6.2.1 听声音

根据小儿的啼哭声、咳嗽声、呼吸声、语言声等高亢低微的不同,来辨别疾病的寒热虚实。

1) 啼哭声:啼哭是小儿的一种语言,是小儿身体不适或有疼痛时的一种反应。婴儿因为饥饿、口渴、针刺、虫咬、困睡或尿布潮湿等,均能引起不适而啼哭,当需要满足或痛苦等解除后,哭声也就停止了。正常健康小儿哭声洪亮而长,并有泪液。乳婴儿哭声绵长无力,或口作吮乳之状,多为饥饿引起。啼哭尖锐,忽急忽缓,时作时止,多为腹痛。哭声嘶哑,伴吸气不利,多为咽喉肿疼。哭叫拒食,伴流涎烦躁,多为口疮。久病、疳证、素体虚弱、先天不足的患儿,哭声多低微,延绵不断。昼日如常,入夜啼哭,则为夜啼,多由脾寒、心热、惊恐所致。

2) 咳嗽声:咳声轻扬,鼻流清涕,为外感风寒。咳嗽重浊,痰稠色黄,为外感风热。干咳无痰,咳声响亮,多为肺燥。阵发性、持续性、痉挛性咳嗽,并有回声,多为顿咳。咳声嘶哑,如犬吠样,常见于喉炎或白喉。

3) 呼吸声:呼吸急促,鼻翼煽动,多为肺炎喘嗽。呼吸气急,气不足吸,喉间哮鸣,多为哮喘。呼吸节律不整,暂停,时快时慢,深浅不一,为肺气将绝。

4) 语言声:小儿语言以清晰响亮为佳。语音低浊,常因外感风寒。语声低弱,为气虚的表现。高声尖叫,常为剧痛所致。语声嘶哑,多为咽喉和声带的疾患。

6.2.2 嗅气味

嗅气味主要指嗅口中气味及大小便气味等。口气臭秽,嗳气酸腐,多为伤食。口气腥臭,多见血证。口气腥臭,咳吐浊痰夹血,则为热毒壅肺,郁而成脓的肺痈。大便臭秽,是湿热积滞。大便酸臭而稀,有伤食史,多为伤食。五更泄泻,下利清谷不臭,为脾肾阳虚。小便短赤,气味臊臭,为湿热下注。小便清长少臭,多为脾肾虚寒。

6.3 问 诊

问诊是通过向患儿或其家长、亲属、保育人员等询问患儿病情的一种诊断方法。由于婴儿言语未通,年长儿言不达意或有误言,家长等其他人员也常常不能准确知晓病情,因此对于问诊所收集到的病情,应注意加以鉴别。问诊的内容与成人基本相同,但应重视儿科特有的内容。

6.3.1 问年龄

许多儿科病证与年龄有密切关系。如脐风、胎黄、脐血、脐湿、脐疮等,多见于初生1周内的新生儿;鹅口疮、脐突、夜啼等多见于1岁以内婴幼儿;遗尿则多发生于3岁以上小儿。某些时行疾病也与年龄有密切关系,如麻疹多发生在生后6个月以上的婴儿;水痘、痄腮等多在幼童期发生。12岁以后,小儿所患疾病,基本上接近成人。另外,小儿临床治疗的药物剂量,也要根据年龄、体重来计算。因此,详细询问患儿的实足年龄,对诊断疾病和治疗用药都具有重要意义。

6.3.2 问病情

1) 问寒热:小儿发热可通过体温计测量,也可通过触摸患儿额头、胸腹、四肢、手足心等部位,或通过授乳时小儿口腔的热度来感知。小儿恶寒则表现为依偎母怀,蜷缩而卧,喜近衣被暖处等。在问诊时应重点询问患儿发热恶寒的发作时间,加剧与持续的时间,以及伴随症状。一般恶寒、发热、无汗、流清涕为外感风寒。发热、有汗、流浊涕为外感风热。夏季高热持续不退,口渴无汗多尿为夏季热。发热不拘早暮,热势嚣张,或有汗或无汗,多属邪实。午后或傍晚低热,常伴盗汗,多属阴虚。小儿怕冷,纳呆神疲,多属里寒或阳虚。

2) 问汗:小儿肌肤嫩薄,腠理不密,易于发泄,故较成人容易出汗。又小儿为纯阳之体,阳气升发,头部为诸阳之会,故婴幼儿睡眠时常头部微微汗出,如无它症,则属正常。白天汗多为自汗,多为气虚所致。入睡汗多,为盗汗,多为阴虚所致。头部多汗,伴睡卧不安,枕部脱发,多为佝偻病。如汗出如珠,面㿠肢冷则多为元阳虚脱之表现。

3) 问头身:头痛发热恶寒,为外感风寒。头痛呕吐,高热抽搐,为邪热入营。较大儿童可诉说头晕之证,多见于高热、贫血等证。肢体疼痛多见于生长痛,关节肿痛发热多为风湿所致。

4) 问二便:指询问患儿1日内大小便的次数及量、性状、颜色以及排尿、排便时感觉等。详见望诊中察二便内容。

5) 问饮食:问饮食包括纳食和饮水两方面。小儿能按时乳食,食量正常而不吐泻,是正常现象。若不思乳食,所食不多,为脾胃薄弱的表现。腹胀满不思饮食,为伤食积滞。泄泻而不思乳食,为脾不健运。能食而便多不化,形体消瘦,多见于疳证。在饮水方面,若渴喜饮冷,则为热证。渴喜饮热,或口不渴,则为寒证。频频引饮,口唇干燥,为胃阴不足,津液亏耗。渴不欲饮,则常为中焦有湿。口渴多饮,兼发热、无汗、多尿,多为夏季热。

6) 问胸腹:胸部胀满频咳,为风邪束肺,肺气失宣。胸部闷痛,脉数,应考虑心肌炎。胸部窒闷,喉间哮鸣,为哮喘。胸高发热,咳嗽气促,为肺炎喘嗽。胸闷心悸,面青唇紫,为心阳不振,心血瘀阻。心悸胸闷,头晕乏力,为心之气阴不足。脘腹胀满,泄下臭秽,多为伤食积滞。腹痛,里急后重,痢下赤白,为痢疾。腹痛时作时止,以脐周为主,多见于蛔虫证。上腹或右胁胀痛,面目黄染,为湿热黄疸等。此外,还应注意外科急腹症引起的腹痛。

7) 问睡眠:正常小儿睡眠总以安静为佳,年龄越小,睡眠时间越长。烦躁、少睡、盗汗、发稀,可见于佝偻病。睡中龂齿,多为蛔虫证。夜间睡眠不宁,肛门瘙痒,多为蛲虫证。嗜睡和昏睡,在温热病多为邪入心包,或痰蒙清窍所致。

6.3.3 问个人史

问个人史指询问患儿个人的生产史、喂养史、发育史及预防接种史等。生产史要问清胎次、产次,是否足月,顺产或难产,有否流产,以及接生方式、出生地点、出生情况、孕期母亲的营养和健康情况等。喂养史包括喂养方式和辅助食品添加情况,是否已断奶和断奶后的情况。对年长儿还应询问饮食习惯,现在的食物种类和食欲等。发育史包括体格和智力发育,如坐、立、语、行等出现时间,出牙和囟门闭合的时间。对已入学小儿还应了解学习情况,以推测智力发育情况。预防接种史包括卡介苗,麻疹减毒活疫苗,小儿麻痹糖丸,百日咳、白喉、破伤风疫苗,乙肝疫苗,乙型脑炎疫苗以及流行性脑脊髓膜炎疫苗等的预防和接种情况,并记录接种年龄和接种反应等。

6.4 切　　诊

切诊包括脉诊和按诊两方面。

6.4.1 脉　诊

小儿脉诊,与成人基本相似但较成人简单。3岁以前由于气血未充,脉不足凭,故以指纹诊法代替。3岁以后虽可切脉,但由于寸口部位短小,切脉常不采用三指脉法,而用一指脉法,即"一指定三关",或采用"密下三指"法。切脉应在安静或入睡时进行,以排除因恐惧、活动、啼哭等影响脉象的因素。

正常小儿的脉象平和,较成人软而稍数,年龄越小,脉搏越快。一般以成人一息六七至为常度,五至以下为迟,六七至以上为数。

小儿脉法,主要有浮、沉、迟、数、有力、无力六种基本脉象,用以辨别疾病的表里、寒热、虚实。此外,滑脉主痰证或食积,弦脉主惊风或腹痛,结代脉主心阳不足或心气受损,在临床上也较常见。

6.4.2 按　诊

按诊包括按压和触摸头囟、颈腋、胸腹、四肢、皮肤等。

1）头囟:主要检查头囟的大小、凹陷或隆起。正常小儿前囟应在18个月内关闭,逾期不闭,则为肾气不足,发育欠佳。如囟门晚闭,头颅骨软如乒乓球为佝偻病。囟门不能应期闭合,囟门宽大,头缝开解,则为解颅。囟门凹陷,名囟陷,见于泄泻失水伤阴。囟门高凸,名囟填,伴壮热呕吐,为肝风内动之证。

2）颈腋:正常小儿颈项、腋下等处可触及少许绿豆大小的结节,质软不粘连,活动自如,不为病态。若结节肿大,按之疼痛,则为痰毒。若结节大小不等,按之不痛,质坚成串,推之不易活动,则为瘰疬。

3）胸腹:胸骨高突为鸡胸,剑突下凹陷为漏斗胸。脊柱高突,按之不痛为龟背。虚里处搏动太强,或节律不整,为心脏病证。胁肋部触及串珠,二肋外翻,多见于佝偻病。左胁肋下按之有痞块,属脾大。右胁肋下按之有痞块,属肝大。小儿腹部柔软温和,按之不胀不痛为正常。腹痛喜按属虚证或寒证,腹痛拒按为实证。腹部胀满,叩之如鼓为气滞。腹部胀满,推之有液体波动为腹水。脐周腹痛,按之有索状包块,为蛔虫证。腹胀形瘦,腹部青筋暴露,面黄发枯,为疳证。部分内容可参考问诊中"问胸腹"一节。

4）四肢:四肢厥冷,多属阳虚。四肢抽搐,伴神昏,多为惊风之证。单侧下肢弛缓性瘫痪多为小儿麻痹症的后遗症。

5）皮肤:主要了解寒、热、汗的情况。肤冷汗多,为阳气不足。肤热无汗,为高热所致。手足心热,为阴虚内热。皮肤按之凹陷,为水肿之征。皮肤干燥松弛,为吐泻失水伤阴之象。

小结　望闻问切统称四诊,是中医诊断疾病的重要方法。儿科诊断方法,也和其他各科一样,是在四诊的基础上进行的,但在诊法的运用上,又与成人不尽相同。望诊主要包括望神色、望形态、审苗窍、辨斑疹、察二便、看指纹。闻诊主要包括听声音和嗅气味两方面。问诊主要包括问年龄、问病情、问个人史。切诊包括脉诊和按诊两方面。在儿科临床中,既要重视四诊合参,又要重视小儿诊法特点。

目标检测

一、名词解释
1. 指纹 2. 囟陷 3. 囟填

二、填空题
1. 历代儿科医家认为儿科四诊以_____为主。
2. _____为儿科特有的诊法。

三、简答题
1. 小儿指纹诊法的辨证纲领是什么？
2. 小儿病理脉象有哪些？

(秦艳虹)

7 小儿治法

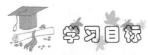

1. 叙述小儿内治法的特点
2. 简述小儿外治法的操作方法和适应证

小儿疾病治疗大法,与成人基本相同。由于小儿生理和病理上的特点,其在药物选择、药物剂量、给药方法和各种疗法的运用上,又具有许多与成人不同的特点。

7.1 小儿内治法的用药特点

1) 治疗要及时、正确和谨慎:小儿体属"稚阴稚阳",病理特点之一为变化迅速,易虚易实,易寒易热,因此争取时间,及时治疗非常重要,用药时必须做到治疗快、用药准、剂量适宜,否则容易造成疾病发展,轻病变重,重病转危,且不少病例可以急遽间导致死亡。因此小儿用药,不仅要及时、正确,还应谨慎。

2) 治疗要中病即止:小儿机体柔弱,对药物的反应,较成人灵敏,应用时须根据患儿个体特点与疾病的轻重,区别对待,特别是大苦、大寒、大辛、大热和有毒、峻猛攻伐之品,应用时更须审慎。这是因为苦寒能削伐生发之气,辛热足以耗损真阴,攻伐之剂用之不当,会引起气阴亏损,应用时必须中病即止。

3) 运用儿科中药新剂型:煎剂能够随证加减,在体内吸收也较快,但对于危急患儿,煎剂缓不济急,加上小儿服药困难,故治疗时应注意运用儿科中药新剂型。冲剂、糖浆剂、片剂、浸膏剂、针剂、栓剂等应用方便,临床也有肯定的疗效,如感冒冲剂、板蓝根冲剂治疗病毒性感冒,双黄连注射液治疗呼吸道感染和皮肤感染,复方柴胡注射液治疗感冒高热,茵栀黄注射液治疗新生儿黄疸,清开灵注射液治疗高热、惊厥等。

4) 掌握小儿中药的煎服方法:煎煮小儿汤剂,一般先煎、后入、包煎和烊冲药物的处理和成人基本相同。在煎煮前,应将药物用适量清水浸泡半小时,煎药开始用旺火,煮开后改用小火。煎出的药量应根据年龄大小来决定,婴儿60~100ml,幼儿及幼童150~200ml,学龄期儿童200~250ml。

小儿服中药,首先应根据疾病的性质,确定服药次数。新病、急病要分数次服,慢性病可以少几次。对服药次数多的患儿,药量可适当煎多。其次是掌握正确的喂药方法,小儿服汤药不能急于求成,尤其是乳婴儿,可以吃几口药,喂少许甜食慢慢再喂。对拒服中药的小儿,可固定头手,用小匙将药液送到舌根部,使之自然吞下,切勿捏鼻,以防呛入气管。另外还可以在中药中加适量调味品,如白糖、冰糖等。婴儿在服用丸剂、片剂时,须研成细末调服。昏迷的患儿,可用鼻饲法给药,用针筒抽取药液后徐徐注入。鼻饲散剂须调得非常稀薄,最后还应注入少量温水,以免造成鼻饲管阻塞。

5) 掌握小儿中药用量:小儿中药剂量,常随年龄大小、个体差异、病情轻重、医者经验而不同。为计算方便,可采用下列比例用药:新生儿用成人量的1/6,乳婴儿为成人量1/3~1/2,幼儿及幼童为成人量的2/3或用成人量,学龄儿童用成人量。

7.2 小儿常用内治法则

1) 疏风解表法:主要适用于外邪侵袭肌表所致的表证,临床可见发热、恶风、汗出或无汗等。风寒外感可用疏散风寒的方剂,如麻黄汤、荆防败毒散、葱豉汤等。风热外感可用辛凉解表的方剂,如银翘散、桑菊饮等。

2) 止咳平喘法:主要适用于邪郁肺经,痰阻肺络所致的咳喘。寒痰内伏可用温肺散寒,化痰平喘的方药,如小青龙汤、射干麻黄汤等。热痰内蕴可用清热化痰,宣肺平喘的方药,如定喘汤、麻杏石甘汤等。咳喘久病,每易由肺及肾,出现肾虚的证候,故在止咳平喘的方中,可加入温肾纳气的方药,如局方黑锡丹、参蛤散等。

3) 清热解毒法:主要适用于邪热炽盛的实热证,如温热病、湿热病、斑疹、痢疾、血证等。其中可分为甘凉清热、苦寒清热、苦泄降热、咸寒清热等,应按邪热之在表、在里,属气、属血,入脏、入腑等,分别选方用药。当病邪由表入里而表邪未尽解者,可用栀子豉汤、葛根黄芩黄连汤等清热透邪。证属阳明里热者,可用白虎汤清热生津。湿热化火或湿热留恋,可用白头翁汤、茵陈蒿汤、甘露消毒丹等清热化湿。温热之邪入于营血,发为神昏、斑疹,可用清营汤、犀角地黄汤等清热凉血。当出现丹毒、疔疮走黄、下痢脓血等火热实证者,可用黄连解毒汤、泻心汤等清火解毒。当肝胆火旺时,则可用龙胆泻肝汤等清肝泻火。

4) 消食导滞法:主要适用于小儿饮食不节、乳食内滞之证,如婴儿泄泻、积滞、疳证等。小儿脾胃薄弱,若饮食不节,恣食无度,则脾胃运化无权,轻则呕吐泄泻,厌食腹痛,重则为积为疳,影响生长发育。常用方药如保和丸、枳实导滞丸、消乳丸、鸡内金粉等。消食导滞药物中,麦芽能消乳积,山楂能消肉食油腻,六曲善化谷食积滞,莱菔子能消麦面之积。

5) 健脾益气法:主要适用于脾胃虚弱,气虚不足的小儿,如患婴儿泄泻、疳证及病后体虚等。常用方剂如七味白术散、四君子汤、补中益气汤等。

6) 利水消肿法:主要适用于水湿停聚,小便短少而水肿的患儿。感受外邪,湿热内蕴,脾失健运,水湿泛于肌肤者,则为阳水。若脾肾阳虚,不能化气行水,水湿内聚为肿,则为阴水。常用方剂,若阳水可用五苓散、五皮饮、越婢加术汤等。若阴水可用防己黄芪汤、实脾饮等。

7) 镇惊开窍法:主要适用于小儿抽搐、惊痫等证。小儿暴受惊恐,神志不安,可用朱砂安神丸、磁朱丸等安神镇惊。热极生风,项强抽搐,可用羚角钩藤汤等镇惊息风。热入营血而神昏、惊厥,可用安宫牛黄丸、至宝丹、紫雪丹等镇惊开窍,清热解毒。痰浊上蒙,惊风抽搐,可用苏合香丸、小儿回春丹等豁痰开窍。感受时邪秽浊之气而吐泻昏厥,可用行军散、玉枢丹、红灵丹等辟秽开窍。

8) 培元补肾法:主要适用于小儿胎禀不足,肾气虚弱及肾不纳气之证,如解颅、五迟、五软、遗尿、哮喘等。常用方剂如六味地黄丸、金匮肾气丸、局方黑锡丹、参蛤散等。

9) 凉血止血法:主要适用于有出血的证候,如鼻衄、齿衄、尿血、便血、紫癜等。常用方剂如犀角地黄丸、玉女煎、小蓟饮子、槐花散等,单味药三七、白及、仙鹤草以及成药云南白药等,也有较好的止血作用。

10) 养阴生津法:主要适用于小儿阴液虚亏,津液耗损之证。小儿脏腑娇嫩,肌肤疏薄,卫外不固,易于感受外邪。时行疾病如麻疹、丹痧、暑温等,发病率也较高。热病后耗伤津液,易出现阴液虚亏之证。常用方剂如沙参麦冬汤、增液汤、大补阴丸等。

11) 活血化瘀法:主要适用于各种血瘀之证。如肺炎喘嗽等病证时,口唇青紫,肌肤有瘀斑、瘀点,以及腹痛如针刺、痛有定处等。常用方剂如桃红四物汤、血府逐瘀汤等。

12）回阳救逆法：主要适用于小儿元阳衰脱之危重证候。临床可见面色㿠白、神疲肢厥、冷汗淋漓、气息奄奄、脉微欲绝等，此时必须以温补阳气的方药加以救治，常用方剂如四逆汤、参附龙牡救逆汤等。

7.3 小儿常用外治法

1）熏洗法：是利用中药的药液及蒸气熏洗人体外表的一种治法。常用于出疹性疾病的治疗。如麻疹疹前期与出疹期，为了透疹，可用生麻黄、浮萍、芫荽、西河柳等煎水后，擦洗患者头部及四肢，并将药液放在室内煮沸熏蒸，使空气湿润，同时使药气也能接触到体表，从而达到透疹的目的。

2）涂敷法：是将新鲜的中草药捣烂，或将药物研末加入水或醋调匀后，涂敷于体表的一种外治法。如用新鲜仙人掌去刺捣烂外敷腮部肿胀处，或用鸡蛋清调青黛粉外敷腮部，治疗痄腮。用白芥子粉加等量面粉，以湿水调成糊状，用纱布包好敷于背部，治疗肺炎喘嗽后期湿啰音久不吸收者。

3）敷贴法：是用药物制成软膏、药饼，或研粉撒于普通膏药上，敷贴于局部的一种外治法。如用丁香、肉桂等药粉，撒于普通膏药上贴于脐部，以治泄泻。再如在夏季三伏天，用延胡索、白芥子、甘遂、细辛研末，以生姜汁调成药饼，中心放少许丁香末，敷于肺俞、膏肓、百劳穴上，治疗哮喘。

4）擦拭法：是用药液或药末擦拭局部。如冰硼散擦拭口腔，或用淡盐水、银花、甘草煎汤，野菊花煎汤洗涤口腔，治疗鹅口疮和口疮。

7.4 其他疗法

1）小儿推拿疗法：具有促进气血流行、经络通畅、神气安定、脏腑调和的作用，是儿科常用治法之一，适用于5岁以下小儿的某些疾病。主要用于治疗食积、疳证、泄泻、腹痛、惊风、痿痹等证。小儿推拿手法与成人推拿相似，但小儿脏腑娇嫩，形气未充，肌肤柔弱，手法应以轻快柔和为主。其常用手法有推法、拿法、按法、摩法、掐法、揉法、滚法等。取穴以点、线、面为主，常用穴位有脾土、大肠、板门、三关、六腑、天河水、七节骨、龟尾、丹田等。

2）小儿捏脊疗法：是通过对督脉和膀胱经的捏拿，达到调整阴阳、通理经络、调和气血、恢复脏腑功能为目的的一种疗法。常用治疳证、婴儿泄泻及脾胃虚弱的患儿。具体操作方法：患儿俯卧，医者两手半握拳，两食指抵于背脊之上，再以两手拇指伸向食指前方，合力夹住肌肉提起，而后食指向前，拇指向后退，做翻卷动作，两手同时向前移动，自长强穴起，一直捏到大椎穴即可，如此反复3~5次，但捏第3次时，每捏3把，将皮肤提起1次。每天1次，连续6天为1个疗程，休息1天，再作第2疗程。对脊背皮肤感染及有紫癜病患儿禁用此法。

3）刺四缝疗法：四缝是经外奇穴，位置在食指、中指、无名指及小指四指中节，是手三阴经所过之处。针刺四缝可以解热除烦、通畅百脉、调和脏腑，常用于治疗疳证和小儿厌食证。操作方法：皮肤局部消毒后，用三棱针或粗毫针针刺，约1分深，刺后挤出黄白色黏液，每日刺1次，直到针刺后不再有黄白色液体挤出为止。

4）割治疗法：有调和气血，促进脾胃运化功能等作用，常用以治疗厌食、积滞和疳证等证。割治部位常取两手掌大鱼际处。操作方法：将两手掌大鱼际局部消毒后，用大拇指撳住刀口旁约1cm处，用0.4cm宽的平口手术刀直戳割治部位，创口长约0.5cm，然后挤出赤豆大小黄白色脂状物，并迅速剪去，再用碘伏局部消毒，绷带包扎，5天后可解除包扎，包扎期间，防止感染。

神奇的割治疗法

割治疗法主要用于治疗疳证,民间俗称"挑疳",具有调和气血,促进脾胃运化功能等作用。其作用机制为:在割治部位造成一个良性病灶,以刺激大脑皮质,兴奋脾胃恢复正常功能。

小儿治法的主要内容包括小儿内治法的用药特点、小儿常用内治法则、小儿常用外治法和其他疗法。小儿内治法的用药特点主要有治疗要及时、正确和谨慎;治疗要中病即止;运用儿科中药新剂型;掌握小儿中药的煎服方法;掌握小儿中药用量等项。小儿常用内治法则主要有疏风解表法、止咳平喘法、清热解毒法、消食导滞法、健脾益气法、利水消肿法、镇惊开窍法、培元补肾法、凉血止血法、养阴生津法、活血化瘀法、回阳救逆法等法。小儿常用外治法主要有熏洗法、涂敷法、敷贴法、擦拭法等。其他疗法主要有小儿推拿疗法、小儿捏脊疗法、刺四缝疗法、割治疗法等。

目标检测

一、名词解释
　　1. 小儿捏脊疗法　2. 四缝
二、填空题
　　中药用药剂量,乳婴儿为成人量的_____,幼儿及幼童为_____。
三、简答题
　　1. 为什么治疗小儿疾病要及时、正确、谨慎?
　　2. 小儿中药用量如何掌握?

(刘小渭)

8 肺系病证

8.1 感　冒

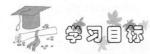

1. 简述感冒的病因病机及临床表现
2. 叙述小儿感冒与成人感冒的不同特点及其治疗法则

感冒是感受六淫之邪而引起的肺系疾病，临床以恶寒、发热、头痛、鼻塞、流涕、喷嚏、咳嗽为主要症状。四季均可发生，气候变化及冬春两季发病率较高。年幼体弱的小儿较易发病，预后较好。常见兼痰、兼滞、兼惊等兼证。年幼体弱患儿临床表现多较重，证情复杂，容易反复发作，甚至引起心悸、怔忡等病证。

本病相当于现代医学上呼吸道感染，其反复发作者称为反复呼吸道感染，有流行趋势者称为流行性感冒。

两种特殊类型上感

①疱疹性咽峡炎：由柯萨奇 A 组病毒所致。好发于夏秋季。表现为急性发热，体温大多在 39℃以上，流涎、咽痛等。体检时可见咽部红肿，咽腭弓、悬雍垂、软腭等处出现 2~4mm 大小的疱疹，周围红晕，疱疹破溃后形成小溃疡。病程约 1 周。②咽-结合膜热：由腺病毒 3、7 型所致。好发于春夏季，多程高热、咽痛、眼部刺痛。体检可见咽部充血，一侧或两侧滤泡性眼结合膜炎，颈部、耳后淋巴肿大。病程约 1~2 周。

8.1.1 病因病机

感冒的病因，有内因和外因之分。外因为感受外邪，内因为脏腑娇嫩，肌肤疏薄，卫外不固，加之小儿寒暖不能自调，易于感受外邪，常因四时气候骤变，冷热失常，外邪乘虚侵袭，酿成感冒。

外邪之中，冬春以风寒、风热为主，夏季多为暑湿，病变部位主要在肺，外邪自皮毛、口鼻侵入，客于肺卫，导致卫表失司，腠理开合失常，卫阳被遏，肺气失宣，因而出现发热恶寒，鼻塞流涕，咳嗽等肺经证候。暑邪感冒，多高热无汗，暑易夹湿，内阻脾胃，见胸闷、泛恶。时行感冒，邪毒较重，侵入肌表，兼犯经络，可见发热、恶寒，头身皆痛，甚则化热入里，产生变证。

小儿肺常不足，肺脏受邪，失于清肃，气机不利，津液凝聚为痰，以致痰阻气道，可见咳嗽加剧，喉间有痰声，为感冒夹痰。若受邪较重，或素体虚弱，可导致肺气郁闭，发展为肺炎喘嗽。

小儿脾常不足，感受外邪往往影响其运化功能，稍有饮食不节，即可乳食停滞，阻滞中焦，出现脘腹胀满,不思乳食,或伴有呕吐,泄泻等症,为感冒夹滞。

小儿神气怯弱,感邪之后,容易导致心神不宁,热扰肝经,出现一时性惊厥,此类惊厥,属风邪在表,郁而化热所致,与邪陷厥阴不同,此为感冒夹惊,又称"伤风发搐"。

8.1.2 诊断与鉴别诊断

8.1.2.1 诊断要点

1)以发热恶寒,鼻塞流涕,喷嚏等症为主,多兼咳嗽,可伴呕吐,腹泻或高热惊厥。
2)外周血检查可见白细胞总数正常或减少,中性粒细胞减少,淋巴细胞相对增加。细菌感染者白细胞可增高,中性粒细胞增高。

8.1.2.2 鉴别诊断

(1) 肺炎喘嗽

初起可见恶寒、发热、鼻塞流涕、咽红、咳嗽等类似感冒的症状,但发热较高,伴气急痰喘,鼻翼煽动。两肺听诊可闻细小湿啰音,胸片见斑片状阴影。

(2) 出疹性传染病早期

可见发热、鼻塞、流涕、咽红等症。麻疹可见眼泪汪汪,口颊黏膜充血,有麻疹黏膜斑;风疹可见枕后臖核肿大;奶麻发热较高,发热3~4天后热退疹出;丹痧可见咽痛红肿,糜烂,弥漫样猩红色皮疹;水痘皮肤可见丘疹、疱疹、结痂同时存在。

8.1.3 辨证论治

8.1.3.1 辨证要点

(1) 辨风寒与风热

风寒者发热不高,但有恶寒、无汗、头痛、流清涕、咽痒。风热者发热较高,微恶风寒,有汗,流浊涕,咽红肿痛。小儿感冒热多于寒,辨证时对咽喉红肿者,即使舌苔薄白而润,也要考虑为风热证,纵有寒象,亦以寒包热郁居多。

(2) 辨惊厥

小儿感冒发热引起的惊厥,大多在6个月至3岁,4岁后发病下降,6岁后少见。多见于起病后1~2天内发生,只发作1次,很少发作2次以上,热退后惊厥即止,与某些外感温热病邪热入里而窜入心肝引起抽风者不同。

(3) 辨兼证

兼惊者,兼有惊惕啼叫,睡卧不安,甚则抽风惊厥,目珠上窜。兼滞者,兼有腹胀嗳气,甚则呕吐、腹泻。兼痰者,兼有咳嗽气急,喉间痰鸣。

8.1.3.2 治疗原则

感冒总的治疗原则为疏风解表。感受风寒者,治以辛温解表;感受风热者,治以辛凉解表;感受暑邪者,治以清暑解表。兼痰者佐以宣肺化痰;兼滞者佐以消食导滞;兼惊者佐以安神镇惊,或平肝息风之品。

8.1.3.3 分证论治

(1) 风寒束表

证候 发热轻、恶寒重,无汗,鼻塞流涕,喷嚏,咳嗽,咽痒,口不渴,咽不红。年长儿可诉肢体疼痛,头痛。舌苔薄白,脉浮紧。

证候分析 风寒之邪,客于腠理,邪正交争,肌表被束,故发热恶寒,头痛,身痛,无汗。肺气失宣,外窍不利,故见喉痒咳嗽、鼻塞、喷嚏。口不渴、咽不红、苔薄白、脉浮紧,均为风寒之象。

治法 辛温解表。

方药 葱豉汤或荆防败毒散加减。

轻者选用葱豉汤,该方由葱白、豆豉组成。方中葱白辛温,宣通卫阳,发表散寒,豆豉辛平解肌透表。重者,可选用荆防败毒散,本方由荆芥、防风、羌活、独活、柴胡、川芎、枳壳、茯苓、甘草、桔梗、前胡、人参、生姜、薄荷组成。方中荆芥、防风、羌活发散风寒,柴胡、薄荷解表退热,川芎活血散风止痛,桔梗、枳壳、茯苓理气化痰。

(2) 风热犯表

证候 发热重,恶风,鼻塞,流涕,喷嚏,痰稠色白或色黄,头痛,有汗或少汗,咽红或肿痛,口干而渴。舌质红、苔薄白或薄黄,脉浮数。

证候分析 感受风热,邪在卫表,故发热较重,恶寒较轻,微有汗出。风热之邪客于肺卫,肺气不宣,故见鼻塞流涕,喷嚏。咽喉为肺胃之门户,风热上乘咽喉,故见咽喉红肿疼痛,口干而渴。舌质红、苔薄黄,脉浮数,均属风热之象。

治法 辛凉解表。

方药 银翘散或桑菊饮加减。

偏热者,选用银翘散,该方由银花、连翘、牛蒡子、豆豉、荆芥、薄荷、桔梗、甘草、竹叶、芦根组成。方中银花、连翘清热解毒,薄荷、荆芥、豆豉解表,牛蒡、桔梗利咽,芦根、甘草生津除烦。

咳嗽明显者,选用桑菊饮,该方由桑叶、菊花、杏仁、连翘、薄荷、甘草、桔梗、芦根组成。本方解表、清热作用较弱,止咳作用较强。

小儿感冒除风寒、风热证外,还可见到寒包热郁或寒热夹杂的证候,其临床表现为恶寒发热、鼻塞流清涕、咽红咽痛、咳吐黄痰等,治法为表里双解,既投荆芥、防风辛温解表,又用连翘、薄荷、石膏辛凉泄热。

时行感冒,见高热不退者,重用柴胡、板蓝根、蒲公英清热解毒。

(3) 暑邪袭表

证候 高热不退,或身热不扬,汗出不畅,头痛,倦怠,泛恶,鼻塞流涕,咳嗽。舌尖红、苔黄腻,脉数。

证候分析 暑邪袭表,表卫不和,则见高热不退,鼻塞流涕。暑易夹湿,湿邪阻滞,则见身热不扬,汗出不畅,头痛,倦怠,泛恶。舌红、苔黄腻,脉数为暑湿之象。

治法 清暑解表。

方药 新加香薷饮加减。

本方由香薷、银花、连翘、鲜扁豆花、厚朴组成。方中香薷辛温香透,疏表散寒而兼能祛暑化湿,厚朴燥湿和中,理气开痰,扁豆健脾和中,兼能利湿消暑,银花、连翘清热涤暑。

(4) 虚证感冒

证候 感冒反复发作,发热不高,神疲乏力,面色㿠白,自汗怕冷,鼻塞流清涕,或有咳嗽,胃纳不香。舌淡、苔薄白,脉细。

证候分析 多见于体质虚弱患儿,气阳虚弱,故神疲乏力,面色白,怕冷。气虚卫外不固,则自汗,感冒反复发作,邪少虚多,故发热不高。舌淡、苔薄白,脉细弱为正虚之象。

治法 扶正固表,调和营卫。

方药 黄芪桂枝五物汤加减。

本方由黄芪、桂枝、白芍、生姜、大枣组成。方中黄芪益气固表,扶正祛邪,桂枝汤调和营卫。

(5) 兼证

小儿感冒常见下列兼证:

1) 兼痰:兼见咳嗽较剧,喉中痰鸣,舌苔厚腻,脉滑,治以肃肺化痰。属寒痰者,加三拗汤及苏子温肺化痰。属热痰者,加桑白皮、黛蛤散清肺化痰。气喘较剧者,加葶苈子、代赭石泻肺降逆定喘。

2) 兼滞:兼见脘腹胀满,不思饮食,呕吐酸腐,口气秽浊,大便酸臭,或腹痛泄泻,或大便秘结,小便短赤,舌苔厚腻,脉象滑,治以消食导滞。加神曲、山楂、麦芽、鸡内金、莱菔子,或用成药保和丸,若症见大便秘结,小便短赤,壮热口渴,舌苔糙黄垢,加大黄、玄明粉、枳实通腑泄热,表里双解。

3) 兼惊:兼见惊惕啼叫,睡卧不宁,龃齿,甚至出现惊厥,舌尖红,脉弦,治宜解热镇惊。加蝉衣、钩藤、僵蚕等,或用成药小儿回春丹、琥珀抱龙丸。

8.1.4 西医疗法

1) 一般治疗:注意休息,多饮水。注意呼吸道隔离,预防并发症。

2) 病因治疗:多数由病毒感染引起,可用抗病毒制剂如利巴韦林,剂量 $10\sim15\text{mg}/(\text{kg}\cdot\text{d})$,口服或静脉滴注。如继发细菌感染则选用抗生素,如青霉素、红霉素等,疗程 3~5 天。

3) 对症治疗:高热可应用乙酰氨基酚或布洛芬口服,亦可采用冷敷、酒精浴等物理降温方法。高热惊厥可予以镇静、止惊处理。

8.1.5 预防与护理

1) 锻炼身体,增强体质,多晒太阳,多在户外活动,提高抗病能力。
2) 居室清洁通风,注意冷暖调摄。
3) 流行季节,应少去公共场所,外出须戴口罩,避免接触患者。
4) 流行季节,食醋熏蒸室内,或生贯众 3~9g,水煎服。

感冒以恶寒、发热、头痛、鼻塞、流涕、喷嚏、咳嗽为主要症状。病因为外感风寒、风热及暑令时邪。外邪自皮毛,口鼻侵入,客于肺卫,导致卫表失司,腠理开合失常,卫阳被遏,肺气失宣,病程中易夹痰、夹滞、夹惊。总的治疗原则为疏风解表。风寒束表者葱豉汤、杏苏散或荆防败毒散加减;风热犯表者银翘散或桑菊饮加减;暑邪袭表者新加香薷饮加减;虚证感冒者黄芪桂枝五物汤加减。兼证:兼痰、兼食、兼惊,佐用化痰、消导、镇惊法。

目标检测

一、名词解释
  1. 感冒 2. 伤风发搐

二、填空题
  1. 小儿感冒,易兼_____,兼_____,兼_____。
  2. 感冒西医称_____,其反复发作者称_____,有流行趋势者称_____。
  3. 感冒治疗总的原则是_____。感受风热,治以_____;感受风寒,治以_____;感受暑邪,治以_____;虚证感冒,治以_____;时行感冒,治以_____。

三、简答题
  1. 小儿感冒易出现什么兼证?为什么?
  2. 小儿感冒兼证各自的治法及方药是什么?
  3. 感冒夹惊和邪入厥阴肝风内动有何不同?
  4. 如何理解小儿感冒热多于寒?

四、病案
　　患者赵某,男,8个月。2010年5月10日就诊。患儿昨晚开始发热、咳嗽流涕,今晨来诊,途中突然四肢抽搐、两眼上吊、神志不清、牙关紧闭、口唇青紫,家长急掐人中穴,约1分钟后缓解。来诊时体温40℃,神志朦胧,咽红,舌质红,苔薄黄,指纹浮紫,心肺未闻及异常。该小儿为何病何证?如何治疗?

8.2 咳　嗽

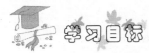

  1. 简述咳嗽的病因病机
  2. 列出咳嗽的证治法则

　　咳嗽是因感受外邪或脏腑功能失调,影响肺的正常肃降功能,造成肺气上逆作咳,咯吐痰涎。有声无痰为咳,有痰无声为嗽,两者又多并见,故通称"咳嗽"。四季均可发病,冬春为多。婴幼儿发病率较高。预后一般良好。乳儿在生后百日以内的咳嗽,为"百晬嗽"亦称"乳嗽"或"胎嗽"。

　　本证包括现代医学的气管炎、支气管炎

喘息性支气管炎

　　婴幼儿可发生一种特殊类型的支气管炎,称为喘息性支气管炎,除支气管炎的症状外,其特点有:①多见于3岁以下,有湿疹或其他过敏史者;②有类似哮喘的症状,如呼气性呼吸困难,肺部叩诊呈鼓音,听诊两肺满布哮鸣音及少量粗湿啰音;③有反复发作倾向,但一般随年龄增长而发作逐渐减少,多数痊愈,少数于数年后发展成为支气管哮喘。

8.2.1 病因病机

小儿咳嗽的致病原因为感受外邪或脏腑功能失调,病位主要在肺脾。

感受外邪,肺失清肃:小儿肌肤柔弱,卫外功能较差,加之寒暖不知自调,在冬春气候多变之时,易受以风邪为首的六淫侵袭。外邪从皮毛、口鼻而入,首先犯肺,致肺气不宣,清肃之令不行,肺气上逆作咳。风为百病之长,多夹邪而发病,夹寒则鼻塞声重,流清涕;夹热则鼻塞咽痛,流浊涕;夹燥则干咳少痰,鼻咽干燥。

痰浊内生,贮肺作咳:小儿脾胃薄弱,易为乳食、生冷、积热所伤,导致脾失健运,水谷不能化生精微,酿成痰浊,上贮于肺,壅阻气道,致使肺气不得宣畅,因而咳嗽。又如小儿肝气亢逆化火,木火上炎,或心经蕴热,日久化火,火炼津液为痰,阻碍肺气肃降,亦能发生咳嗽。

素体虚弱,肺脾受损:小儿禀赋不足,素体虚弱,若外感咳嗽,日久不愈,耗伤正气,发展成为内伤咳嗽,出现肺阴耗伤或肺脾气虚之证。

8.2.2 诊断与鉴别诊断

8.2.2.1 诊断要点

1)咳嗽为主要症状,多继发于感冒之后,常因气候变化而发作。
2)好发于冬春季节。
3)肺部听诊,两肺呼吸音粗糙,或有少量的散在的干啰音。
4)胸部X线摄片示肺纹理增粗。

8.2.2.2 鉴别诊断

(1)顿咳:以阵发性痉挛性咳嗽为主,日轻夜重,进行性加重,咳毕有鸡鸣样回声,甚则呕吐痰涎,病程较长,有传染性,可引起流行。

(2)肺炎喘嗽:以发热、咳嗽、气促、鼻煽为主症,肺部听诊有细湿啰音,X线检查可见点片状阴影。

8.2.3 辨证论治

8.2.3.1 辨证要点

辨外感内伤与寒热虚实。外感咳嗽大多起病急,咳嗽气粗声高,痰液稠厚,病程较短,并伴有表证,多属实证。内伤咳嗽发病多缓,咳声低弱,痰稀色白,病程较长,往往兼有不同程度的里证,可虚实互见,但虚证居多。咳嗽,痰稀,舌淡、苔白腻或薄白,多属寒证。咳嗽痰黄稠,舌红、苔薄黄或黄腻,多属热证。

8.2.3.2 治疗原则

风寒者宜疏风散寒,宣肺止咳。风热者宜疏风清热,化痰止咳。使邪去正安,痰去咳止,不可过早使用寒涩的药物,以免碍邪外出。内伤咳嗽,则应辨明由何脏累及所致,视病情而随证施治。

8.2.3.3 分证论治

(1) 外感咳嗽

1) 风寒袭肺

证候 咳嗽,喉痒声重,痰稀色白,鼻塞流清涕,或伴恶寒,发热,无汗,身痛,咽部不红。舌苔薄白,脉浮紧。

证候分析 风寒犯肺,肺气不宣,故鼻塞流涕,咳嗽频作。风寒外束,腠理闭塞,故发热恶寒,无汗,身痛。诸痒皆属于风,风邪内郁于肺,故喉痒而咳声重浊,咽不红。舌苔薄白,脉象浮紧,均为风寒束肺之象。

治法 散寒宣肺。

方药 金沸草散加减。

本方由金沸草、前胡、荆芥、细辛、半夏、茯苓、甘草、生姜、大枣组成。金沸草顺气止咳,前胡、荆芥解散风寒,细辛温经发散,半夏燥湿化痰降逆,使邪散气顺,咳嗽自止。

2) 风热犯肺

证候 咳嗽不爽,痰黄白或痰黄黏稠,不易咳出,伴有发热头痛,恶风,口渴咽痛,鼻流浊涕,微汗出。舌苔薄黄,舌质红,脉象浮数。

证候分析 风热犯肺,肺失清肃,故咳嗽不爽,鼻流浊涕。风热之邪灼津成痰,故痰黄黏稠,不易咯出。咽为肺之门户,肺热伤津,故口渴咽痛。发热恶风,微汗出,舌苔薄黄,脉象浮数,为风热邪在肺卫之象。

治法 疏风肃肺。

方药 桑菊饮加减。

本方由桑叶、菊花、杏仁、连翘、薄荷、甘草、桔梗、芦根组成。方用桑叶、薄荷、连翘以辛凉透表,疏散风热,杏仁、桔梗宣肺化痰止咳。

(2) 内伤咳嗽

1) 痰热壅肺

证候 咳嗽,痰多黏稠,咯吐不爽,面赤唇红,发热,咽痛,口渴,烦躁不宁,小便短赤,大便干结。舌红、苔黄,脉象滑数。

证候分析 痰湿素盛,郁而化热,逆乘于肺,或外感之邪化火入里,灼津成痰,痰随气逆,故咳嗽痰多,稠黏难咯。肺与大肠相表里,肺热移于大肠,故大便干结。面赤唇红,发热,咽痛,口渴,烦躁不宁,小便短赤,舌红、苔黄,脉滑数均为痰热内盛之象。

治法 清肺化痰。

方药 清宁散加减。

本方由桑白皮、葶苈子、赤茯苓、车前子、炙甘草、生姜、大枣组成。方中桑白皮、葶苈子清肺涤痰,赤茯苓、车前子引热下行。

2) 痰湿蕴肺

证候 咳嗽痰多,色白而稀,喉间痰声辘辘,胸闷纳呆,神乏困倦。舌质淡红、苔白腻,脉滑。

证候分析 湿生于脾,上贮于肺,脾湿生痰,贮阻肺络,故咳嗽痰多。湿为阴邪,故痰多白稀。痰阻气道,故喉间痰声辘辘。舌淡、苔白腻,脉滑为痰浊之象。

治法 化痰燥湿。

方药 二陈汤加减。

本方由陈皮、半夏、茯苓、甘草组成。方中陈皮、半夏以利气化痰,茯苓、甘草以调脾运湿。

3) 肺气亏虚

证候 咳声无力,痰白清稀,面色㿠白,气短懒言,语声低微,体弱多汗,易于感冒。舌淡,脉无力。

证候分析 肺虚则气无所主,故咳而无力,气短懒言,声音低微。肺气虚弱,卫外不固,则体弱多汗,易于感冒。肺虚及脾,则水湿不能运化,故痰白清稀。面色㿠白,舌淡,脉无力,属肺脾气虚之象。

治法 健脾益气。

方药 六君子汤加减。

本方由人参、白术、茯苓、甘草、陈皮、半夏组成。方中太子参、茯苓、炒白术、炙甘草健脾益气,橘皮、半夏化痰止咳。

4) 肺阴亏虚

证候 干咳无痰,或痰少而黏,不易咯出,口渴咽干,咳声嘶哑,手足心热,或咳痰带血,午后潮热。舌红少苔,脉象细数。

证候分析 肺热伤阴,阴虚火旺,故干咳无痰,喉痒声嘶或痰中带血。阴虚则生内热,故午后潮热,手足心热。口渴咽干,舌红少苔,脉象细数,为阴虚内热之象。

治法 滋阴润燥。

方药 沙参麦冬汤加减。

本方由沙参、麦冬、玉竹、桑叶、白扁豆、天花粉、甘草组成。方中沙参、麦冬、玉竹养阴清肺,天花粉、甘草生津保肺。

8.2.4 西医疗法

1) 控制感染:本病为多病毒感染性疾病,一般不采用抗生素。并发细菌感染者,选用适当的抗生素,一般可先给头孢菌素、红霉素或氨苄西林等,待细菌培养及药物敏感试验得出结果后,再选择敏感药物治疗。

2) 保持呼吸道通畅:气管内分泌物稠厚结痂者,可采用雾化吸入药物。痰稠者,也可用氨溴索 1.2~1.6mg/kg,分 3 次口服。

3) 对症支持治疗:输入适量液体,可预防脱水、酸中毒及毒血症,也可减少下呼吸道分泌物的干结。

8.2.5 预防与护理

1) 加强身体锻炼,增强抗病能力。
2) 注意保持室内空气流通,避免煤气、尘烟、油气等刺激。
3) 注意气候变化,防止受凉。尤其是秋冬季节,注意胸部保暖。

小结

因感受外邪或脏腑功能失调,影响肺的正常肃降功能,造成肺气上逆作咳,咯吐痰涎者,称"咳嗽"。病位主要在肺脾。外感风寒咳嗽者宜疏风散寒,宣肺止咳,金沸草散加减。外感风热咳嗽者宜疏风清热,化痰止咳,桑菊饮加减。不可过早使用寒涩的药物,以免碍邪外出。内伤咳嗽,痰热壅肺者宜清肺化痰,清宁散加减。痰湿蕴肺者宜化痰燥湿,二陈汤加减。肺气亏虚者宜健脾益气,六君子汤加减。肺阴亏虚者宜滋阴润燥,沙参麦冬汤加减。

目标检测

一、名词解释
  1. 咳嗽 2. 百晬嗽

二、填空题
  1. 有声无痰谓之_____有痰无声谓之_____有声有痰谓之_____，初伤于_____，继动_____也。
  2. 导致咳嗽的病因有_____、_____之分。病位在_____。

三、简答题
  1. 小儿咳嗽的病因病机是什么？
  2. 小儿咳嗽的诊断依据有哪些？临床应和哪些疾病相鉴别？
  3. 小儿咳嗽有哪些类型？如何治疗？

四、病案
  患儿，男，3岁。2010年5月10日就诊。患儿发热、鼻塞、流涕、咳嗽2天，家长曾自服感冒冲剂效不好，今晨起体温38.5℃，故来就诊。查：咽部红肿，双侧扁桃体Ⅱ度肿大，双肺呼吸音粗，偶闻干湿啰音，舌红，苔白，脉数。该小儿为何病何证？如何治疗？

8.3 肺炎喘嗽

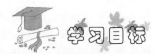

1. 说出肺炎喘嗽的临床表现及发病特点
2. 简述肺炎喘嗽的病因病机
3. 叙述肺炎喘嗽的传变规律及证治

肺炎喘嗽是因感受外邪，郁闭于肺而引起的常见肺系疾病，以发热、咳嗽、气急、鼻煽、痰壅为主要临床特征的病证。四季均可发生，冬春两季发病率较高。好发于婴幼儿，年龄愈小，发病率越高，病情越重，多继发于感冒、麻疹之后，或在其他疾病过程中。早期及时治疗，预后良好，年幼及体质较差小儿，患病之后，病情容易反复，迁延难愈。

本病包括现代医学所称的支气管肺炎、迁延性肺炎。

8.3.1 病因病机

病因有内因和外因的不同，外因为感受风邪，内因为正气不足。凡先天不足，后天失养，体质虚弱，卫外功能低下，或素有伏痰，内有郁热者，或麻疹、百日咳失治误治者易患本病。

风邪从皮毛、口鼻而入，侵犯肺卫，肺气失宣，清肃之令不行，即可出现肺炎喘嗽，根据夹寒、夹热的不同，分为风寒闭肺或风热闭肺证，其中以风热闭肺最为常见。

邪气痹阻肺络，水液输化无权，凝而为痰，或肺脾不足，生湿酿痰，壅滞肺络，遇外邪而触发，痰随气逆于气道，常可出现咳嗽，气促，喉中痰鸣。温邪化热，邪热炽盛，则灼津炼液成痰。痰热壅于气道，痰随气逆，往往壮热烦渴，喘嗽多痰。

肺炎喘嗽的病位主要在肺，病理机制主要是肺气郁闭，主要的病理产物是痰热。

若邪气壅盛或正气虚弱,病情进一步进展,由肺涉及其他脏腑,肺主气而朝百脉,心主血而运营阴,气血相互依存,肺气痹阻则心血瘀滞,故致轻者心气不足,重者心阳虚衰。心主行血肝主藏血,气滞血瘀,除呼吸不利,颜面肢端发绀外,还可见肝脏肿大,肢端逆冷,皮肤出现花纹等变证。若毒热痰火炽盛,内陷心肝,心窍被蒙,神志不清,则神昏谵语,引动肝风则抽搐惊厥。肺炎喘嗽经治后,发热渐退,咳嗽渐平,但因壮热久咳,耗伤肺阴,导致低热不退,干咳少痰等正虚邪恋之象。根据患儿个体差异,气阴两伤有偏于气虚和偏于阴虚之别。

8.3.2　诊断与鉴别诊断

8.3.2.1　诊断要点

1) 起病较急,有发热、咳嗽、气促、鼻煽、痰鸣等症,或有轻度发绀。
2) 病情严重时,喘促不安,烦躁不宁,面色灰白,发绀加重,或高热持续不退。
3) 禀赋不足患儿,常病程迁延。新生儿患本病时,可出现不乳,口吐白沫,精神委靡等不典型临床症状。
4) 肺部听诊:肺部有中、细湿啰音,常伴干性啰音,或管状呼吸音。
5) 血象:大多数白细胞总数增高,分类中性粒细胞增多。若因病毒感染引起者,白细胞计数可减少、稍增或正常。
6) X线透视或摄影片检查:肺部显示纹理增多、紊乱、透亮度降低,或见小片状、斑点状阴影,也可呈不均匀大片阴影。

> **支原体肺炎**
>
> 　　本病病原体为肺炎支原体,是介于细菌和病毒之间的一种微生物,主要通过呼吸道飞沫传染,全年均可发病,以冬季较多。可引起散发流行。
> 　　本病初起多有发热,体温38~39℃,热型不定,热程1~2周。刺激性干咳较为突出,有的酷似百日咳样咳嗽,咯出黏稠痰,甚至带有血丝,持续2周左右,有时长达4周,可伴有头痛、胸痛,小婴儿则表现为呼吸困难、喘憋,部分患儿可有全身多系统损害的临床表现。肺部体征常不明显,少数可听到干、湿啰音。
> 　　X线胸片检查:80%以上为单侧病变,大多数在下叶,其特点可为:①以肺门阴影增浓为主;②支气管肺炎改变;③间质性肺炎改变;④均一的实变影。
> 　　体征轻微而胸片阴影显著是本病特征之一。

8.3.2.2　鉴别诊断

1) 咳嗽:以咳嗽为主症,可伴发热,无气急,喘促,鼻翼煽动等症。
2) 哮喘:以咳嗽,发作性喉间哮鸣气促,呼气延长为特征,大多不发热。

8.3.3　辨证论治

8.3.3.1　辨证要点

肺炎喘嗽的辨证要点为辨风寒与风热,辨痰证与热证,辨气虚证与阴虚证,辨常证与变证。

1) 辨风寒与风热:风寒症见发热无汗,痰白清稀,舌质不红,舌苔薄白,脉浮紧。风热症见发热汗出,痰黏黄稠,口渴咽红,舌红、苔黄,脉浮数。

2) 辨痰与热:呼吸喘急,喉间痰鸣,苔厚腻,属痰重。高热不退,呼吸气粗,烦躁口渴,舌红、苔黄糙,属热重。

3) 辨气虚与阴虚:气虚症见神疲气促,面色㿠白,咳嗽无力,纳呆便溏,舌淡苔白,脉细无力。阴虚症见低热盗汗,面色潮红,咳嗽少痰,舌红少苔,脉细数。

4) 辨常证与变证:常证以肺系征象为主,未波及他脏。变证可见壮热,神昏,四肢抽搐,颈项强直等邪陷厥阴证和面色苍白,口唇爪甲发绀,呼吸浅促,额汗不温,脉微弱疾数等心阳虚衰的变证。

8.3.3.2 治疗原则

肺炎喘嗽的治疗原则为开肺定喘,清热化痰。痰多者首应涤痰,喘甚者应予平喘,肺热者宜清肺泄热,病久气阴耗伤者,宜补气养阴。心阳虚衰者,应急以救逆固脱,温补心阳。邪陷厥阴者,宜平肝息风,清心开窍。

8.3.3.3 分证论治

(1) 常证

1) 风寒闭肺

证候 恶寒发热,咳嗽气急,无汗不渴,痰稀色白。舌质淡红、苔薄白,脉浮紧。指纹色红隐于风关,年龄较长的儿童,常自诉恶寒体痛。

证候分析 风寒犯肺,肺气失宣,肃降无权,其气上逆,则咳嗽气急。邪郁肌表,卫阳被遏,不能敷布周身,故恶寒发热而无汗。肺气闭郁,水液输化无权,则痰稀色白。舌淡,苔白,脉浮紧,指纹色红,隐于风关,均为风寒犯肺,邪在表分之象。

治法 辛温开肺。

方药 三拗汤合葱豉汤,或华盖散加减。

本方由麻黄、杏仁、甘草、葱白、豆豉组成。方中麻黄、杏仁宣肺散寒,葱白、豆豉发汗解表。

2) 风热闭肺

证候 发热恶风,咳嗽气促,痰稠色黄,口渴欲饮,鼻咽干燥,咽部红赤。舌红苔黄,脉浮数。

证候分析 风热犯肺,肺失宣肃,故发热恶风,咳嗽气促。风热之邪多由口鼻而入,灼烁肺脏,见鼻咽干燥,咽部红赤。肺热灼津炼液成痰,痰热互结,故见痰稠色黄,喉中痰鸣。舌苔黄,质红,脉象浮数,亦属热证,病在气分。

治法 疏风清热,宣肺开闭。

方药 轻证用银翘散加减,重证可选用麻杏石甘汤加减。

银翘散由银花、连翘、淡豆豉、牛蒡子、荆芥穗、薄荷、桔梗、生甘草、竹叶、芦根组成,用于发热咳嗽,气急鼻煽不明显者。方中银花、连翘清热解毒,薄荷、豆豉、荆芥辛凉解表,甘草、桔梗、牛蒡子宣肺化痰,竹叶、芦根清热生津。

麻杏石甘汤由麻黄、杏仁、生石膏、甘草组成,用于风热闭肺,症见壮热、咳剧、气急鼻煽者。方中麻黄、石膏清热宣肺,杏仁化痰止咳,甘草和中解毒。

3) 痰热闭肺

证候 壮热烦躁,咳嗽而喘,呼吸困难,气急鼻煽,口唇发绀,面赤口渴,喉间痰鸣,声如拽锯,胸闷胀满,泛吐痰涎。舌质红苔黄,脉象滑数。

证候分析 本证为肺炎喘嗽中毒热炽盛之极期,痰热闭肺,痰重于热,故发热、咳嗽、喉间痰如拽锯,呕吐痰涎。热毒壅盛,故面赤口渴。肺络阻塞,清肃失职,故呈呼吸困难,气急鼻煽。气滞血瘀,血流不畅,则口唇发绀。舌红,苔黄,脉滑数,为痰热闭肺之象。

治法　清热涤痰,开肺定喘。

方药　五虎汤合葶苈大枣泻肺汤加减。

五虎汤由麻杏石甘汤加细茶组成。麻杏石甘汤宣肺定喘,细茶有清神化痰作用,常用于暴喘,即所谓"马脾风"证。葶苈子泻肺涤痰。

4）正虚邪恋

A. 阴虚肺热

证候　病程延长,低热盗汗,面色潮红,干咳无痰。舌质红而干,舌苔光剥,脉细数。

证候分析　本症见于肺炎喘嗽后期,因久热久咳,耗伤肺阴,而余热留恋不去,故低热,盗汗,面色潮红。肺阴亏损,故干咳无痰,舌光干红。

治法　养阴清肺。

方药　沙参麦冬汤加减。

方用沙参、玉竹、麦冬、花粉养阴清肺。

B. 肺脾气虚

证候　病程延长,低热起伏,气短多汗,咳嗽无力,纳差,便溏,面色㿠白,神疲乏力,四肢欠温。舌质偏淡、苔薄白,脉细无力。

证候分析　本证多出现于体质虚弱小儿,或肺炎喘嗽的后期,病情迁延不愈,耗伤肺气,肺虚则气无所主,故咳嗽无力,气短。肺虚卫外不固,故多汗。子病及母,肺脾俱虚,脾虚运化不健,则纳食呆滞,面色㿠白,大便稀溏。正虚邪恋,正邪交争势减,故低热起伏。舌淡苔薄白,脉细无力,为肺脾气虚之象。

治法　益气健脾。

方药　人参五味子汤加减。

本方由人参、白术、茯苓、五味子、麦冬、炙甘草、生姜、大枣组成。方中用人参、茯苓、炒白术、炙甘草以益气补脾,培土生金,五味子收敛肺气。

（2）变证

1）心阳虚衰

证候　突然面色苍白,口唇发绀,呼吸浅促,额汗不温,四肢厥冷,虚烦不安,右胁下或可及瘀块。舌淡略紫、苔薄白,脉微弱疾数。

证候分析　常出现于婴幼儿,或素体虚弱,突患肺炎喘嗽者,多继发于痰热闭肺证,肺气郁闭,影响心血运行,气滞血瘀,故口唇发绀,舌淡紫。肝为藏血之脏,血郁于肝,则右胁下出现瘀块。心阳不能敷布全身,故面色苍白,四肢厥冷。心阳虚衰,故脉微弱疾数。

治法　温补心阳,救逆固脱。

方药　参附龙牡救逆汤加减。

本方由人参、附子、龙骨、牡蛎、白芍、炙甘草组成。人参大补元气,附子温阳救逆,龙骨、牡蛎潜阳敛汗,白芍、甘草和营护阴。

2）邪陷厥阴

证候　壮热神昏,烦躁谵语,四肢抽搐,口噤项强,两目上视。舌质红绛,指纹青紫,可达命关,或透关射甲。

证候分析　邪热炽盛,内陷心包,则症见壮热,烦躁,狂乱,神志不清。邪扰肝经,热盛动风,则四肢抽搐,项强口噤,两目窜视。

治法　平肝息风,清心开窍。

方药　羚角钩藤汤合牛黄清心丸加减。

羚角钩藤汤由羚羊角、桑叶、川贝、生地、钩藤、菊花、生白芍、生甘草、竹茹、茯神组成,有凉肝息风,增液缓急之功。方以羚羊角、钩藤为平肝风要药,茯神安神定志,白芍、甘草、生地滋阴血而缓肝急。

8.3.4 西医疗法

（1）一般治疗

保持空气流通,清淡饮食,变换体位,以利痰液排出。

（2）病原治疗

按不同病原体选择药物。抗生素用于治疗各种细菌性、支原体、衣原体肺炎及有继发细菌感染的病毒性肺炎,首选青霉素。过敏者和支原体、衣原体感染者用红霉素。抗病毒治疗用利巴韦林。

（3）对症治疗

1）氧气疗法：凡具有低氧血症者,有呼吸困难、喘憋、口唇发绀、面色苍灰等时应立即给氧。一般采用鼻前庭导管持续吸氧。若有三凹征及明显发绀,宜用面罩给氧。

2）保持呼吸道通畅：应定时清除鼻痂及鼻腔分泌物。可用祛痰剂、超声雾化吸入、支气管解痉剂,同时保证液体摄入量,有利于痰液排出。

3）降温止惊：高热患儿宜用物理降温,35%的乙醇溶液擦浴或微温盐水高位灌肠。亦可用退热药如对乙酰氨基酚等。

4）心力衰竭治疗：除镇惊、给氧外,可给予快速洋地黄制剂,以增强心肌的收缩力,减慢心率,增加心搏出量。一般选用地高辛或毛花苷丙。同时合理应用利尿剂及血管扩张剂。常用呋塞米、酚妥拉明等。

（4）糖皮质激素的应用

可减少炎症渗出,解除支气管痉挛,改善血管壁通透性,减少脑脊液产生,降低脑内压,改善微循环。适应证：①中毒症状明显；②严重喘憋；③脑水肿,中毒性脑病,感染性休克,呼吸衰竭等。

（5）并存症和并发症的治疗

对并发佝偻病、营养不良者,应给予相应治疗。对并发脓胸、脓气胸者应及时抽脓、抽气。

8.3.5 预防与护理

1）积极锻炼身体,提倡户外活动,多晒太阳,增强体质,衣着寒暖适宜,减少感冒发生。

2）冬春季节少带儿童去公共场所,居室保持空气新鲜,居室可用食醋蒸汽消毒。

3）重症患儿,加强巡视,注意吸痰和观察病情变化。

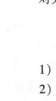

小结　肺炎喘嗽是因感受外邪,郁闭于肺而引起的常见肺系疾病,以发热、咳嗽、气急、鼻煽、痰壅为主要临床特征的病证。病因有内因和外因的不同,外因为感受风邪,内因为正气不足。病位主要在肺,病理机制主要是肺气郁闭,主要的病理产物是痰热。治疗原则为开肺定喘,清热化痰。常证风寒闭肺者三拗汤合葱豉汤加减；或用华盖散加减；风热闭肺者银翘散或麻杏石甘汤加减；痰热闭肺者五虎汤合葶苈大枣泻肺汤加减；阴虚肺热者沙参麦冬汤加减；肺脾气虚者人参五味子汤加减。变证心阳虚衰者参附龙牡救逆汤加减；内陷厥阴者羚角钩藤汤合牛黄清心丸加减。

目标检测

一、名词解释

肺炎喘嗽

二、填空题

1. 肺炎喘嗽的主要病理转归为_____,主要的病理产物是_____,主要的病位在_____。
2. 肺炎喘嗽的主要变证为_____,_____。

三、简答题

1. 感冒、咳嗽、肺炎喘嗽在病理上有何异同之处?
2. 肺炎喘嗽风热闭肺证与风热咳嗽证临床症状如何区别?
3. 简述肺炎喘嗽心阳虚衰证的症状、治法、主方。

四、病案

患者李某,女,3岁,发热、咳嗽2天。2天前洗澡后发热,体温39℃,次日咳嗽痰多而喘,气急鼻煽,口赤唇红,精神委靡,大便干,小便黄,舌红苔黄,脉滑数纹紫滞。查体:体温39.3℃,心率:148次/分,呼吸:40次/分,咽充血,扁桃体Ⅱ度肿大,双肺呼吸音粗,左肺可闻及细小湿啰音,心律齐,未闻及杂音,肝脾未及。血常规:白细胞总数:13×10⁹/L 中性:0.76,淋巴:0.22。胸片示:左肺纹理增粗,有点片状阴影。该小儿为何病何证?如何治疗?

8.4 哮 喘

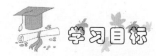

1. 简述小儿哮喘发病原因和临床特征
2. 叙述小儿哮喘病证及发作期治标、缓解期治本的基本原则

哮喘是由感受外邪,或因伏痰风根复加外感、饮食等因素诱发,以发作性喉间哮鸣气促,呼气延长为特征的肺部疾患。哮指声响言,喘指气息言,哮必兼喘,通称哮喘。一年四季均可发生,春秋两季的发病率较高,常反复发作,以夜间和清晨居多。各个年龄均可发生,婴幼儿及学龄前期最为多见。病程越长,对患儿机体的影响则越大,随着小儿生长发育的渐臻完善,发作可逐步减少,以至向愈,近代医家强调本病发病与体质因素以及调护不当有关。

本病相当于现代医学喘息性支气管炎、支气管哮喘。

8.4.1 病因病机

哮喘病的原因,既有外因,又有内因。内因为素体肺、脾、肾三脏不足,痰饮留伏;外因为气候转变,寒温失调,接触异物,过食生冷咸酸。正虚痰伏是本病的主要矛盾。

小儿肺脏娇嫩,肺气虚衰,治节无权,失于输布,凝液为痰;脾气虚衰,运化失司,湿聚为痰;肾气虚衰,失于蒸化,水泛为痰,因此,肺、脾、肾三脏虚衰,与痰饮留伏,有其密切的关系,可以导致本病的发生。内因是发病的基础,外因是发病的条件,外感六淫侵袭人体邪入肺经，引动伏痰，气逆痰动而发为哮喘。过食生冷异物，或过度疲劳，情绪激动均可使痰气交结，壅阻气道，诱发本病。此外，有一定遗传因素作用，小儿哮喘常呈家族性。哮喘发作，必有留痰伏饮，受外邪而引发，发作时，痰随气升，气因痰阻，相互搏结，阻塞气道，气机升降不利，以致呼吸困难，气息喘促，喉间痰鸣，肺气不宣，影响心血运行，心血瘀阻，而致颜面口唇爪甲发绀。

若由于外感风寒，内伤生冷，或由于素体阳虚，而致寒痰内伏者，则表现为寒性哮喘。由于素体阴虚，痰热郁肺，或寒痰久伏化热而致的，则表现为热性哮喘。若肺络痰热未清，又感风寒者，可见寒热夹杂。若体质虚弱，外邪夹痰留伏肺络，又成虚实夹杂之证。

反复发作，病久可致肺气耗散，波及脾肾，故可见气短懒言，面黄肌瘦，倦怠乏力，动则气促，面色㿠白，形寒肢冷。

8.4.2　诊断与鉴别诊断

8.4.2.1　诊断要点

1）发作前常有喷嚏、咳嗽等先兆症状，或夜间突然发作，发作时哮鸣，呼吸困难，咯痰不爽，甚则不能平卧，烦躁不安等。

2）常因气候转变、受凉，或接触某些过敏物质等因素诱发。

3）可有婴儿期湿疹史，或家族过敏史。

4）心肺听诊：两肺满布哮鸣音，呼气延长，或闻及湿啰音，心率增快。

5）实验室检查：血白细胞总数正常，嗜酸粒细胞可增高，可疑变应原皮肤试验常呈阳性。伴肺部感染时，血白细胞总数及中性粒细胞可增高。

8.4.2.2　鉴别诊断

肺炎喘嗽：以发热、咳嗽、气促、鼻煽为主症，常继发于感冒及其他疾病，无呼气延长及喉间哮鸣。

8.4.3　辨证论治

8.4.3.1　辨证要点

（1）辨寒热虚实

寒性哮喘，其哮鸣之声多粗而低，伴有形寒肢冷，咯痰白稀，鼻流清涕等；热性哮喘，其哮鸣之声多高昂，伴身热，面赤，咯痰黄黏，口渴引饮等症。哮喘发作期多属实，缓解期多属虚，或虚中夹实。

（2）辨发作与缓解

哮喘发作，则喉间哮鸣，咳嗽气促，呼气延长，甚则不能平卧，烦躁不安，口唇发绀；缓解期有轻微咳嗽气促，倦怠乏力或形寒肢冷症状（无哮喘及呼气延长）。

> **咳嗽变异性哮喘**
>
> 咳嗽变异性哮喘又称过敏性咳嗽。临床表现为：①咳嗽持续或反复发作>1个月，常伴夜间或清晨发作性咳嗽，痰少，运动后加重；②临床无感染征象，或经较长期抗生素治疗无效；③用支气管扩张剂可使咳嗽发作缓解是诊断本症的基本条件；④有个人或家族过敏史、气道反应性测定、变应原检测等可做辅助诊断。

8.4.3.2 治疗原则

哮喘的治疗宜分清发作期与缓解期。发作期属于邪实，应当攻邪以治其标。证属寒哮，宜散寒止哮，宣肺平喘；证属热哮，宜清热止哮，泻肺定喘；寒热夹杂宜解表清里，定喘止咳；虚实夹杂宜祛邪扶正，标本兼顾。缓解期扶脾益肾，补土生金，调其脏腑功能，去其生痰之因，以减轻和制止发作，逐步达到根治的目的。

8.4.3.3 分证论治

(1) 发作期

1) 寒饮停肺

证候 咳嗽气促，喉间有哮鸣音。咳痰清稀色白多泡沫，恶寒怕冷，鼻流清涕，四肢欠温，面色淡白或晦滞。舌质淡胖、苔薄白或白腻，脉滑。

证候分析 风寒外束，内闭于肺，引动伏痰，痰气相搏，气道受阻，故咳嗽气促，喉间有哮鸣音。风寒在表，则恶寒怕冷，鼻流清涕。邪为寒饮，故痰稀有泡。痰邪内郁，阳气不得宣畅，故面色晦滞，四肢欠温。舌质淡胖、苔薄白或白腻，脉滑，均为寒饮停肺之象。

治法 温肺化痰定喘。

方药 小青龙汤合三子养亲汤加减。

本方由麻黄、桂枝、芍药、细辛、半夏、干姜、五味子、甘草、苏子、白芥子、莱菔子组成。方中麻黄、桂枝解表散寒，宣肺平喘，芍药与甘草相伍，解痉缓急，干姜、细辛、半夏、白芥子温化寒饮，五味子收敛肺气，苏子、莱菔子定喘化痰。

2) 痰热壅肺

证候 咳喘哮鸣，痰稠色黄，口干咽红，或发热面红，胸膈满闷，声高息涌，呼气延长，溲赤，便秘。舌红、苔薄黄或黄腻，脉滑数。

证候分析 小儿素体阳盛，或因六淫化火，或因肥甘积滞，热自内生，痰热交阻，上熏于肺，肺气壅盛，肃降失司，故咳逆作喘，哮鸣有声。气实有余，故胸闷膈满，声高息涌，呼气延长。肺胃热甚，故发热面红，渴喜冷饮。肺气上逆，腑气不通，故大便干秘。肺失通调，热蒸津液，故小便黄赤。舌红苔黄腻，脉象滑数，为痰热内蕴之象。

治法 清肺化痰定喘。

方药 麻杏石甘汤、苏葶丸加减。

麻黄、杏仁、石膏清热开肺，苏子、葶苈子降气除痰，黄芩、射干清泻肺热。

3) 外寒内热

证候 咳喘哮鸣，恶寒发热，流涕喷嚏，咽红，口渴，痰黏色黄。舌质偏红、苔薄白，脉滑数。

证候分析 小儿素体阳盛,或因六淫化火,或因肥甘积滞,痰热内生,复感风寒,引动伏痰,故咳喘哮鸣。风寒束表,故恶寒发热,流涕喷嚏。痰热内蕴,故口渴,咽红,痰黏色黄。舌质红、苔薄白,脉滑数为外寒肺热之象。

治法 解表清里,定喘止咳。

方药 大青龙汤加减。

本方由麻黄、桂枝、杏仁、炙甘草、生石膏、生姜、大枣组成。方中麻黄、桂枝辛凉宣肺解表,生石膏清泻肺热,杏仁定喘止咳。

4) 虚实夹杂

证候 哮喘持续发作,喘促胸满,端坐抬肩,不能平卧,面色晦滞带青,畏寒肢冷,神疲纳呆,小便清长。舌质淡、苔薄白,脉无力。

证候分析 哮喘发作,痰气相搏,阻塞气道,邪蕴肺络,肺气壅塞不畅,故喘促胸满,端坐抬肩,不能平卧。哮喘反复发作,致肺、脾、肾俱虚,故面色晦滞带青,畏寒肢冷,神疲纳呆,小便清长,舌淡苔白,脉无力,俱为虚象。

治法 扶正祛邪,标本兼顾。

方药 射干麻黄汤合都气丸加减。

射干麻黄汤由射干、麻黄、细辛、五味子、紫菀、冬花、半夏、大枣、生姜组成,方中射干、麻黄宣肺平喘,干姜、细辛、半夏温肺化饮,紫菀、冬花止咳化痰。都气丸由六味地黄丸加五味子组成,敛肺益肾。

(2) 缓解期

1) 肺气亏虚

证候 面色淡白,气短懒言,倦怠乏力。常易感冒,自汗。舌质淡、苔薄白,脉细无力。

证候分析 哮喘发作日久或反复发作,耗伤肺气,肺气虚则面色淡白,气短懒言,倦怠乏力。肺虚皮毛不固,则易感冒,自汗。

治法 补肺固表。

方药 玉屏风散加减。

本方黄芪、防风、白术益气固表。

2) 脾气亏虚

证候 食少便溏,面色少华,倦怠乏力。舌质淡、苔少,脉缓无力。

证候分析 脾虚水谷化生不足,故面色少华,倦怠乏力。脾虚运化不健,故食少便溏。

治法 健脾益气。

方药 四君子汤加减。

本方人参、白术、茯苓、甘草益气和中。

3) 肾气亏虚

证候 动则气促,面色淡白,形寒畏冷,下肢欠温,腰膝酸软,小便清长。舌淡、苔白,脉细无力。

证候分析 肾虚阳气不能敷布周身,故面色淡白,形寒肢冷,腰膝酸软,下肢欠温。肾虚不纳气,故动则气促。肾虚不固,则小便清长。

治法 温肾纳气。

方药 金匮肾气丸加减。

本方由干地黄、山药、山萸、泽泻、茯苓、炮附子组成。熟地滋阴补肾,山萸肉、山药补益肝脾精血,附子、肉桂温阳暖肾,茯苓、泽泻、丹皮调协肝脾,共奏补肾固本之效。

8.4.4 西医疗法

(1) 治疗哮喘的药物

1) 糖皮质激素类:是治疗哮喘的首选药物,吸入用药是首选给药途径,常吸入布地奈得(普米克)等,吸入治疗应持续至少 6 个月。也可根据病情采用口服或静脉给药。

2) 支气管扩张剂:可迅速控制支气管痉挛,缓解呼吸道高反应性,常吸入 β 受体激动剂沙丁胺醇(舒喘灵)等,或茶碱类药物。

3) 其他药物:常用肥大细胞膜稳定剂(色甘酸钠)可控制肥大细胞释放炎性介质,减少气道炎症。抗过敏剂(酮替芬)、白三烯受体拮抗剂(顺尔宁)也为治疗哮喘的常用药物。

(2) 哮喘持续状态的处理:保持患儿安静,必要时可用水合氯醛灌肠,给予吸氧,补充液体和纠正酸中毒。静脉注射甲泼尼龙可在 2~3 日内控制呼吸道炎症。亦可氨茶碱静脉滴注、$β_2$ 受体激动剂吸入或静脉注射给药以缓解支气管痉挛。出现严重持续性呼吸困难者应行机械呼吸。

(3) 预防复发:应避免接触过敏源,积极控制感染去除各种诱发因素。长期正确使用糖皮质激素气雾治疗是预防复发的关键。剂量应个体化,采用阶梯治疗方案。

8.4.5 预防与护理

1) 进行适当的体育锻炼和户外活动,增强体质,减少发作。
2) 避免因受凉感冒及吸入烟尘和刺激性气体而诱发哮喘。
3) 饮食起居要有节制,不宜过饱,勿食过甜过咸及生冷之品,发病季节防止活动过度和情绪激动。
4) 患儿居室应空气流通,阳光充足,冬季应和暖,夏季应凉爽通风,患儿饮食易清淡有营养。

小结

哮喘是由感受外邪,或因伏痰风根复加外感,饮食等因素诱发,以发作性喉间哮鸣气促,呼气延长为特征的肺部疾患。哮指声响言,喘指气息言,哮必兼喘,通称哮喘。病因既有外因,又有内因,内因为素体肺、脾、肾三脏不足,痰饮留伏。外因为气候转变,寒温失调,接触异物,过食生冷咸酸。正虚痰伏是本病的主要矛盾,外因是发病的重要条件。发作期属于邪实,应当攻邪以治其标。缓解期属于正虚,应当补虚以治其本。发作期寒饮停肺者小青龙汤合三子养亲汤加减;痰热壅肺者麻杏石甘汤、苏葶丸加减;外寒内热者大青龙汤加减;虚实夹杂者射干麻黄汤合都气丸加减;缓解期肺气亏虚者玉屏风散加减;脾气亏虚者四君子汤加减;肾气亏虚者金匮肾气丸加减。

目标检测

一、名词解释

哮喘

二、填空题

1. 哮喘发病既有内因,又有外因。内因责之于_____,与素体_____、_____、_____三脏功能失调有关,外因责之于_____,_____是本病的主要矛盾。

2. 哮喘发作期,当_____以治其标,缓解期,当_____以治其本。

三、简答题
1. 哮喘发病特点是什么?
2. 肺炎喘嗽和哮喘在临床表现上有何区别?
3. 哮喘临床分型的证候及代表方药各是什么?

四、病案
患者张某,男,2岁,低热1天伴咳喘,哭吵时唇周轻度发绀。体检 T 38℃,气促,呼吸 50 次/分,规则。精神及面色尚可,咽充血,呼气相延长,两肺呼吸音粗,有较多哮鸣音,心率 160 次/分,心音强,舌红苔黄厚。该小儿为何病何证?如何治疗?

8.5 乳　　蛾

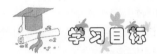

1. 说出乳蛾的发病特点
2. 叙述乳蛾的证治

乳蛾,又称喉蛾,是儿科常见的咽喉疾病,临床以咽喉两侧赤肿疼痛,吞咽不利为主要特征。因其喉核赤肿,状如乳头,或如蚕蛾,故称乳蛾。本病一年四季均可发病,多见于4岁以上小儿,其临床症状较成人患者重,常伴有高热。若治疗得当,一般预后良好,部分患儿病程较长,可迁延不愈或反复发生,如不及时恰当治疗,容易出现鼻窦炎、中耳炎、颈淋巴结炎等并发症,偶可继发急性肾炎、风湿热或风湿性心脏病。

乳蛾相当于现代医学的扁桃体炎。

咽部的淋巴组织——扁桃体

咽部有丰富的淋巴组织,有些聚成团块如扁桃体,有些为淋巴滤泡散布在黏膜下,彼此有淋巴管相通,形成一环,称内环,包括腭扁桃体、腺样体、舌扁桃体、咽鼓管扁桃体、咽侧索以及咽后壁淋巴滤泡等。内环淋巴又流向颈部淋巴结,后者又互相交通,形成外环。若咽部的感染或肿瘤不能为内环的淋巴组织所局限,可扩散或转移至相应的外环淋巴结。

腭扁桃体为咽淋巴组织中最大者,习称扁桃体。扁桃体大体可分内侧(游离部)和外侧(深部)二部。内侧游离部上覆的黏膜上皮向扁桃体实质陷入形成 6~20 个隐窝。隐窝为分支状盲管,深浅不一,易为细菌、病毒存留繁殖,形成感染病灶。

8.5.1　病因病机

乳蛾主要由于外感风热时邪,结于咽喉,或因素有积热,上熏咽喉所致。邪热熏灼,化火生痰,痰火相搏,蕴结于喉,发为乳蛾赤肿,疼痛不利。若兼风寒外束,寒郁不解,邪热内伏,蕴于咽喉,除乳蛾赤肿外,还可兼见寒热表证。若痰火壅盛,熏灼血脉,还可腐血化脓,而见乳蛾赤肿化脓。亦有素体肺胃阴虚,津亏液乏,虚热上乘,熏灼咽喉,而见乳蛾赤肿,久而不消。

咽喉为肺之门户,少阴经脉所过,邪毒壅盛,可循经达肺,演变为肺气郁闭的肺炎喘嗽之证,也可使肺气不利,水道失调,或达于肾经膀胱,泌泄失常,发为水肿之证。

8.5.2　诊断与鉴别诊断

8.5.2.1　诊断要点

1) 以咽痛、吞咽困难为主要症状。急乳蛾有发热,慢乳蛾不发热或有低热。
2) 急乳蛾起病较急,病程较短。反复发作则转化为慢乳蛾,病程较长。
3) 咽部检查:①急乳蛾:扁桃体充血呈鲜红或深红色肿大,表面有脓点,严重者有小脓肿。②慢乳蛾:扁桃体肿大,充血呈暗红色,或不充血,表面有脓点,或挤压后有少许脓液溢出。
4) 急乳蛾及部分慢乳蛾患者白细胞总数及中性粒细胞增多。
5) 应注意与烂喉痧、喉关痈相鉴别。

8.5.2.2　鉴别诊断

（1）烂喉痧

烂喉痧又称丹痧,相当于现代医学的猩红热。本病起病较急,初期有发热或高热,咽喉部红肿疼痛,甚则腐烂,发热1天后出现弥漫样猩红色皮疹,压之退色。经3~7天后,身热渐降,咽喉腐烂及疼痛减轻,皮肤开始脱屑,状如鳞片,约2周后脱尽。病程第2~3天时可见杨梅舌。

（2）喉关痈

喉关痈是发生在扁桃体周围及其附近部位的脓肿,病变范围较乳蛾大。临床以局部疼痛、肿胀、燃红、化脓、并伴有恶寒发热,言语不清,饮食呛逆等为特征。病情发展迅速,以致咽喉肿塞,吞咽、呼吸均受影响,它包括现代医学的扁桃体周围脓肿,咽后壁脓肿等疾病。本病形成脓肿之前,一般都有类似乳蛾急性发作的症状。这些症状若3~4天后逐渐加重,特别是咽痛加剧,吞咽困难者,应考虑本病。

（3）溃疡性膜性咽峡炎

溃疡性膜性咽峡炎多以局限性炎症反应和溃疡形成、轻度发热、全身不适及咽痛为主。溃疡多位于一侧扁桃体上端,覆盖较厚的污秽的灰白色假膜,周围黏膜充血肿胀。

8.5.3　辨　证　论　治

8.5.3.1　辨证要点

乳蛾主要从乳蛾病势的急慢、病性的虚实、病位表里、病情的轻重等方面进行辨证。急性乳蛾大多起病急,病程短,属于实热证;慢性乳蛾多属虚证,如伤阴见证,病情迁延不愈;慢性者复感外邪,亦可出现虚中夹实证。邪热浅者在表,为风热上乘,病情轻;邪热重者则由浅入深,变为热毒内蕴,阳明积热,病情重,反复发作或经久不愈当辨心肾变证。

8.5.3.2　治疗原则

乳蛾的治疗原则应以疏风散热,解毒利咽为主。兼表者,解表透邪;兼里者,清热化痰。日久阴虚者,方可滋阴利咽,不可早用滋腻,以防恋邪深入。还可在内服药物的同时,局部外喷药物。乳蛾反复发作日久不愈者,可采用手术疗法。

8.5.3.3 分证论治

（1）风热乳蛾

证候 轻者,发热而微恶风寒,咳嗽流涕,咽喉一侧或两侧赤肿不甚,疼痛较轻,吞咽时有梗阻感,二便尚可。舌质淡红、苔薄白或厚腻少津,脉浮数。重者,壮热不恶寒,咽喉赤肿疼痛,甚则化脓溃烂,吞咽困难,咳嗽声嘶,大便干燥或秘结,小便短黄,面赤唇红。舌红苔黄糙,脉滑数。

证候分析 本证为风热之邪犯于肺卫,与痰火结于咽喉所致。风热犯于肺卫,初起可见风热表证,如发热微恶风寒,咳嗽流涕,舌苔薄白,脉浮数等。热毒结于咽喉,发为乳蛾赤肿,因邪热较轻,故赤肿不甚,疼痛亦轻。舌质淡红为邪气入里化热尚不重,苔厚腻为痰火内结,少津为热灼津液。若由轻证转为重证,则由表入里,热毒内盛,而见壮热不恶寒,大便干结,小便短黄,面赤唇红。痰火内盛,搏结于喉,则乳蛾赤肿疼痛明显。舌红苔黄糙,脉滑数均为热毒内盛之证。

治法 轻证,疏风清热,透邪利咽;重证,清热解毒,化痰利咽。

方药 轻证,可用银翘散加马勃、射干;重证,可用牛蒡甘橘汤加减。

轻证为风热初犯肺卫,故以银翘散为主,辛凉宣透,疏风清热,更加马勃、射干,利咽之力更专,对风热壅结之轻证,甚为合适。

重证为感邪较重或入里化热已盛,故不宜表散,应以清热解毒,利咽化痰为治,用牛蒡甘橘汤为主,该方由牛蒡子、连翘、玄参、桔梗、射干、山豆根、黄芩、黄连、栀子、甘草组成。方中以连翘、黄连、黄芩、栀子清热解毒,桔梗、牛蒡子、玄参、射干、山豆根、甘草利咽解毒,化痰散结,其力专于咽喉。

（2）阴虚乳蛾

证候 咽喉一侧或双侧肿大,轻微发红,日久不消,常感咽部不适,吞咽不利,干咳无痰或少痰,咽干不渴,大便干燥,小便色黄。舌红少苔,脉细数。

证候分析 本证为乳蛾日久,热伤阴液所致。邪热滞留,则咽部乳蛾肿大。热毒不甚故红肿不甚,日久不消为阴虚邪恋。阴液不足,故咽部不适,吞咽不利。干咳无痰或少痰,为肺津不足。大便干,舌红少苔,脉细数均为阴虚有热之证。

治法 养阴清热,润燥利咽。

方药 养阴清肺汤加减。

该方由生地、麦冬、玄参、丹皮、赤芍、贝母、甘草、薄荷组成。方中以生地、玄参、麦冬养阴润燥,丹皮、赤芍清血分热邪,玄参、薄荷、甘草、川贝化痰利咽。上药合之,共奏养阴清热,润燥利咽之功。

8.5.4 其他疗法

1) 六神丸(中成药):含服,1岁1粒,2岁2粒,3岁3粒,4~8岁4~6粒,9岁以上8~10粒,每日3次。用于治疗咽喉肿痛严重者。

2) 锡类散或冰硼散(中成药):适量吹于咽喉红肿处,每日3~4次。

3) 双黄连口服液:用于急性乳蛾初起。

4) 清开灵口服液:用于急性乳蛾之发热重者。

8.5.5 西医疗法

1) 一般疗法:饮食宜清淡、易消化而富营养,加强锻炼,增强体质,高热者可予以对乙酰氨基酚口服,亦可用冷敷、温湿敷或酒精擦浴降温。

2) 控制感染:扁桃体炎多是由乙型溶血性链球菌所致,可选用抗菌药物如青霉素类或头孢菌素或先锋类抗生素,疗程10~14天,如为其他细菌感染引起者,亦可用上述抗生素,疗程宜短。

3) 扁桃体切除术:扁桃体的免疫功能在小儿期(3~5岁)最活跃,此期行扁桃体手术应慎重,一般6岁以后才做手术。行扁桃体切除术时要在局部急性炎症消退后才能进行,如有风湿热、肾炎或患急性传染病时不宜手术。

8.5.6 预防与护理

1) 平时注意体格锻炼,增强体质。
2) 根据气候变化随时为小儿增减衣服,尽量避免与上呼吸道感染患者接触。
3) 伴高热者应配合物理降温措施。
4) 患儿饮食宜清淡富有营养。
5) 对于急性乳蛾者应予积极治疗,防止病情迁延成慢性或变生他病。对于反复发作,日久不愈者,必要时可予摘除扁桃体。

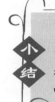

乳蛾以咽喉两侧赤肿疼痛,吞咽不利为临床特征。其病因病机为外感风热时邪,结于咽喉,或素有积热,上熏咽喉所致。其治法,急性者为风热乳蛾,治以疏风清热,解毒利咽,选用银翘散或牛蒡甘橘汤等加减治疗;慢性者为阴虚乳蛾,治以养阴清热,润燥利咽,选用养阴清肺汤等加减治疗。

目 标 检 测

一、名词解释

1. 乳蛾　　　　　　2. 烂喉痧

二、填空题

1. 乳蛾以_____,_____为主要临床特征。
2. 乳蛾的治疗以_____,_____为主。

三、简答题

1. 乳蛾与烂喉痧有何不同?
2. 如何区分急乳蛾和慢乳蛾?

四、病案

患者王某,男,6岁。昨日无明显诱因出现发热,自测体温39℃,伴轻微干咳,今晨自诉咽痒,遂来诊。症见:发热、干咳少痰、口渴、唇红、纳食可、大便干、舌红苔黄厚、脉数。查体:体温38℃,急性热病容,咽充血明显,扁桃体Ⅱ度肿大,充血,心肺(-)。血常规可见白细胞总数14.2×10⁹/L,中性比例0.76。该病为何病何证?如何治疗?

(薛　征)

9 脾胃病证

9.1 鹅 口 疮

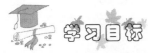

1. 简述鹅口疮的病因病机及其临床表现
2. 叙述鹅口疮治疗的基本法则

鹅口疮是以小儿口腔、舌上满布白屑,状如鹅口为临床特征的一种口腔疾病。因其色白如雪片,故又称"雪口"。本病多见于早产儿、新生儿及久病体弱的婴幼儿。长期应用广谱抗生素者也易继发本病,口腔黏膜有破损的小儿最易罹患。一般症状轻微,可因疼痛而拒绝吮奶。若患儿机体抵抗力极度低下或治疗不当,白屑可向消化道、呼吸道甚至全身蔓延,出现呕吐、吞咽困难、声音嘶哑或呼吸困难等。

鹅口疮与白色念珠菌

现代研究表明,鹅口疮是感染白色念珠菌所致,幼婴、慢性腹泻、营养不良、白细胞减少、T细胞功能异常者和久用广谱抗生素、皮质醇类或免疫抑制剂者,其免疫功能低下,容易发生念珠菌病。其临床表现可分为皮肤黏膜型和内脏型,而黏膜病变的鹅口疮在小婴儿中最为多见。

鹅口疮在现代医学上也称鹅口疮,属于口腔白色念珠菌病。

9.1.1 病因病机

鹅口疮主要由先天胎热内留,或口腔不洁,感染秽毒之邪而致。因患儿体质的差异和病因的不同,可出现心脾积热和虚火上浮等候。

(1) 心脾积热:孕母平时喜食辛辣炙煿之品,胎热内伏,遗患胎儿,蕴于心脾。或出生后护理不当,口腔不洁,复感邪毒,内外合邪蕴于心脾所致。口为脾之窍,舌为心之苗,脾脉络舌本,心脾积热循经上行热毒熏灼口舌,致使口腔舌上产生白屑,发为本病。

(2) 虚火上浮:患儿先天禀赋不足,或因后天乳食调护失宜,或久病久泻之后,肾阴亏损,以致阴虚阳亢,水不制火,虚火上浮,白屑积于口舌而发为本病。

9.1.2 诊断与鉴别诊断

9.1.2.1 诊断要点

1）舌上、颊内、牙龈或上唇、上腭散布白屑，可融合成片。重者可向咽喉等处蔓延，影响吸奶及呼吸。
2）多见于新生儿、久病体弱者，或长期使用抗生素者。
3）取白屑少许涂片镜检见白色念珠菌的菌丝及孢子。

9.1.2.2 鉴别诊断

1）口疮：多见于婴儿、儿童，口舌黏膜上出现淡黄色或白色溃疡，周围红赤，疼痛流涎。
2）残留奶块：与鹅口疮相似，但以温开水或棉签轻拭，即可除去奶块。
3）白喉：多见于2~6岁儿童，白膜为灰白色，多附着于咽喉部，虽可向前蔓延至舌根上腭，但其灰白假膜较为致密，紧附于黏膜，不易拭去，强行拭去易致出血，且随拭随生，多有发热及全身虚弱症状，病情严重。鹅口疮之白膜洁白，松浮较易拭去，而且发热及全身症状较轻。

9.1.3 辨证论治

9.1.3.1 辨证要点

鹅口疮须辨虚实。凡病程短，口腔白屑堆积，周围焮红者多属实证；病程长，口腔白屑散在，周围不红者多属虚证。

9.1.3.2 治疗原则

根据临床证候的表现，鹅口疮可分为心脾积热与虚火上炎两类。治疗原则，前者宜清泻心脾积热；后者宜滋阴潜阳，引火归元。

9.1.3.3 分证论治

（1）心脾积热
证候 口舌满布白屑，周围红赤，面赤唇红，口干喜饮，大便干，小便黄。舌质红、苔黄厚腻，脉数。
证候分析 胎热内盛，或感受秽毒之邪，或久病余热未清，蕴积心脾，热毒循经上行，熏灼口舌，故出现白屑堆聚，状如鹅口。火热炎上，故面赤唇红，舌质红，脉数。火盛伤津，故口干或渴，大便干结。心热移于小肠，故小便短黄，亦为积热之候。
治法 清泄心脾积热。
方药 清热泻脾散加减。
该方由山栀、生石膏、黄连、黄芩、生地、赤苓、灯心草组成。方中以黄连、山栀清心经火邪，黄芩、石膏泻脾经郁热，生地凉血滋阴，茯苓、灯心草导热下行。心脾积热得清，火不上熏，则诸证可解。

（2）虚火上浮
证候 口舌散布白屑，周围淡红，形体怯弱，面白颧红，口干不渴。舌质嫩红，脉细数。

证候分析 先天禀赋不足,后天调护失宜,或久病、久泻,以致肾气亏损,水不制火,虚火上浮,故面白颧红,口干不渴,或口舌糜烂,白屑稀散,红晕不著。真元不足,虚火无根,故神疲困倦,或大便稀溏,舌嫩红,脉细数。

治法 滋阴潜阳,引火归元。

方药 六味地黄汤加肉桂。

该方由熟地、山药、山萸肉、茯苓、泽泻、丹皮组成。用本方滋养肾阴,以制上炎之虚火,加肉桂以引火归元。也可用冰硼散搽口腔患处。

此外,可用吴茱萸 12g,研为细末,以白醋调匀,外敷两足心处。

9.1.4 西医疗法

1) 用 2%碳酸氢钠溶液,用于哺乳前后清洗口腔。
2) 病变广泛者,用制霉菌素甘油(10 万~20 万 U/ml)涂患处,每日 2~3 次。
3) 症状重时,可加服制霉菌素,每次 5 万~10 万 U,每日 3 次。并可同时加服维生素 B_2、维生素 C 制剂。

9.1.5 预防与护理

1) 注意饮食卫生,食物宜新鲜、清洁。
2) 乳母不宜过食辛热炙煿及酸辣刺激之品。餐具亦应煮沸消毒,避免感染。
3) 注意保持口腔清洁,防止损伤口腔黏膜。凡禀赋不足或久病、久泻的婴儿,更应加强护理。

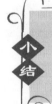

鹅口疮以小儿口腔、舌上满布白屑,状如鹅口为临床特征。其病因病机为先天胎热内蕴,或口腔不洁,感受秽毒之邪而致心脾积热和虚火上浮。治法以清泄心脾积热,滋阴潜阳,引火归元为主,可分别选用清热泻脾散、六味地黄汤加减治疗。

目标检测

一、名词解释
  1. 鹅口疮   2. 雪口

二、填空题
  1. 鹅口疮临床分为_____、_____两型。
  2. 鹅口疮的病变主要涉及_____、_____,日久可涉及_____。

三、简答题
  1. 鹅口疮白屑与白喉假膜如何鉴别?
  2. 鹅口疮白屑与残留奶瓣如何鉴别?

四、病案
患者李某,男,2 个月,因"口腔内满布白屑 1 周"来诊。1 周前患儿因患支气管肺炎于某省儿童医院住院治疗,经用抗生素治疗半个月后,患儿口腔内即出现满布白屑,周围有红晕,伴烦躁啼哭,大便干结,小便短赤。查:舌红,苔黄厚腻,指纹紫滞。咽轻充血,口腔舌面满布白屑,心肺(-)。此为何病何证?如何治疗?

9.2 口　　疮

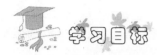

1. 简述口疮发病原因和病机
2. 叙述口疮实证用解毒通腑法的重要性
3. 简述外治法的应用

口疮是儿科常见的口腔疾患,以口颊、舌边、上腭、齿龈等处发生溃疡,疼痛流涎,或伴发热为临床特征。如发于口唇两侧者,称为燕口疮;满口糜烂,色红作痛者,称为口糜。本病可单独发生,也可伴发于其他疾病之中。婴幼儿较多见,预后良好,若体质虚弱,则口疮反复出现,迁延难愈。

本病包括现代医学所称疱疹性口炎、溃疡性口炎、口角炎等。

9.2.1　病因病机

引发口疮的原因,主要是由风热乘脾,或心火上炎而致。亦有由虚火上浮而发者。

(1) 风热乘脾

脾开窍于口,脾络布于舌下。小儿胎热素盛,或脾胃素蕴积热,复感邪毒,热郁化火,上熏口舌,发为口疮。

(2) 心火上炎

心开窍于舌,心脉通于舌,小儿素体心火偏旺,或复感温热邪毒,内蕴心经,循经上炎,熏灼口舌,故而口舌生疮。

(3) 虚火上浮

小儿禀赋虚弱,或久患热病,或久泻不止,脾肾虚损,阴液亏耗,以致水不制火,虚火上炎而成口疮。

9.2.2　诊断与鉴别诊断

9.2.2.1　诊断要点

1) 口颊、舌边、上腭、齿龈等处出现黄白色溃疡点,大小不等,甚则满口糜烂,疼痛流涎。
2) 外感引起者,可伴发热,颌下淋巴结肿大。
3) 血象见白细胞总数及中性粒细胞偏高或正常。

9.2.2.2　鉴别诊断

1) 鹅口疮:多发生于初生儿或体弱多病的婴幼儿,口腔及舌上满布白屑,周围有红晕,疼痛不明显。
2) 手足口病:多见于4岁以下小儿。口腔黏膜溃疡,伴手、足、臀部皮肤疱疹,春夏流行。

> **两种常见的口炎**
>
> 疱疹性口炎是由单纯疱疹病毒Ⅰ型感染所致,多见于1~3岁小儿。起病时发热达38~40℃,1~2天后,齿龈、唇内、舌、颊黏膜等各部位口腔黏膜出现单个或成簇的小疱疹,周围有红晕,迅速破溃后形成溃疡,有黄白色纤维素性分泌物覆盖,伴有疼痛、拒食、流涎、烦躁、颌下淋巴结肿大等症。
>
> 溃疡性口炎是由链球菌、金黄色葡萄球菌、肺炎链球菌、铜绿假单胞菌或大肠埃希菌等感染所致,多见于婴幼儿。初起黏膜充血、水肿,可有疱疹,后发生大小不等的糜烂或溃疡,创面覆盖较厚的纤维素渗出物形成的灰白色或黄色假膜,伴有拒食、烦躁、发热39~40℃、局部疼痛、淋巴结肿大。外周血象中白细胞常增高。

9.2.3 辨证论治

9.2.3.1 辨证要点

1) 辨虚实:凡溃疡周围鲜红,疼痛较甚,口臭流涎,甚或发热、口渴、小便短赤,大便干结者为实证;溃疡较少,周围淡红或淡白,疼痛较轻,兼见神疲、颧红、口干者为虚证。

2) 辨脏腑:舌上、舌边溃烂者,多属心;口颊部、上腭、齿龈、口角溃烂者,多属脾胃。

9.2.3.2 治疗原则

风热乘脾者,宜通腑泄热;心火上炎者,宜清心泻火;虚火上浮者,宜滋阴降火。

9.2.3.3 分证论治

(1) 风热乘脾

证候 口腔溃疡较多,或满口糜烂、周围红赤,疼痛拒食,烦躁多啼,口臭涎多,小便短黄,大便干结,或发热面赤。舌红苔黄,脉滑数。

证候分析 婴儿外感热邪,或饮食积滞,热蕴脾胃,上熏口舌,故发为口疮、口糜,疼痛拒食,烦躁多啼,口臭涎多。肠胃积热,津液受劫,故大便干结,小便短黄,舌红苔黄。如因外感热邪,热毒炽盛,则见发热面赤,脉滑数。

治法 清热解毒,通腑泻火。

方药 凉膈散加减。

该方由大黄、芒硝、甘草、栀子、黄芩、薄荷、连翘、竹叶、白蜜组成。方中以黄芩、连翘、栀子清热解毒,大黄、芒硝通腑泻火,竹叶清心除烦,薄荷升散郁火,甘草、白蜜缓中解毒。此证必使大便畅通,里热下达,口疮始得缓解,是为"上病下取"之意。

(2) 心火上炎

证候 舌上糜烂或溃疡,色红疼痛,饮食困难,心烦不安,口干欲饮,小便短赤。舌红尖赤,苔薄黄,脉细数。

证候分析 舌乃心之苗,手少阴之经通于舌。心火炽盛,邪热循经上炎,故发为口疮,色赤疼痛,饮食困难。心火内盛,津液受劫,故心烦不安,口干欲饮,小便短赤。脉细数,舌红尖赤、苔薄黄,亦为心火炽盛之候。

治法　清心泄热。

方药　泻心导赤汤加减。

该方由木通、生地、黄连、甘草、灯心草组成。方中以黄连泻心火,生地凉心血,竹叶清心气,木通导热下行,甘草调和诸药。心火得清而不上炎,口疮诸证亦可得缓解。

外治可用凉心散搽于患处。

(3) 虚火上浮

证候　口舌溃疡或糜烂,稀散色淡,不甚疼痛,口流清涎,神疲颧红,口干不渴。舌淡红苔少,脉细数。

证候分析　婴儿体禀虚弱,脾肾不足,水不制火,虚火上浮,故见口舌溃疡或糜烂,不甚疼痛,神疲颧红,口干不渴,舌淡红苔少,脉细数等候。

治法　滋阴降火。

方药　六味地黄丸加减。

本方滋水制火,使虚火得降,则口疮之证亦可得愈。

此外,也可用生附子1个,切焙为末,醋和做饼,贴于一侧足心,以引火归元。

9.2.4　西医疗法

1) 局部治疗:对于疱疹性口炎,局部可涂碘苷抑制病毒。对于溃疡性口炎,予淡盐水或氯已定漱口。

2) 全身治疗:伴有高热时可予退热剂。全身中毒症状严重者,考虑病毒感染可予阿昔韦洛或利巴韦林注射液静脉滴注,考虑细菌感染可用抗生素。此外,要酌情补充体液,供给多种维生素等。

9.2.5　预防与护理

1) 保持口腔清洁,注意饮食卫生,食物宜新鲜、清洁、不宜过食辛辣炙煿之品。对急性热病、久病、久泻患儿,应经常检查口腔。若出现破损,宜及时外搽凉心散或冰硼散。

2) 新生儿的口腔黏膜娇嫩,较易破损,清洁口腔时,不宜用粗硬布帛拭口。

3) 奶瓶、奶头、餐具等,宜经常清洁消毒。

> 口疮以口颊、舌边、上腭、齿龈等处发生溃疡,疼痛流涎,或伴发热为临床特征。其病因病机为风热乘脾、心火上炎、虚火上浮致口舌生疮。治法以清泻心脾积热,滋阴潜阳,引火归元为主,可分别选用凉膈散、泻心导赤汤、六味地黄丸等加减治疗。

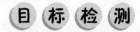

一、名词解释

1. 燕口疮　　　　　　2. 口糜

二、填空题

1. 燕口疮以_____为特征。
2. 小儿口疮的临床分为_____、_____、_____三型。

三、简答题

1. 简述小儿口疮实证与虚证的鉴别要点？
2. 口疮与鹅口疮如何鉴别？

四、病案

患者王某，女，2岁，因"流涎2天"来诊。2天前患儿无明显原因出现流涎、烦躁啼哭、拒食、喜饮、大便干结、小便短赤。查：舌红苔薄黄，指纹紫滞。舌尖、齿龈、上颚可见大小不等黄白色溃疡，咽充血，双侧扁桃体Ⅰ度肿大，心肺(-)。此为何病何证？如何治疗？

9.3 泄　　泻

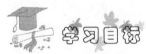

1. 简述泄泻的病因以及产生伤阴、伤阳或导致疳证、慢惊风的病理转归
2. 叙述泄泻的主症及治疗泄泻的常法变法

泄泻是一种小儿常见胃肠道病证，临床以大便次数增多，粪质稀薄或如水样为主要特征。本病多见于2岁以下的婴幼儿，年龄越小，发病率越高，病情越重。一年四季均可发生，尤以夏、秋两季较多，而秋冬两季发生的泄泻易造成流行。其预后一般良好，若起病急，病变快，或失治误治，泄下无度，容易伤津耗液，导致阴竭阳脱而死亡。久泻迁延不愈者，则易转成慢惊风或疳证。故小儿泄泻在临床上较成人为多见，其症状较成人为复杂，预后亦比成人为严重。

本病证包括现代医学的消化不良、小儿肠炎、秋季腹泻等疾病。

9.3.1　病因病机

引起小儿泄泻的主要原因是感受外邪，内伤饮食和脾胃虚弱。其主要病变部位在于脾胃和大肠。盖胃主受纳水谷，脾主运化精微，脾宜升则健，胃以降则和。若脾胃受伤，运化失调，升降失常，水谷不化精微反生湿滞，清气下陷，浸渍大肠，而成泄泻。

1) 感受外邪：小儿脏腑娇嫩，藩篱不固，易为外邪所侵。外邪困脾，运化失职，升降失调，水谷不分，合污而下，则为泄泻。故风寒暑湿皆可致泻，而脾喜燥恶湿，湿易伤脾，故六淫中以湿邪是最为重要的致病因素，所以又有"无湿不成泄，""湿胜则濡泄"之说。

2) 内伤乳食：小儿脾常不足，胃小且弱，乳食不知自节，若调护失宜，乳哺不当，饮食失节或过食生冷瓜果，或不消化食物，皆能损伤脾胃，脾伤则运化功能失职，胃伤则不能消磨水谷，宿食内停，清浊不分，并走大肠，因成泄泻。

3) 脾胃虚弱：先天禀赋不足，后天调护失宜，或久病迁延不愈，皆可导致脾胃虚弱，脾虚则健运失司，胃弱则不能熟腐水谷，因而水反为湿，谷反为滞，清阳不升，乃至合污而下，成为脾虚泄泻。

4) 脾肾阳虚：小儿禀赋不足，或久病、久泻，均可损伤脾肾之阳，命门火衰，火不暖土，阴寒内盛,水谷不化,并走大肠,而致澄澈清冷,洞泄不禁。

由于小儿具有"稚阴稚阳"的生理特点和"易虚易实,易寒易热"的病理特点,故小儿泄泻易于损伤气液,甚至液竭气脱,发生变证。

如久泻不止,脾土受伤,肝木无制,往往可因脾虚肝旺而出现慢惊风证。

如泄泻迁延不愈,气血生化乏源,影响生长发育,可导致疳证。

9.3.2 诊断与鉴别诊断

9.3.2.1 诊断要点

1) 大便次数增多,每日3~5次,多达10次以上,呈淡黄色,如蛋花汤样,或色褐而臭,可有少量黏液,或伴有恶心、呕吐、腹痛、发热、口渴等症。
2) 有乳食不节,饮食不洁或感受时邪的病史。
3) 重者腹泻及呕吐较严重者,可见小便短少,体温升高,烦渴神萎,皮肤干瘪,囟门凹陷,目珠下陷,啼哭无泪,口唇樱红,呼吸深长,腹胀等症。
4) 大便镜检可有脂肪球,少量红白细胞。
5) 大便病原体检查可有致病性大肠埃希菌等生长,或分离轮状病毒等。
6) 重症腹泻有脱水,酸碱平衡失调及电解质紊乱。

9.3.2.2 鉴别诊断

1) 痢疾:痢疾大便呈黏液脓血便,次频量少,里急后重明显,大便镜检或见脓细胞,并有红细胞及吞噬细胞,大便培养痢疾杆菌阳性可确诊。
2) 生理性腹泻:多见于6个月以下的婴儿,外观虚胖,常伴湿疹,生后不久即腹泻,除大便次数增加外,食欲好,不呕吐,生长发育不受影响,添加辅食后大便逐渐转为正常。

9.3.3 辨证论治

9.3.3.1 辨证要点

1) 辨病因:大便稀溏夹乳片或食物残渣,气味酸臭,多由伤乳伤食引起;大便清稀多泡沫,色淡黄或黄绿,臭气不甚,多由风寒引起;水样便或蛋花汤样便,粪色深黄,气味臭秽,多由湿热引起;大便稀溏,色淡不臭,夹未消化物,每于食后作泻,多属脾虚;大便清稀,完谷不化,色淡无臭,或每于五更作泻,多属脾肾阳虚。
2) 辨常证、变证:小儿大便次数增多,粪质稀薄如水样,无津伤液脱证者为常证;小儿泻下不止,尿少或无,精神委靡,皮肤干燥,眼眶、囟门凹陷,口渴多饮,唇红而干为变证。

9.3.3.2 治疗原则

实证以驱邪为主,分别采用消食导滞、祛风散寒、清热化湿等法。虚证以扶正为主,治以健脾益气,补脾温肾等法。虚中夹实宜扶正祛邪,出现伤阴伤阳者宜养阴温阳,气阴并补。久泻迁延不愈,出现慢惊风或疳证者,宜参照相关内容进行辨证施治,随证化裁。

9.3.3.3 分证论治

(1) 常证

1) 伤食泄泻

证候 大便酸臭,或如败卵,腹部胀满,口臭纳呆,泻前腹痛哭闹,多伴恶心呕吐。舌苔厚腻,脉滑有力。

证候分析 乳食不节,损伤脾胃,运化失职,升降失常,故便下酸臭或如败卵,乳食不化,气机不畅,故见脘腹胀满。不通则痛,故泻前腹痛哭闹,痛则欲泻,泻后积滞见减,气机得畅,故腹痛缓解。乳食内腐,气秽上冲,故口臭纳呆,伴恶心呕吐。舌脉均为乳食积滞之象。

治法 消食化积。

方药 保和丸加减。

该方由山楂、神曲、莱菔子、陈皮、半夏、茯苓、连翘组成。方中以山楂、神曲、莱菔子消食化积,陈皮、半夏理气降逆,茯苓渗湿和脾,连翘清解郁热,全方有调理气机,消导积滞,渗湿和胃之功。

2) 风寒泄泻

证候 大便色淡,带有泡沫,无明显臭气,腹痛肠鸣,或伴鼻塞、流涕、身热。舌苔白腻,脉滑有力。

证候分析 风寒邪气客于脾胃,运化失常,故大便色淡,带有泡沫,臭气不甚。风寒郁阻,气机不利,故见腹痛肠鸣。如外感风寒,邪在卫表,则见鼻塞,流涕,身热等症,舌苔白腻,脉滑有力,为风寒外袭之象。

治法 疏风散寒。

方药 藿香正气散加减。

该方由藿香、紫苏、白芷、桔梗、白术、厚朴、半夏曲、大腹皮、茯苓、陈皮、甘草组成。方中以藿香、苏叶、白芷、生姜疏风散寒,理气化湿,大腹皮、厚朴、陈皮、半夏散结消滞,调理气机,白术、茯苓、甘草、大枣健脾和胃。诸药合用,有疏风散寒,理气宽中,化湿导滞,调和脾胃之功。

3) 湿热泄泻

证候 泻如水样,每日数次或数十次,色褐而臭,可有黏液,肛门灼热,小便短赤,发热口渴。舌质红、苔黄腻,脉数。

证候分析 湿热之邪,蕴结脾胃,下注大肠,传化失职,故泻下稀薄或如水样,每日数次或数十次。湿性黏腻,热性急迫,湿热交蒸,壅遏肠胃气机,故见泻下色褐而臭,可有黏液。湿热在下,故见小便短黄。发热口渴,舌质红苔黄腻,脉数均为湿热之象。

治法 清热利湿。

方药 葛根黄芩黄连汤加减。

该方由葛根、黄芩、黄连组成。方中以葛根升阳生津,解肌达邪,黄芩、黄连清胃肠内蕴之湿热,具有解肌清肠,表里双解之功。

4) 脾虚泄泻

证候 久泻不止,或反复发作,大便稀薄,或呈水样,带有奶瓣或不消化食物残渣,神疲纳呆,面色少华。舌质偏淡,苔薄腻,脉弱无力。

证候分析 脾胃虚弱,清阳不升,运化失职,故大便稀薄,或呈水样,带有奶瓣或不消化食物残渣。脾虚不运,精微不布,生化无源,气血不足,故面色少华,精神疲惫。舌淡苔薄腻,脉弱无力为脾虚泄泻之象。

治法 健脾益气。

方药 参苓白术散加减。

该方由人参、茯苓、白术、桔梗、山药、甘草、扁豆、莲肉、砂仁、薏苡仁组成。本方以党参、白术、茯苓、甘草扶脾益气，山药、莲肉、苡仁、扁豆健脾化湿，砂仁、桔梗理气和胃，具有健脾益气，渗湿止泻之效。

5）脾肾阳虚泻

证候　大便稀溏，完谷不化，形体消瘦，或面目虚浮，四肢欠温。舌淡苔白，脉细无力。

证候分析　久泻不止，脾肾阳虚，命门火衰，不能温养脾土，故大便稀溏，完谷不化。肾阳虚弱，不能化气行水，故面目虚浮。阳气不达四肢，故四肢欠温。舌淡苔白，脉细无力，均为脾肾阳虚之象。

治法　温补脾肾。

方药　附子理中汤加减。

该方由附子、党参、干姜、白术、甘草组成。方中以附子温中散寒，干姜、党参、白术、甘草健脾益气。

（2）变证

1）气阴两伤

证候　泻下无度，质稀如水，小便短少，精神委靡，眼眶、囟门凹陷，啼哭无泪，皮肤干燥或枯瘪，口渴引饮，唇红而干。舌红少津、苔少或无苔，脉细数。

证候分析　本证多起于湿热泄泻，由于泻下无度，水液耗损，阴津受劫，津伤液脱，肌肤不得滋养，故皮肤干燥或枯瘪，眼眶及前囟凹陷，啼哭无泪，齿干唇红，精神委靡。水液不足，故小便短少。胃阴伤，则口渴引饮。舌红少津、舌无苔少苔、脉细数为阴伤之象。

治法　益气养阴。

方药　人参乌梅汤加减。

该方由人参、乌梅、木瓜、山药、莲子肉、炙甘草组成。方中以人参、炙甘草补气健脾，乌梅涩肠止泻，木瓜祛湿和胃。上四药合用酸甘化阴，莲子、山药健脾止泻，共奏益气养阴之功。

2）阴竭阳脱

证候　泻下不止，便稀如水，面色苍白，神疲气弱，表情淡漠，四肢厥冷，冷汗自出。舌淡苔白，脉象沉微。

证候分析　本证常因气阴两伤证发展而来，或因暴吐暴泻或久泻不止，脾肾虚败，命火衰弱，致阴寒内盛，阳气外脱之候。中阳虚极，命火衰微，故便稀清澄如水，洞泄不止，舌淡苔白。阳气将亡，故面色苍白，神疲气弱，表情淡漠，四肢厥冷，冷汗自出，脉象沉微。

治法　温阳救逆。

方药　参附龙牡汤加减。

该方由人参、附子、龙骨、牡蛎组成。方中以人参大补元气，附子回阳救逆，龙骨、牡蛎潜阳固脱，全方具有扶脾益气，回阳救逆之功。如泄泻不止者加干姜、白术以温中扶脾。

9.3.4　其他疗法

9.3.4.1　中成药

1）藿香正气水：每次5ml，1日3次，用于风寒泄泻。
2）保和丸：每次1丸，1日3次，用于伤食泄泻。
3）附子理中丸：每次半丸，1日2次，用于脾肾阳虚泄泻。

9.3.4.2 外治疗法

（1）敷脐法

吴茱萸30g、丁香2g、胡椒30粒，研末。每次用药末1.5g，调陈醋或植物油，制成糊状，敷于脐部，外以纱布固定。每日换药1次，用于伤食、风寒和脾虚泄泻。

（2）搓摩腹部法

用普通酒精（或米酒）半斤，内浸大葱6~7根（去黄叶、外皮，洗净），灯心草1扎。文火炖热。令患儿仰卧，医者把炖热的大葱、灯心草置于掌中，搓摩患儿腹部。自上而下或成圆圈形搓摩，如大葱、灯心草冷却，可放入酒精中炖热再用。如此反复搓摩，每次一般10~20分钟，直至腹胀缓解为止，用于各种泄泻引起的腹胀。

9.3.4.3 针灸疗法

1）针刺：主穴为天枢、足三里、长强。配穴为呕吐加内关，腹胀加公孙，发热加曲池，偏虚寒加灸腹部。用于各种泄泻。

2）灸法：取足外踝最高点，直下赤白肉交界处，以艾条温和灸两侧穴位，各10~15分钟，每日灸2~3次。用于各种泄泻。

9.3.4.4 推拿疗法

1）湿热泻：清补脾土，清大肠，清小肠，退六腑，揉小天心。

2）伤食泻：清板门，清大肠，补脾土，揉脐摩腹，逆运内八卦，点揉龟尾穴。

3）脾虚泻：推三关，补脾土，补大肠，揉脐摩腹，推上七节骨，捏脊，重按肺俞，脾俞，胃俞，大肠俞等。

9.3.5 西医疗法

9.3.5.1 饮食治疗

一般不禁食，鼓励进食，应保证饮食卫生、新鲜、易消化、有营养。

9.3.5.2 控制感染

根据病情和病原选择，病毒性肠炎选用利巴韦林；细菌性肠炎据病原选用小儿硫酸庆大霉素颗粒、先锋霉素等。

9.3.5.3 对症治疗

1）发热者给予对乙酰氨基酚（泰诺林）或美林退热处理。

2）纠正水、电解质紊乱及酸碱失衡：轻度脱水可给口服补液盐（ORS），在4小时内，按75ml/kg给予，可适当稀释或同时给予母乳或白水；中度以上脱水或吐泻严重，或腹胀的患儿，给予静脉补液，应遵循先快后慢、先浓后淡、先盐后糖、见尿补钾、防惊补钙的原则。根据脱水性质选择溶液种类，按脱水程度决定输液总量及调整输液速度。低钾者给予10%氯化钾注射液；出现手足抽搐症，立即给予10%葡萄糖酸钙注射液10ml，稀释后缓慢静脉滴注；钙剂治疗无效者，应给予25%硫酸镁。纠正酸中毒可选用5%碳酸氢钠注射液。

9.3.5.4 微生态疗法

有助于恢复肠道正常菌群生态平衡,抑制病原菌定植和侵袭,控制腹泻,常用妈咪爱、双歧三联活菌。

9.3.5.5 肠黏膜保护剂

能吸附病原体和毒素,维持肠细胞的吸收和分泌功能,与肠道黏液糖蛋白相互作用可增强其屏障功能,阻止病原微生物的攻击,如十六角蒙脱石。

> **口服补液盐**
>
> 世界卫生组织推荐的口服补液盐(ORS)配方为:氯化钠3.5g、碳酸氢钠2.5g、氯化钾1.5g、葡萄糖20g,用时加温开水至1000ml。根据病情酌情给予。

9.3.6 预防与护理

1)提倡母乳喂养,适时断奶,合理添加辅食,并节制饮食。
2)注意饮食卫生,保持食物清洁,饭前便后要洗手,食具要经常消毒。
3)感染性腹泻患儿要注意隔离消毒。
4)适当控制饮食,甚或禁食。
5)保持臀部皮肤干燥清洁,勤换尿布,防止红臀。呕吐者,做好口腔护理,防止误吸呛入气管。

> 泄泻是以大便次数增多,粪质稀薄或如水样为主要特征。其主要病因病机为感受外邪,内伤饮食和脾胃虚弱致脾胃受伤,水谷不化精微反生湿滞,下渍大肠,而成泄泻。因小儿具有"稚阴稚阳"的生理特点和"易虚易实,易寒易热"的病理特点,易于发生损伤气液,阴竭阳脱的变证;久泻不止,可出现慢惊风证;泄泻迁延不愈,气血生化之源,影响生长发育,可导致疳证。其治法,实证以祛风散寒、清热化湿、消食导滞等祛邪为主,分别选用保和丸、藿香正气散、葛根黄芩黄连汤等加减治疗;虚证以健脾益气,健脾温肾等的变证,分别选用人参乌梅汤、参附龙牡汤加减治疗。慢惊风或疳证者,宜参照相关内容进行辨证施治。

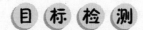

一、名词解释

1. 泄泻　2. 生理性腹泻

二、填空题

1. 小儿泄泻容易出现_____、_____变证,久病可导致_____或出现_____。
2. 小儿泄泻常证的治疗,实证以_____为主,虚证以_____为主。

三、简答题

1. 小儿泄泻为何易发生"气阴两伤",甚至"阴竭阳脱"的变证?
2. 临床如何分辨小儿泄泻的寒热虚实?
3. 小儿泄泻常证的主症、治法、方药各是什么?

四、病案

患者许某,男,1岁,体重10kg,因"大便稀1周"来诊。1周前患儿因受凉后出现大便稀,日10余次,呈蛋花汤样,夹有黏液,不含血丝,气味臭秽,伴烦躁哭闹,喜饮,不伴发热,不伴呕吐,家长予妈咪爱、十六角蒙脱石口服后,症状缓解不明显,患病以来,患儿精神差,纳差,哭时无泪,小便色黄,尿量较前减少。查:舌红苔黄腻,指纹色紫。前囟无凹陷,皮肤弹性差,腹胀,肠鸣音活跃,5次/分,心肺(-)。辅查:大便常规:黄稀便,白细胞(-)。此为何病何证?如何治疗?

9.4 厌 食

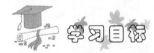

1. 说出厌食的发病原因
2. 叙述厌食的临床表现及基本治则
3. 简述厌食与疳证的区别

厌食是一种小儿常见的脾胃病证,临床以较长时期见食不贪、食欲不振、甚则拒食为主要特征。本病多发于1~6岁儿童,城市儿童发病率较高,发病无明显季节性,但夏季暑湿当令,可使症状加重。患儿除食欲不振外,一般精神状态均较正常,无明显其他症状,预后较好。但病程长者,气血生化乏源,也可出现面色少华、形体消瘦等症状,正气虚弱,容易罹患其他疾病,甚则转化为积滞或疳证而影响生长发育。

本病相当于现代医学的神经性厌食。

9.4.1 病因病机

厌食的主要病因是饮食不节,喂养不当,多病久病及先天不足。主要病机为脾胃不和,胃阴不足,脾胃气虚,致脾胃纳运功能失调。

缺锌为什么会出现厌食?

临床观察和实验已证实,当体内缺锌时就产生厌食。厌食症的患儿血锌和发锌的含量均比健康儿低。有专家采用激光显微镜配合发射光谱分析法证实锌定位于舌乳头的表面,锌对维持味蕾细胞的迅速再生起着重要作用。人体内锌主要通过一种含锌唾液酶——味觉素作介质影响味觉和食欲。缺锌后,口腔黏膜上皮增生和角化不全,半衰期缩短,易于脱落,阻塞乳头中的味蕾小孔,使食物难以接触味蕾,不易刺激味觉,而影响食欲。缺锌还可使羧基肽酶A的活性降低,从而导致消化功能减退。因此,适当补充锌制剂后,厌食会有不同程度的改善。

1) 脾胃不和：小儿时期，脾常不足，饥饱不知自调，家长缺乏喂养知识，片面强调高营养的滋补食物，超越了脾胃正常的运化能力以及养成小儿不正确的饮食习惯，如挑食、偏食、零食、杂食、进食不定时等，均导致脾胃不和，纳运失司，脾失健运，胃不思纳，而见厌食。

2) 胃阴不足：胃为水谷之海，主受纳腐熟水谷，胃阴足则食物易化，供脾气散精，营养周身，为生化之源。素体阴虚或热病伤阴，胃阴不足，则食物难以腐熟，津液无以化生，故而厌食。

3) 脾胃气虚：先天禀赋不足或后天调护失当，则中气虚弱，脾胃失健，以致消化、吸收、传导功能失常，纳食不振，甚至厌食、拒食。

9.4.2 诊断与鉴别诊断

9.4.2.1 诊断要点

1) 长期食欲不振，而无其他疾病者。
2) 面色少华，形体偏瘦，但精神尚好，无腹膨。
3) 有喂养不当史，如进食无定时定量、过食生冷、甘甜厚味、零食或偏食等。
4) 排除外感及其他慢性疾病。

9.4.2.2 鉴别诊断

1) 积滞：有伤乳伤食史，除不思乳食外，还有脘腹胀满、嗳气酸腐、大便酸臭等症。

2) 疰夏：也可见食欲不振，同时可见全身倦怠，大便不调，或有身热，其发病有严格的季节性，有"春夏剧，秋冬瘥"的特点，秋凉后自行转愈。

3) 疳证：疳证患儿在饮食方面的表现有食欲不振，亦有食欲亢进或嗜食异物等，形体明显消瘦，病变涉及五脏，可出现烦躁不宁或精神委靡以及眼疳、舌疳、疳肿胀等兼症。厌食患儿以食少厌食为主，但形体正常或略瘦，未至赢瘦程度，无精神委靡，脾气急躁，大便不调，腹部作胀等疳证症状。

9.4.3 辨证论治

9.4.3.1 辨证要点

1) 辨单纯厌食和疾病引起的厌食：厌食一般症状不多，辨证时首先要与其他疾病所出现的厌食、食欲不振相区别。单纯厌食除食欲不振外，无其他症状。而疾病引起的厌食则可见原发疾病的症状，如感冒的发热、恶寒、脉浮；肺炎喘嗽的发热、咳嗽、气急、鼻煽、肺部啰音等。

2) 辨厌食证型：仅有食欲不振，其他无明显改变，舌脉正常为脾胃不和证；食欲不振伴见口干饮多，大便干结，舌红少苔或花剥苔为胃阴不足证；食欲不振伴精神委靡，面色萎黄，大便溏稀不成形，舌淡苔白为脾胃气虚证。

9.4.3.2 治疗原则

治疗以调理脾胃为基本原则，使脾胃调和，脾运复健，则胃纳自开。根据不同临床证型，分别治以运脾和胃、养胃育阴、健脾益气等法。

9.4.3.3 分证论治

(1) 脾胃不和

证候 厌食或拒食,面色少华,精神尚可,大便偏干。苔、脉无特殊改变。

证候分析 胃主受纳,脾主运化,脾胃不和,则胃失和降,脾失健运,故厌食、拒食。气血不足不能上荣于面故见面色少华。病由脾胃不和,而无积滞或湿困等病理变化,故无其他症状。

治法 运脾和胃。

方药 调脾散加减。

该方由苍术、陈皮、山楂、鸡内金、佩兰组成。方中苍术运脾燥湿,陈皮理气助运,山楂、鸡内金醒脾消食,增强运脾理气作用,佩兰化湿助运。诸药共用,使全方健中有消,具有健脾、醒脾之功。故欲健脾者,旨在运脾,脾健不在补,贵在运。

(2) 胃阴不足

证候 厌食或拒食,面色萎黄,形瘦,口干食少饮多,甚则每食必饮,烦热不安,便干溲赤。舌质红、苔净或花剥,脉细无力。

证候分析 本证多由素体阴虚或热病伤阴,致胃阴受损而成。胃为水谷之海,主受纳腐熟水谷,胃阴足则降而不逆,饮食如常,游溢精气,营养周身,为气血生化之源。胃阴不足则水谷少入,故厌食、拒食。胃阴虚则胃火偏亢,而见口干、食少、饮多,烦热不安。阴津不足,则便干溲赤,胃不游溢精气,脾气无由散精,气血乏源,故面色萎黄,形体消瘦,舌红,苔净花剥为阴虚之象。

治法 养胃育阴。

方药 养胃增液汤加减。

该方由石斛、乌梅、沙参、玉竹、白芍、甘草组成。方中用石斛、乌梅、沙参、玉竹、白芍、生甘草等,酸甘化阴,养胃生津。

(3) 脾胃气虚

证候 厌食或拒食,面色萎黄,精神稍差,肌肉松软。或形体消瘦,大便多不成形,或夹不消化食物。舌质淡、苔薄白、脉无力。

证候分析 脾胃虚弱,中气不足,故见厌食、拒食。气血精微化源不足,不能营养全身,故面色萎黄,形体消瘦,精神欠佳。脾虚失健,故大便多不成形或夹不消化食物。舌淡苔白、脉无力均为脾胃气虚之象。

治法 健脾益气。

方药 参苓白术散加减。

方中用党参、山药健脾益气,和胃补中,白术、茯苓、苡仁、扁豆等为渗湿健脾之要药,砂仁和胃醒脾,且有理气宽中之功,桔梗升清且载药上行。诸药合用,有健脾益气、和胃渗湿之效,适合于本证。

本病在治疗方法上,除药物调治外,还应遵循"胃以喜为补"的原则。即首先以患儿喜爱的食物来诱导开胃,暂不需要考虑其营养价值如何,待其食欲增进后,再按需要补给,可使某些顽固性厌食患儿,获得食欲改善。

9.4.4 其他疗法

9.4.4.1 中成药

1) 曲麦枳术丸:每次1丸,1日2次,用于脾胃不和证。
2) 小儿健脾丸:每次1丸,1日2次,用于脾胃气虚证。

9.4.4.2 捏脊疗法

捏脊疗法见小儿治法。

9.4.4.3 推拿疗法

1) 推补脾土穴 5 分钟,揉一窝风 3 分钟,分腹阴阳 2 分钟,逆运内八卦 3 分钟,推四横纹 4 分钟,推清河水 1 分钟。1 日 1 次,2 周为 1 个疗程,用于脾胃不和证。

2) 顺运内八卦 3 分钟,清胃 3 分钟,清天河水 1 分钟,运水入土 5 分钟。1 日 1 次,2 周为 1 个疗程,用于胃阴不足证。

3) 推补脾土穴 5 分钟,推补肾水 5 分钟,推清板门 5 分钟,逆运内八卦 3 分钟,推四横纹 2 分钟,清天河水 1 分钟。1 日 1 次,2 周为 1 个疗程,用于脾胃气虚证。

9.4.5 西医疗法

1) 饮食治疗:合理膳食,节制饮食,制定饮食计划,逐渐增加每日摄入的热量,使体重每周增加 1~1.5kg。

2) 锌剂治疗:口服葡萄糖酸锌,每日 3.5~7mg/kg,疗程一般为 2~3 个月。

9.4.6 预防与护理

1) 提倡母乳喂养,及时添加辅食。掌握正确的喂养方法,纠正不良饮食习惯。
2) 对于变换生活环境而引起的厌食,应逐步适应。
3) 患病后出现厌食,应积极查找原因,及时治疗。
4) 注意精神护理,让患儿保持良好的情绪,以增进食欲。
5) 饮食宜新鲜清淡可口,品种多样,富于营养,少进肥甘厚味、生冷干硬等不易消化食物。
6) 对于某些顽固的厌食患儿,可采取"胃以喜为补"的原则进行治疗。

小结 厌食以较长时期见食不贪、食欲不振甚则拒食为临床特征。其病因病机多由饮食不节、喂养不当致脾胃功能失调,受纳运化失常。临床分脾胃不和,胃阴不足,脾胃气虚三型,治以运脾和胃、养胃育阴、健脾益气等法,分别选用调脾散、养胃增液汤、参苓白术散等加减治疗。

目 标 检 测

一、名词解释
 1. 厌食　　　　　2. 胃以喜为补
二、填空题
 1. 厌食的主要病机是_____,其治疗原则是_____。

2. 厌食临床分_____、_____、_____三型。

三、简答题

1. 简述小儿厌食证的病因病机。
2. 小儿厌食证与疳证如何鉴别？

四、病案

患者李某，男，18个月，不思进食3个月余。患儿自断乳后饮食失节，纳呆、纳差，面色萎黄，形体偏瘦，时有嗳气、泛恶，大便不调，但精神尚可，活动如常。舌质淡，苔白腻，指纹淡滞。此为何病何证？如何治疗？

9.5 积　　滞

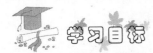

1. 简述积滞的病因病机
2. 叙述积滞的辨证治疗原则

积滞是指小儿内伤乳食，停聚不化，气滞不行所形成的一种胃肠疾患，临床以不思乳食，食而不化，脘腹胀满，大便溏泄或便秘等为主要特征。各年龄组均可发病，而以婴幼儿发病率较高，常在感冒、泄泻、疳证中合并出现。

积滞与伤乳、伤食、疳证等关系甚为密切。伤于乳食，日久不消，可变为积；积久不化，郁而生热，耗伤津液，可转化成疳。故前人有"积为疳之母，无积不成疳"之说。伤乳食、积滞、疳证三者名虽异而源则一，同属脾胃病证，唯病情有轻重深浅之不同。因此，积极正确地治疗积滞，可防止疳证的发生。

积滞包括现代医学的消化不良症及轻度营养不良症等。

9.5.1　病因病机

积滞的主要病因是由于乳食不节、喂养不当，脾胃受伤，致脾胃运化失调所致。或脾胃虚弱，腐熟运化不及，乳食停滞不化。其病位在脾胃，其主要病机是乳食停滞不化，气滞不行。

1) 乳食内积：小儿乳食不知自节，饥饱不知自调。若乳食不节，喂养不当，贪食过量，或过食肥甘厚味，生冷干硬等难以消化之食物，致使脾胃受伤，此即"饮食自倍，肠胃乃伤"，受纳运化失职，乳食停滞不消而成积滞。

2) 脾虚夹积：小儿先天禀赋不足，后天调护失宜，或病后体虚未复致脾胃虚弱，胃不腐熟，脾失健运，致乳食停滞为积，此非实积，乃因虚致积，故可见虚中夹实之候。

9.5.2　诊断与鉴别诊断

9.5.2.1　诊断要点

1) 以不思乳食，食而不化，脘腹胀满，大便溏泄或便秘为特征。
2) 可伴有烦躁不安，夜间哭闹或呕吐等症。
3) 有伤乳食史。

4）大便化验检查可见不消化食物残渣及脂肪滴。

9.5.2.2 鉴别诊断

积滞应与厌食、疳证相鉴别。详见厌食、疳证篇。

9.5.3 辨证论治

9.5.3.1 辨证要点

1）辨虚实：病程较短，脘腹胀满，疼痛拒按，大便秘结或臭秽，发热、烦躁不安为实证。病程较长，脘腹胀满喜按，神倦乏力，形体消瘦，大便稀溏等多为虚中夹实。

2）辨积滞是否化热：食积未化热以食而不化，肚腹胀满，大便不调，舌苔白腻，脉滑为特征。若已化热，则症见嗳气酸馊，矢气恶臭，面色发红，舌苔黄腻，肚腹胀热，手足心热，脉滑数等。

9.5.3.2 治疗原则

实证以消导为主，兼以补脾；虚中夹实则消食健脾，消补兼施。如有其他兼证，则随证施治。

力有所专的消导药

儿科临床中，可根据所积之物，有侧重地选用消导药。如奶积常用焦山楂、草果仁；面食积滞常用神曲、麦芽；谷食积滞常用神曲、谷芽；食生冷瓜果而引起积滞常用山楂、陈皮；肉类、鱼类引起的积滞常用焦楂、鸡内金等。

9.5.3.3 分证论治

（1）乳食内积

证候 面黄少华，烦躁多啼，夜卧不安，食欲不振，腹部胀满，大便溏泄酸臭或便秘，小便短黄或如米泔，伴有低热。舌红苔腻，脉滑数，指纹紫滞。

证候分析 乳食不节，停滞于中，脾胃受损，纳运失司，故食欲不振。脾胃受损，气血不足故面黄少华。积滞内阻，气机不利，故腹部胀满疼痛。积滞化热，内扰心脾，故烦躁啼哭，夜卧不安。食滞不化，腐秽内结，故大便臭秽，小便短黄或如米泔。舌红苔腻，脉象滑数，指纹紫滞，均为乳食阻滞之象。

治法 消乳消食，导滞和中。

方药 消乳丸或保和丸加减。

消乳丸由神曲、麦芽、砂仁、香附、陈皮组成，均为消导行气之品，用于乳积。保和丸由山楂、神曲、半夏、陈皮、茯苓、连翘、莱菔子组成，为消导扶脾清热之剂，药性平和，故以保和命名，适用于食积。

（2）脾虚夹积

证候 面色萎黄、形体较瘦，困倦无力，夜卧不安，不思乳食，腹满喜伏卧，大便稀糊。唇舌淡红、苔白腻，脉细而滑，指纹淡滞。

证候分析 脾胃虚弱，中气不足，故面色萎黄，困倦无力，不思乳食。脾阳不振，则腹满喜俯卧,大便稀糊。食滞中脘,气机不畅,则夜卧不安。舌淡苔白腻,脉滑,指纹淡滞,均为脾虚夹积之象。

治法 健脾助运,消补兼施。

方药 健脾丸加减。

该方由人参、白术、陈皮、枳实、山楂、神曲、麦芽组成。方中党参、白术补气健脾,陈皮、枳实行气和胃,神曲、山楂、麦芽消食导滞,消补合用,使脾虚得健,食积得消。

9.5.4 其他疗法

9.5.4.1 中成药

1) 保和丸:每次1丸,每日2次,1周岁以内小儿酌减,具有消食导滞之功,适用于食物积滞。

2) 小儿健脾丸:每次1丸,每日2次,1周岁以内小儿酌减,具有消食健脾之功,适用于脾虚夹积。

9.5.4.2 捏脊与推拿疗法

详见小儿治法。

9.5.5 西医疗法

1) 对症治疗:针对患者并发症,给予相应治疗。
2) 药物治疗:多酶片、消食片口服,切忌不宜多,以防依赖而导致肥胖。

9.5.6 预防与护理

1) 提倡母乳喂养,乳食宜定时定量,不宜过饥过饱。
2) 随小儿年龄及生长发育和需要,及时正确合理地添加各种辅助食品,养成良好的进食习惯。
3) 饮食、起居有时,不吃零食,纠正偏食,少进甘肥及黏腻食物,勿乱投滋补之品。
4) 对于积滞患儿应及时查找原因,暂时控制饮食,给予药物调理。待病情好转后,再逐步恢复饮食。

积滞以不思乳食,食而不化,脘腹胀满,大便溏薄或秘结酸臭等为主要特征。其病因病机为乳食不节、喂养不当,脾胃虚弱、运化失调致乳食停滞不化,气滞不行。治法实证以消导为主,兼以补脾;虚中夹实则消食健脾,消补兼施。可分别选用消乳丸或保和丸、健脾丸等加减治疗。

目标检测

一、名词解释
 1. 积滞　　　　　　　2. 积为疳之母

二、填空题
 1. 积滞以_____、_____、_____、_____为临床特征。
 2. 积滞病机是_____、_____、_____。

三、简答题
 1. 积滞与伤食(乳)、疳证有什么关系？
 2. 积滞与疳证如何鉴别？

四、病案
　　患者张某，女，3岁，不思进食、脘腹胀痛1周。患儿1周前因过食肥甘厚腻，现不思进食，脘腹胀满，疼痛拒按，时有嗳腐恶心，今晨呕吐酸馊乳食1次，烦躁哭闹，夜卧不安，大便秽臭，舌红，苔黄腻，脉滑。此为何病何证？如何治疗？

9.6　疳　　证

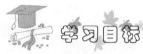

 1. 简述疳证的含义及其临床特征
 2. 简述疳证的发病原因及其常见兼证的临床表现
 3. 叙述疳证的基本治则

　　疳证是由于喂养不当，或因多种疾病的影响，使脾胃受损，气液耗伤而逐渐形成的一种慢性病证。临床以形体消瘦，面色萎黄，毛发干枯，食欲异常，精神委靡或烦躁不安为主要特征，并常伴有生长发育迟缓。

　　疳证一年四季均可发生，无明显季节性，多见于5岁以下小儿，起病缓慢，病程缠绵，病程越长，病情亦随之加重，不仅影响小儿生长发育，而且容易并发其他疾病，因此古代医家将其列为儿科"痧痘惊疳"四大要证之一。目前疳证的发病率有所下降，重症明显减少，轻症仍为临床所常见。

　　"疳"有两种含义，一种为"疳者甘也"，是指小儿恣食肥甘厚腻，损伤脾胃，形成疳证；另一种为"疳者干也"，是指形体消瘦，肌肤干瘪，气血津液不足的临床征象。前者言其病因，后者述其病机和症状。

　　本证包括了现代医学的小儿营养不良及多种维生素缺乏症，以及由此而引起的并发症。

疳证证候分类

　　由于疳证的证候频多，病机复杂，因此古代医家分类也各不相同。大致有以五脏分类的如肝疳、心疳、脾疳、肺疳、肾疳等；有以病因分类的如热疳、冷疳、哺乳疳、食疳、蛔疳等；有以病位分类的如内疳、外疳、口疳、牙疳、眼疳等；有以证候分类的如疳渴、疳痢、疳肿胀；有以病情分类的如疳气、疳虚、疳积、干疳等。目前临床多结合疳证的病程和证候特点，将其分为疳气、疳积、干疳三大证候及兼证，小儿以疳气较为多见。

9.6.1 病因病机

疳证的病因病机,主要责之于饮食不节,喂养不当,及病后失调,先天禀赋不足等,使脾胃损伤,受纳转化失职,气血生化不足。

9.6.1.1 喂养不当

饮食不节、喂养不当是引起疳证的首要病因。小儿时期"脾常不足"、"胃小且弱",加之小儿神识未开,乳食不知自节,若喂养不当,太过或不及,均可损伤脾胃,形成疳证。太过指过食肥甘厚味,生冷瓜果,乳食无度,高营养高蛋白滋补食品,壅滞中焦,脾气不运,形成积滞。日久不愈,损伤脾胃,水谷精微不能吸收,脏腑失养,而成疳证。不及如母乳不足,过早断奶,未能及时添加辅食,食物的数量、质量不足,不能满足生长发育需要,气液亏损,形体消瘦而成疳证。

9.6.1.2 疾病影响

因体虚或调护失当致大病久病,呕吐泻痢,时行热病,肠道虫证等,皆可损伤脾胃,耗伤气血,转化为疳。

9.6.1.3 禀赋不足

先天禀赋不足,或早产、多胎,或孕母久病,致元气虚惫,脾胃功能薄弱,纳运不健,气血亏损,肌肤失养,形成疳证。

总之,疳证的病机为脾胃受损,受纳运化失职,生化乏源。本病初起,病情尚轻,仅表现脾胃不和,运化失健的证候,是为疳气;如进一步脾失健运,积滞内停,壅滞气机,转为疳积;病久则脾脏虚弱,津液消亡,导致干疳。

干疳乃疳证重症阶段,因脾胃虚衰,生化乏源,气血亏耗,诸脏失养,必累及其他脏腑,出现各种兼证。脾病及肝,肝开窍于目,肝血不足,肝之精气不能上注于目,可见夜盲目翳,谓之"眼疳",也称"肝疳";脾病及心,舌为心之苗,心阴不足,心火上炎,可见口舌糜烂生疮,谓之"舌疳",也称"心疳";脾病及肺,肺阴不足,可见咳嗽潮热,谓之"肺疳";脾病及肾,肾主骨,肾精不足,骨失所养,可见骨骼畸形,出现鸡胸、龟背、肋缘外翻、脊柱倾斜等,谓之"骨疳",也称肾疳;脾病日久,中阳失展,气不化水,水湿泛滥,溢于肌肤,可见浮肿,谓之"疳肿胀";若脾之统摄失职,血溢脉外,可见皮肤紫斑及各种出血,甚至阴竭阳脱而卒然暴脱。

9.6.2 诊断与鉴别诊断

9.6.2.1 诊断要点

1) 有喂养不当或病后失调及长期消瘦史。
2) 形体消瘦,体重低于正常均值的15%~40%,面色不华,毛发稀疏枯黄,严重者干枯羸瘦。
3) 饮食异常,大便干稀不调,或脘腹膨胀等明显脾胃功能失调者。
4) 兼有精神不振,或好发脾气,烦躁易怒,喜揉眉擦眼,或吮指磨牙等症。
5) 因蛔虫引起者,谓之"蛔疳",大便镜检可查见蛔虫卵。
6) 贫血者,血红蛋白及红细胞减少。
7) 出现肢体浮肿,属于营养性水肿者,血清总蛋白量大多在45g/L以下,血清白蛋白约在

20g/L 以下。

9.6.2.2 鉴别诊断

1）厌食：是由于喂养不当，脾胃运化功能失调所致的一种小儿常见的脾胃病证，临床以较长时期见食不贪、食欲不振，甚则拒食为主要临床特征，无明显形体消瘦，精神状态一般正常。一般病在脾胃，不涉及他脏，预后较好。

2）积滞：是指小儿内伤乳食，停聚不化，气滞不行所形成的一种胃肠病证，临床以不思乳食，食而不化，脘腹胀满，大便稀溏或秘结等为主要特征，无明显形体消瘦。但两者也有密切关系，积滞日久失治误治，影响小儿的营养和生长发育，形体日渐羸瘦，可转化为疳证。

9.6.3 辨证论治

9.6.3.1 辨证要点

1）辨虚实轻重：病程短，形体消瘦不明显，或稍消瘦，精神无明显变化或情绪不稳定，饮食减退或多食易饥为疳气，属脾胃失和，病情轻浅之虚证、轻证；病情进展，形体明显消瘦，肚腹膨隆，烦躁多啼，多食易饥或嗜食异物为疳积，属脾虚夹积，病情较重之虚实夹杂证；病程较长，形体羸瘦，皮包骨头，腹膨如鼓，或腹凹如舟，精神委靡，纳呆厌食，或杳不思纳为干疳，属脾胃衰败，津液消亡之虚证、重证。

2）辨常证兼证：常证以脾胃见证为多，饮食胀满，大便不调。兼证以他脏证候较为明显，如口舌生疮、夜盲目翳、咳嗽潮热等。

9.6.3.2 治疗原则

疳证属脾胃受损，气血津液不足，治疗原则以顾护脾胃为本，根据疳气、疳积、干疳的不同阶段，应针对各自的主要病机采取相应的治疗，故有疳气以和为主；疳积以消为主，或消补兼施；干疳以补为主的治疗原则。对于兼证，则应对症治疗。

9.6.3.3 分证论治

（1）常证

1）疳气

证候　形体略见消瘦，面色稍萎黄，食欲不振，或食多便多，大便干稀不调，精神不振，好发脾气。舌苔腻，多见于本病之初期。

证候分析　此证多由乳食不节，饥饱失常，脾胃受损所致。脾主运化，以运为健，胃主受纳，以消为和，两者共为气血生化之源。若脾胃失健，饮食水谷不能化生气血精微，无以充养全身，则见精神不振，形体消瘦，面色萎黄。脾失健运，气机阻滞则食欲不振，土虚木旺则见情绪激动，好发脾气。若因胃强脾弱，则见能食易饥，大便不调。

治法　和脾助运。

方药　资生健脾丸加减。

该方由党参、白术、茯苓、甘草、桔梗、山楂、神曲、麦芽、山药、枳实、黄连、豆蔻仁、泽泻、枳壳、藿香、莲肉、扁豆、苡仁组成，为疳气初起的常规用方。方中主用党参益气，山药、莲子肉、山楂健脾,配合白术、茯苓、苡仁、扁豆、泽泻,在健脾同时,并有淡渗利湿之功,另有藿香、砂仁、麦芽,能和胃醒脾,增进食欲,有助于饮食精微的摄取。

2)疳积

证候 形体消瘦明显,脘腹胀大,甚则青筋暴露,面色萎黄,毛发稀疏易落,烦躁。或见揉眉挖鼻,吮指磨牙,食欲减退。或善食易饥、大便下虫。或嗜食生米、泥土等异物。舌质偏淡,苔淡黄而腻,脉濡细而滑。多见于本病之中期。

证候分析 此证多为疳气者发展而成,积滞内停,壅滞气机,阻滞肠胃,或夹有虫积,导致脾胃为病,属于虚实夹杂的证候。辨别疳之有积无积,在于腹之满与不满,腹满者多有积滞。虚实之辨,在于腹之软与不软,柔软者属脾虚不运,为虚;腹不软而坚者,为有积聚,为实。病久则脾胃虚甚,气血生化乏源,故发黄如穗结,形瘦而面黄。胃有伏热,脾失运化,则能食而不充形骸。心肝之火内扰,则夜寐不宁,脾气急躁。积滞停中,络脉瘀阻,则腹膨如鼓,青筋暴露。

治法 消积理脾。

方药 疳积散加减。

该方由五谷虫、神曲、槟榔、胡黄连、麦芽、香附、苍术、肉果组成。用五谷虫、苍术消积健脾,以除胀满,香附温中理气,合胡黄连抑木除烦,神曲、麦芽、槟榔消食导滞。全方具有和脾消积,理气抑木的作用。

3)干疳

证候 极度消瘦,皮包骨头,呈老人貌,皮肤干枯有皱纹,精神委靡,啼哭无力,无泪。或可见肢体浮肿,或见紫癜、鼻衄、齿衄等。舌淡或光红少津,脉弱。多见于本病之晚期。

证候分析 本证为疳之重证,亦称"疳极",主因津液干涸,气液耗伤而形成。气阴衰弱,脾胃衰败,无以滋养肌肉,故形体极度消瘦,皮肤干枯有皱。脾虚气衰,故精神委靡,啼哭无力。脾病及肾,气不化水,水湿溢于肌表,故见肢体浮肿。病至此时,全身衰竭,气血两败故可产生皮肤出血或猝然虚脱等危重证候。

治法 补益气血。

方药 八珍汤加减。

该方由党参、白术、茯苓、甘草、当归、熟地、白芍、川芎组成。方中党参、白术、茯苓、炙甘草补脾益气,当归、白芍、熟地养血和营,加川芎入血分而理气,则归、地补而不滞,全剂配合,共收气血双补之功。

(2)兼证

1)眼疳

证候 入暮暗处,视物模糊,或两目干涩畏光羞明,甚则黑睛混浊,白翳遮睛。舌红苔白,脉弦细。

证候分析 脾病及肝,肝开窍于目,肝阴不足,不能上营于目,故见入暮暗处,视物模糊,两目干涩。阴虚火旺,目窍受损,则见目赤眵多,畏光羞明,白翳遮睛。

治法 养肝明目。

方药 石斛夜光丸加减。

该方由25味药组成。方中石斛、天冬、生地滋补肝肾,羚羊角、青葙子、黄连清热泻火明目,菟丝子、肉苁蓉养肝益肾,党参健脾,川芎、枳壳行气活血。夜盲者,加服羊肝丸。

2)口疳

证候 口舌糜烂生疮,面赤唇红,五心烦热,惊悸不安,小便短赤。舌尖红、苔薄白,脉细数。

证候分析 脾病及心,舌为心之苗,心阴不足,心火上炎,故口舌糜烂生疮。阴虚内热,而见面赤唇红,五心烦热。热扰心神,则见惊悸不安。心热下移小肠,则小便短赤。舌尖红,苔薄白,脉细数,为阴虚内热之象。

治法 清心泻火。
方药 泻心导赤汤加减。
方中黄连清心火,木通、灯心草导热下行,甘草调和诸药。

3) 疳肿胀

证候 全身或四肢、目胞浮肿,按之如泥,小便短少,面白无华,神倦肢冷。舌质淡嫩、苔厚白滑,脉沉迟。

证候分析 疳证日久,脾土虚衰,中阳失展,不能运化水湿,故见浮肿,按之如泥。阳不化气,水湿不行,而见小便短少。脾虚气血不荣,则面白无华。脾虚阳不卫外,则神倦肢冷。舌质淡嫩、苔白滑,脉沉迟,乃脾虚湿聚,阳气不运之象。

治法 温阳利水。
方药 实脾饮加减。

该方由附子、干姜、白术、茯苓、大腹皮、木香、草豆蔻、甘草、生姜、大枣组成。方中附子、干姜温养脾肾,茯苓、白术健脾渗湿,木瓜芳香醒脾,厚朴、木香、大腹皮、草果下气导滞,化湿行水。诸药配伍共奏温阳健脾,行气利水之功。水肿明显者,可用五苓散加减,或选用真武汤合五皮饮温肾利水消肿。

9.6.4 其他疗法

9.6.4.1 中成药

1) 肥儿丸:用于脾虚肝旺,食滞虫积患儿。
2) 木香槟榔丸:红枣6枚、山药30g,煮熟捣烂,取浓汁化丸服,用于疳积证。

9.6.4.2 刺四缝与割治疗法

详见小儿治法。

9.6.4.3 推拿疗法

补脾土10分钟,揉中脘7分钟,按揉足三里、推六腑、揉鱼际各3分钟,逆运八卦、推三关各2分钟,掐足三里1分钟,补肾水、揉脐各5分钟。饮食伤脾加清补脾胃,清大肠,揉板门,分推腹阴阳,揉中脘。体虚脾弱加补脾胃,揉中脘、脾俞、胃俞。对各种兼症,加重提捏按压相应节段、俞穴。每日1次。1周为1个疗程。可连续2~3个疗程。

9.6.5 西医疗法

1) 祛除病因:在查明病因的基础上,积极治疗原发病。如纠正消化道畸形,控制感染性疾病,根治各种消耗性疾病等。
2) 调整饮食:根据实际的消化能力和病情逐步增加饮食。轻症从每日250~330kJ/kg开始,中、重度参考原来的饮食情况,每日165~230kJ/kg,开始可逐渐加到每日500~727kJ/kg,并按照实际体重计算热能。食品除乳制品可给予豆浆、蛋类、肝泥、肉末、鱼粉等高蛋白食物,也可用酪蛋白水解物、氨基酸混合液或要素饮食。蛋白质从每日1.5~2.0g/kg逐渐加到每日3.0~4.5g/kg食物中应含有丰富的维生素和微量元素。
3) 促进消化药物:苯丙酸诺龙每次肌内注射0.5~1.0mg/kg,每周1~2次,连续2~3周。胰岛素每日1次皮下注射2~3U,注射前先服葡萄糖20~30g,每1~2周为1个疗程。锌制剂口服每日0.5~1 mg/kg,锌制剂可提高味觉敏感度、增加食欲。

9.6.6 预防与护理

1) 提倡母乳喂养。喂养要乳贵有时,食贵有节。做到定时、定质、定量,纠正挑食、偏食、杂食等不良的饮食习惯。

2) 及时添加辅食,一般从3~4月起添加易于消化、营养丰富的食品,掌握先稀(菜汤、米汤、果汁)后干(奶糕、鸡蛋黄),先素(菜泥、豆制品)后荤(鱼泥、肉末),先少后多的原则。

3) 断乳以出生10~12个月为宜。断乳后,应给予品种多样、易于消化、富有营养的食物。

4) 积极治疗各种急慢性疾病,特别是久吐久泻久痢患者,防止向疳证转化。

5) 对重症疳证小儿要加强皮肤护理,防止压疮的发生。加强眼部及口唇部护理,防止眼疳、口疳的发生。

小结 疳证以形体消瘦,面色萎黄,毛发稀疏,食欲异常,精神异常,大便不调为主要特征,并常伴有生长发育迟缓。其病因病机为饮食不节,喂养不当或疾病影响致脾胃受损,受纳转化失职,生化乏源。疳证的演变,有一个由浅入深,由轻至重,由脾胃而致其他脏腑的过程,其一般过程,有三个阶段:初期脾胃不和为疳气;继之脾虚夹积为疳积;后期气血两虚为干疳。病久气血虚衰,诸脏失养,由脾脏累及他脏,出现眼疳、口疳、疳肿胀的兼证。治法以调理脾胃为主,注意掌握疳气以和为主,疳积以消为主,或消补兼施,干疳以补为主的治疗方法,可分别选用资生健脾丸、疳积散、八珍汤等加减治疗。同时注意兼证的治疗,可分别选用石斛夜光丸、泻心导赤汤、实脾饮等加减治疗。

目 标 检 测

一、名词解释
1. 疳气 2. 疳积 3. 干疳 4. 疳肿胀

二、填空题
1. 疳证主要病机是_____、_____,可分为_____、_____、_____三大证候。
2. 疳证治疗原则是_____、_____、_____。

三、简答题
1. 疳有哪两种含义?
2. 疳证后期有哪些变证?
3. 小儿疳证除内服药外,还可选用哪些方法治疗?

四、病案
患者王某,男,2岁,体重10kg,为大便溏薄,消瘦半年余。患儿自断乳后饮食失节,即起腹泻,至今仍大便溏薄,日2~4次,夹不消化食物,量多味淡,面色萎黄无华,毛发稀黄如穗结,形体消瘦,肚腹膨胀,夜寐烦躁不宁,舌质淡,苔白厚腻,指纹淡滞。此为何病何证?如何治疗?

(张红丽)

10 心肝病证

10.1 惊　风

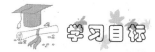学习目标

1. 简述惊风的概念及其"四证"、"八候"
2. 简述急慢惊风的病因病机
3. 叙述急慢惊风的诊断和辨证论治

惊风又名"惊厥",俗称"抽风",是小儿时期常见的一种病证,临床以抽搐伴神昏为主要特征,可由多种原因及多种疾病引起。本证一年四季均可发生,1~5岁婴幼儿多见,且年龄愈小,发病率愈高,其发病时症情多凶险,变化迅速,常可威胁小儿生命,所以古代医家认为惊风是一种恶候,如《幼科释谜》曰"小儿之病,最重唯惊",并列为古代儿科四大要证(痧、痘、惊、疳)之一。

根据惊风的病性可分为急惊风、慢惊风两大类,凡起病急暴,属阳属实者,统称急惊风;病久中虚,属阴属虚者,统称慢惊风。慢惊风中若出现纯阴无阳的危重证候,称为慢脾风。

古代医家概括惊风的证候特点为四证八候:四证者,指痰、热、惊、风见于急惊风;八候者,指搐、搦、颤、掣、反、引、窜、视。八候,急、慢惊风都可出现,表示惊风正在发作;但惊风发作,八候并不一定同时并见。

本病相当于现代医学的小儿惊厥。

惊风的范畴

由于惊风是一种证候,往往发生在许多疾病的过程中,因此它所涉及的范围较为广泛。一般说来,急惊风多包括现代医学高热惊厥、急性中毒性脑病、各种颅内感染等引起的惊厥等;慢惊风多包括现代医学的代谢疾病与水电解质紊乱,颅脑发育不全与损伤、出血、缺氧以及各种脑炎、脑膜炎、中毒性脑病恢复期出现的惊厥等。

10.1.1 病因病机

10.1.1.1 急惊风

急惊风来势急骤,临床表现以高热、抽搐、昏迷为主,以外感时邪,内蕴湿热,暴受惊恐为主要病因。

1) 感受时邪:外感六淫及疫疠之邪,皆能致惊。小儿肌肤薄弱,腠理不密,极易感受六淫之邪及疫疠之邪,侵及肌表,时邪从表入里,郁而化热化火,火甚生痰,热极生风。故病之初起,先

有外感表证,继则引动肝风,或逆传心包,可见发热、头痛、项强、神昏、抽风等证。

2）湿热疫毒：饮食不节,或误食毒邪污染之食物,郁结肠胃,湿热内伏,壅塞不消,气机不利,郁而化火。痰火湿浊,蒙蔽心包,引起肝风,故可见呕吐、腹胀、腹痛、便闭、惊厥,或高热、呕吐、便溏、泻痢、惊厥等证。

3）暴受惊恐：小儿神气怯弱,元气未充。如暴受惊恐,惊则伤神,恐则伤志,神志不宁,惊惕不安,或惊则气乱,恐则气下,气机逆乱致痰涎上壅,蒙蔽清窍,引动肝风而发为惊搐。

总之,急惊风多因外感六淫及疫疠之邪,化热化火,热陷厥阴,痰蒙清窍,引动肝风,而出现热、痰、惊、风四证,其病变部位主要在心肝两经,病性以实为主。

10.1.1.2 慢惊风

慢惊风来势缓慢,临床表现为抽搐无力,时作时止,反复难愈,多见于大病久病之后,或急惊风、温热病后期,逐渐形成。

1）脾胃虚弱：由于暴吐暴泻,久吐久泻,或因急惊治疗不当,过用峻利之品,以及他病误汗误下,导致脾胃虚弱,脾虚肝旺,肝亢化风,而成慢惊之证。

2）脾肾阳虚：由于禀赋不足,脾肾素亏,复因泄泻,阴寒内盛,而使阳气外泄,先则脾阳受伤,继则损及肾阳,而致脾肾阳虚。筋脉失于温煦,而见慢惊风证。病至此,皆虚极之候,虚极生风,此即"慢脾风"证。

3）阴虚风动：急惊风或温热病后期,迁延未愈,耗伤阴液,肾阴亏损,不能滋养肝木,肝血不足,筋失濡养,以致水不涵木,阴虚风动。

总之,慢惊风多因脾胃虚弱或脾肾阳虚,而致脾虚肝亢或虚极生风,或因急惊风、温热病后,肝肾阳虚,虚风内动,病位在肝、脾、肾,病性以虚为主,或见虚中夹实。

10.1.2 诊断与鉴别诊断

10.1.2.1 诊断要点

（1）急惊风

1）本病以3岁以下婴幼儿为多,5岁以上则逐渐减少。

2）突然发病,以四肢抽搐、颈项强直、角弓反张、神志昏迷为主要表现,多伴有发热。

3）有感受外邪及疫疠之邪病史,或暴受惊恐的病史。

4）有原发疾病,如感冒、肺炎、流行性腮腺炎等；中枢神经系统感染者,脑脊液检查有阳性改变,神经系统检查病理性反射阳性。

（2）慢惊风

1）有久吐、久泻、急惊风迁延未愈、佝偻病等病史。

2）起病缓慢,病程较长,症见面色苍白,嗜睡无神,抽搐无力,时作时止,或两手颤动,筋惕肉瞤,脉细无力。

3）根据临床表现,结合血液生化、脑电图、脑脊液、脑CT等检查,明确原发疾病。

10.1.2.2 鉴别诊断

（1）癫痫

本病多见于年长儿,一般不发热,常反复发作,发作时突然仆倒,不省人事,口中有畜样叫声,四肢抽搐,口吐白沫,须臾自止,醒后如常。脑电图可见癫痫波形。

(2) 厥证

厥证是由于阴阳失调,气机逆乱而引起,以突然昏倒,不省人事,四肢逆冷为主要表现的一种病证。其鉴别要点在于,厥证多出现四肢厥冷而无肢体抽搐或强直等表现。

10.1.3 辨证论治

10.1.3.1 辨证要点

(1) 辨惊风的性质

急惊风多病势急暴,形证有余,八候表现急速、强劲、有力,性属阳证、热证、实证。

慢惊风多病势缓慢,形证不足,八候表现迟缓、震颤、无力,性属阴证、寒证、虚证。

如果慢惊风进一步发展,严重损伤小儿阳气,出现阳气衰败的危象,则称为慢脾风,仍属于慢惊风的范畴。

(2) 急惊风辨四证

1) 热证:高热目赤,唇颊焮红,烦渴冷饮,便秘尿赤,甚至神昏谵语。
2) 痰证:咳嗽气促,痰涎壅盛或满口痰浊,喉中痰鸣,声如拽锯,神志不清或昏迷。
3) 惊证:昏谵惊叫,或恐惧不安。
4) 风证:牙关紧闭,口角牵引,二目窜视,四肢抽搐,项背强直,甚则角弓反张。

惊风四证是古代医家对急惊风病机变化和临床表现的高度概括。急惊风发作时,往往热、痰、惊、风四证并见,大多混同出现,难以截然分开。

(3) 慢惊风辨阳虚、阴虚

慢惊风多属虚证,主要从原发疾病、临床表现及舌象辨别。如原发疾病为吐、泻病证,舌淡胖苔白者多气虚、阳虚。如原发疾病为温热病,表现热病后期阴虚证候,舌红少苔则为阴虚。

(4) 辨惊风的程度

抽搐不重,抽搐次数不多,随抽随醒者,病情较轻。

病势急暴,抽搐频繁,神志昏迷者,病情危重。

(5) 辨惊风的预后转归

小儿惊风,由于发病因素不同,病情轻重浅深有别,故发作时间,可由数秒至数分钟,有时反复发作,甚至呈现持续状态。一般只要把痰热解除,惊搐即行缓解,惊搐停止后神志亦即恢复正常其预后良好,所谓"随惊随醒者易疗"。如果高热不退,反复惊搐,或者持续抽风不止,神志不清者,即预后较差,所谓"惊而不醒者难治"。

惊风的转归,有的则津液渐复,正气渐旺而告愈,有的则亡阴液脱,病情危重,有的由于阴劫神伤,筋脉受损,在疾病后期出现瘫痪、聋哑、痴呆、失明等一系列后遗症。

10.1.3.2 治疗原则

急惊风的治疗原则,以清热、豁痰、镇惊、息风为四大基本方法,宜结合具体病情加以辨证治疗。

慢惊风的治疗原则,则重在治本,以温中健脾,温补脾肾,育阴潜阳,柔肝息风为主。

10.1.3.3 分证论治

(1) 急惊风

1) 外感惊风

A. 风热动风

证候 本证起病较急,症见发热头痛,咳嗽流涕,咽红,烦躁不安,神昏惊厥。舌红苔薄黄,脉象浮数。

证候分析 风热之邪郁于肌表,上扰头目故发热头痛。风邪袭肺,则咳嗽流涕。上熏咽喉,故咽红。热扰心神则烦躁不安,神昏。热极生风故惊厥。舌红苔薄黄,脉象浮数,为风邪在表之象。

治法 疏风清热,息风镇惊。

方药 银翘散加减。

方中主用银花、连翘等疏风清热。有抽筋者,可加钩藤、僵蚕、菊花、生石决明平肝息风,可使邪去热退而惊止。

B. 气营两燔

证候 本证多见于盛夏炎热季节,起病较急,症见壮热多汗,头痛项强,恶心呕吐,烦躁神昏,四肢抽搐,惊厥不已。舌苔黄腻,脉象洪数。

证候分析 暑热之邪炽盛,郁蒸于外,故壮热多汗,上扰清阳,故头痛项强。阳明热盛,胃降失和,故恶心呕吐。暑邪最易伤心,神明无主,故昏沉嗜睡,或烦躁不安。热盛伤津,筋脉失其濡润,则肝风内动,故四肢抽掣,惊厥不已。舌苔黄腻,脉象洪数,为暑热炽盛之象。

治法 清气凉营,息风镇惊。

方药 清瘟败毒饮加减。

该方由生石膏、知母、甘草、黄连、黄芩、栀子、犀角、生地黄、赤芍、丹皮、桔梗、连翘、玄参、竹叶组成。为白虎汤、黄连解毒汤、犀角地黄汤合方。用大剂辛寒之白虎汤清阳明经热,并用黄连解毒汤泻火,犀角地黄汤凉血,使气血两清。

C. 邪陷心肝

证候 起病急骤,高热、抽搐、昏迷、烦躁口渴。舌质深红或绛,舌苔黄糙,脉数有力。

证候分析 病由感受疫疠之邪,故起病较急,传变迅速,内陷心肝证情亦较凶险。邪毒炽盛,故高热烦躁口渴。内陷心营,引动肝风则昏迷抽搐。舌苔脉象均为邪热炽盛之象。

治法 清心开窍,平肝息风。

方药 羚角钩藤汤加减。

羚羊角、钩藤平肝镇惊,桑叶、菊花清热平肝,白芍养阴柔肝,茯神安神镇惊。

2) 湿热疫毒

证候 起病急骤,高热、抽搐、昏迷、呕吐腹痛,大便腥臭或夹脓血。舌质红、苔黄腻,脉象滑数。

证候分析 此为湿热疫毒与食积交结,壅阻肠腑,故腹痛呕吐,大便脓血。邪毒内迫营血,直犯心肝,肝风内动,故见抽搐昏迷。舌质红、苔黄腻,脉滑数为湿热疫毒之象。

治法 清热化湿,解毒息风。

方药 黄连解毒汤加减。

该方由黄连、黄芩、黄柏、栀子组成。方中用黄芩泻上焦之火,黄连泻中焦之火,黄柏泻下焦之火,山栀通泻三焦之火,解炽盛之热毒。

3) 惊恐痉厥

证候 面色时青时赤,时发惊惕,甚则痉厥,偶有发热,大便色青。舌苔无异常变化,脉象多见数乱。

证候分析 小儿神怯胆虚,易受惊恐。心气受损,则真火不安本位,上越于面,故面呈赤色。

肝主筋脉,其色青,所以出现筋惕肉瞤,面色泛青,大便色青。惊则气乱,故脉呈散乱之象。

治法　镇惊安神。

方药　抱龙丸加减。

该方由朱砂、胆南星、雄黄、天竺黄、麝香组成。朱砂清心安神,天竺黄清心定惊,胆南星祛风化痰。

(2) 慢惊风

1) 脾虚肝亢

证候　形神疲惫,面色萎黄,嗜睡露睛,大便稀溏或带绿色,时有腹鸣,四肢不温,时有抽搐。舌淡苔白,脉沉弱。

证候分析　本证系脾虚肝旺而生风。脾为后天之本,气血生化之源,脾虚则生化乏源,营养不足,故精神疲惫,面色萎黄。脾虚运化失健,故大便稀溏或带绿色。脾阳不足则四肢不温。土弱则木侮,故时有抽搐,嗜睡露睛。舌淡苔白,脉沉弱为脾阳虚弱之象。

治法　温运脾阳,缓肝理脾。

方药　缓肝理脾汤加减。

该方由人参、白术、茯苓、白芍、陈皮、山药、扁豆、桂枝、炙甘草、生姜、大枣组成。方中党参、白术、炙甘草补益脾胃,白芍配甘草柔肝息风。虚寒明显者可用附子理中汤。

2) 脾肾阳虚

证候　面色㿠白,或灰滞,精神萎弱,额汗涔涔,四肢厥冷,嗜睡昏迷,手足蠕动,大便澄清。舌淡苔薄白,脉沉微。

证候分析　本证系脾肾阳虚,纯阴无阳的慢脾风证。脾主运化,赖肾之命火温煦,而肾阳又需赖脾阳运化的水谷精微充养,故脾阳损伤日久,肾阳亦渐虚亏。肾阳衰微,则元气虚弱,火不生土,寒水上泛,故面色㿠白,或灰滞,精神萎弱,额汗涔涔,四肢厥冷,甚至嗜睡昏迷。脾土衰败,肝木侮之,虚风内动,故手足蠕动。脾肾阳虚,寒湿内盛,故大便澄清。舌淡苔薄白,脉沉微为脾肾阳衰之象。

治法　温补脾肾,回阳救逆。

方药　固真汤加减。

该方由四君子汤加附子、肉桂、山药、黄芪组成。方中用人参大补元气,黄芪、白术、茯苓、山药、甘草温补脾气,炮附子、肉桂温阳救逆。

3) 阴虚风动

证候　虚烦疲惫,面色潮红,身热消瘦,手足心热,肢体拘挛或强直,时或抽搐,大便干结,舌质红绛少津,舌光无苔,脉象细数。

证候分析　本证系急惊风或他病经久不愈,热久阴伤,肝肾阴亏,阴虚风动所致。肝肾之阴不足,阴虚内热,故见虚烦低热,形疲神衰,面色潮红,手足心热。阴虚不能潜阳,水不涵木,筋脉失养,故肢体拘挛,时或抽搐。大便干结,舌光红绛少津,脉象细数,为阴液干涸之象。

治法　育阴潜阳,滋水涵木。

方药　大定风珠加减。

该方由白芍、阿胶、龟板、生地黄、火麻仁、五味子、牡蛎、麦冬、炙甘草、鳖甲、鸡子黄组成。本证一派阴虚风动之象,大定风珠为救阴之重剂,有填补真阴,潜摄浮阳,平息肝风之功用,故可用于本证。

10.1.4　其他疗法

10.1.4.1　中成药

1) 安宫牛黄丸:用于急惊风,邪陷心肝者。

2）羚羊角粉：用于急惊风外感惊风，由高热引起者。

10.1.4.2 单方验方

1）僵蚕 7 个，全蝎 3 个，朱砂 0.3g，共研细末，母乳汁调服，用于惊恐惊风。
2）全蝎、蜈蚣各等份研末，每次 0.2~1g，每日 2~3 次，用于各种惊风。
3）蕲蛇研细末，吞服，每次 1.5g。1 日 2 次，用于慢惊风土虚木亢证。

10.1.4.3 针灸疗法

（1）急惊风
1）体针：惊厥取人中、合谷、内关、太冲、涌泉、百会、印堂，高热取大椎、十宣放血，痰鸣取丰隆，牙关紧闭取下关、颊车，均采取中强刺激手法。
2）耳针：神门、皮质下强刺激。
3）指针：神昏窍闭，牙关紧闭者，用指甲掐合谷等穴。
（2）慢惊风
1）体针：上肢取内关、曲池、合谷，下肢取承山、太冲，牙关紧闭取下关、颊车。
2）灸法：取大椎、脾俞、命门、关元、气海、百会、足三里，适用于脾阳虚弱，或脾肾阳虚患儿。

10.1.5 西医疗法

惊厥发作时的治疗：
（1）退热
快速降温，可选择物理降温、药物降温。
（2）控制惊厥
1）地西泮：作用迅速，为首选药物，剂量为每次 0.3~0.5mg/kg 最大剂量不超过 10mg，缓慢静脉注射，必要时 30 分钟重复 1 次。
2）苯巴比妥钠：每次 5~10mg/kg，肌内注射。
3）10% 水合氯醛：25~50mg/（kg·次），保留灌肠。
（3）预防脑损伤
吸氧；严重的反复惊厥或癫痫持续状态者，可用 20% 甘露醇 1~2g/kg，于 30 分钟内快速静脉滴注。

10.1.6 预防与护理

1）高热患儿应及时降温，防止抽搐。
2）暑温、疫毒痢的患儿，应积极治疗原发病，防止惊厥反复发生。
3）慢惊风患儿，要加强体育锻炼，增强体质，减少发作。
4）患儿抽搐时，切勿强制牵拉肢体，防止扭伤肢体或其他意外事故。
5）患儿应侧卧，并用多层纱布包裹的压舌板，放在上下齿之间以防咬伤舌头。
6）随时吸出咽喉分泌物及痰涎，保持呼吸道畅通，防止窒息。必要时给予吸氧。
7）密切观察患儿的体温、呼吸、脉搏、血压及面色变化，防止病情恶化。
8）昏迷惊厥患儿应经常更换体位，每天用酒精擦受压部位，防止发生压疮。

9) 抽搐停止后,应保持室内安静,避免刺激,使患儿能得到休息。

10) 抽搐时一般禁食,抽止后以流食为主,病情好转后,应给予高营养易于消化的食物。

惊风以抽搐伴神昏为主要特征,有急惊风、慢惊风之分。急惊风的病因病机以热痰惊风为主,治疗以清热、豁痰、镇惊、息风为四大基本方法。风热动风宜疏风清热,息风镇惊;气营两燔宜清气凉营,息风镇惊;邪陷心肝宜清心开窍,平肝息风;湿热疫毒宜清热化湿,解毒息风。惊恐痉厥宜镇惊安神。可分别选用银翘散、清瘟败毒饮、羚角钩藤汤、黄连解毒汤、抱龙丸等加减治疗。慢惊风的病因病机以脾虚肝旺、脾肾阳虚、虚极生风和阴虚风动为主,治疗以温运脾阳,缓肝理脾;温补脾肾,回阳救逆;育阴潜阳,滋水涵木等法为主,可分别选用缓肝理脾汤、固真汤、大定风珠等加减治疗。

目 标 检 测

一、名词解释
1. 急惊风　　　　2. 慢惊风

二、填空题
1. 惊风四证是_____、_____、_____、_____。
2. 惊风八候是_____、_____、_____、_____、_____、_____、_____、_____。

三、简答题
1. 外感惊风的惊风特点有哪些?
2. 急惊风应如何辨证治疗?
3. 慢惊风的治疗,为何重在治本?

四、病案
患儿,3岁。主诉:发热1天,抽搐1次。患儿昨日开始发热(T 38.3℃)、流涕、咳嗽、有痰不易咯出、大便干燥、三日未行,曾自服双黄连口服液等药物治疗,体温未降。今日午后患儿烦躁不安,体温40℃,突发神志昏迷,四肢抽搐,牙关紧闭,口唇色青,舌红苔黄,脉浮数。试就本例患儿,作出中医病证诊断,辨证分析,提出治法、方药,开出处方。

10.2 癫　痫

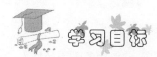

1. 叙述癫痫的诊断要点
2. 列出癫痫的分证论治

癫痫是一种发作性神志异常疾病,俗称"羊痫风"。临床以突然昏仆,昏不识人,口吐涎沫,两目上视,四肢抽搐,喉中发出异声,片刻即醒,醒后一如常人为特征。我国人群癫痫患病率约为3‰~6‰,其中多数在儿童时期就已发病。本病起病突然,发作多无规律,发作持续时间较长者,呈癫痫持续状态,为儿科危急病症,需及时抢救治疗,尽快控制发作。本病预后,与发病轻重、发作持续时间长短有一定的关系,长期反复发作可导致智力障碍。

本病现代医学也称"癫痫",认为是一种脑功能异常导致的慢性疾病。

癫痫持续状态

癫痫发作持续30分钟以上,或反复发作持续30分钟以上,发作间隙意识不恢复者,称为癫痫持续状态,为儿科急危病症,需及时抢救治疗,尽快控制发作。

10.2.1 病因病机

癫痫的病因复杂,但不外先天因素与后天因素两大方面。先天多责之于胎元失养,脏腑功能失调,气机逆乱;后天多与惊、风、痰、热、食、外伤等因素有关。

1) 顽痰阻窍:禀赋不足,元阴亏乏,或调摄不当,导致脾失健运,聚湿生痰,痰浊内生,痰阻经络,脏腑气机升降失常,阴阳不相顺接,清阳被蒙,因而作痫。

2) 暴受惊恐:若母惊于外,则胎感于内,势必影响胎儿,生后若有所犯,则引发痫证。后天之惊与生理特点有关,小儿神气怯弱,元气未充,若乍见异物,卒闻异声,或不慎跌仆,暴受惊恐,可导致气机逆乱,痰随气逆,蒙蔽清窍,阻滞经络,而发为痫证。

3) 惊后成痫:如小儿惊风反复发作,风邪与伏痰相搏,进而阻塞心窍,扰乱神明,横窜经络,形成癫痫。正如《证治准绳》"惊风三发便为痫"之说。

4) 血滞心窍:产时手术损伤,或其他颅脑外伤,均可使血络受损,血溢脉外,瘀血停积,血滞心窍,精明失主,混乱不识人,筋脉失养,发为癫痫。

总之,癫痫的病位涉及心肝脾肾,脏腑虚损、气机失调为本,顽痰、瘀血为标,一时痰随气逆,瘀血阻络,清阳蒙蔽,扰动肝风,是癫痫发作的主要病机。

10.2.2 诊断与鉴别诊断

10.2.2.1 诊断要点

1) 主症:①卒然仆倒,不省人事;②四肢抽搐,项背强直;③口吐涎沫,牙关紧闭;④目睛上视;⑤瞳仁散大,对光反射迟钝或消失。

2) 反复发作,可自行缓解。

3) 急性起病,经救治多可恢复,若日久频发,可并发健忘、痴呆等症。

4) 病发前常有先兆症状,发病可有诱因。

5) 脑电图表现异常。

主症中有1)、2)、5),并具备2)、3)两项条件者,结合先兆、诱因、脑电图等方面的特点,即可确定诊断。

10.2.2.2 鉴别诊断

1) 晕厥:多见于青春期,可有家族史,是暂时性脑血流灌注不足和缺氧引起的一过性意识障碍,晕厥前可有不安、苍白、汗出、视物模糊,继而意识丧失。极少数有肌肉小抽动,神经系统检查正常,脑电图正常。

2) 屏气发作:首次发作多在6~15个月间,发作频率不定。5~6岁后自行缓解。常在恐惧、发怒或未满足要求时大声哭喊或惊吓后,出现一过性呼吸暂停,青紫,重者可意识丧失,全身强直或抽动,约1~3分钟缓解。脑电图正常。

3) 癔症性发作:年长儿发病表现为发作性昏厥和四肢抽动,意识存在,慢慢倒下,不受伤,抽搐无规律,有情绪倾向,周围有人则发作加重,暗示疗法有效,脑电图正常。本病与精神因素有关。

10.2.3 辨证论治

10.2.3.1 辨证要点

1) 辨病因:惊痫发病前可有受惊恐史,发作时多惊惕哭闹,惊叫;风痫多由外感诱发,发作时抽搐显著;痰痫发作以神昏或伴痰涎壅盛;瘀血痫通常有产伤或外伤史,头疼部位固定。

2) 辨轻重:轻者时发时止,持续时间短暂,抽搐轻微;重者发作频繁,抽搐严重,甚至发作持续,呈持续状态,可危及生命。

10.2.3.2 治疗原则

癫痫的治疗,当辨别标本虚实,发作时以治标为主,豁痰息风、镇惊开窍为基本大法。缓解时标本同治。

10.2.3.3 分证论治

(1) 惊痫

证候 起病前常有惊吓史。发作时惊叫、吐舌、急啼,面色时红时白,惊惕不安,发作时突然跌倒,双目上吊,摇头瘛疭,口噤不开或口开目张。手足摇动,抽动不已。舌苔薄白,脉象弦滑。

证候分析 本证多有受惊恐史。小儿神气怯弱,惊则气乱,恐则气下,伤及心神,神气愦乱,故惊惕,惊叫,面色乍白乍红。肝风引动,则手足摇动,口开目张,脉弦,为惊恐之象。

治法 镇惊安神。

方药 镇惊丸加减。

该方主要由茯神、麦冬、枣仁、远志、石菖蒲、黄连、钩藤、胆南星、天竺黄等组成。方中茯神、枣仁、远志宁心安神,菖蒲、半夏、胆南星豁痰开窍,钩藤、天麻息风止痉,黄连泻火解毒。抽搐频发者加蜈蚣、全蝎、白芍柔肝息风。

(2) 风痫

证候 发作时突然昏仆,眼睛发青,两目上视或斜视,面色红赤,手指明显抽搐,屈伸如数物状,颈项强直。舌苔白腻,脉弦滑。

证候分析 本证多由惊风反复发作转化而来。风痰上泛,蒙蔽心窍,故突然昏仆。引动肝风,邪窜经脉,则两目上视,手足抽搐,颈项强直。脉弦滑为肝亢风痰内蕴之象。

治法 息风定痫。

方药 定痫丸加减。

该方主要由天麻、川贝、胆星、半夏、陈皮、茯苓、茯神、丹参、麦冬、菖蒲、远志、竹沥、甘草等组成。方中天麻息风止痉,菖蒲、远志芳香开窍,茯神宁心安神,川贝、胆南星、半夏、竹沥清热豁痰。若抽搐频繁,可加用羚羊角粉加强镇痉息风之力。

(3) 痰痫

证候 发作时痰涎壅盛,喉间痰鸣。口角流涎,瞪目直视,神志模糊。犹如痴呆,失神,面色黄而不华,手足抽搐不甚明显。舌苔白腻,脉象弦滑。

证候分析 痰浊上蒙清窍,神明无主,故神志不清。风痰上乘,痰涎壅盛,故喉间痰鸣。风痰窜络,则手足抽搐不显。舌苔白腻,脉弦滑为痰湿之象。

治法 涤痰开窍。

方药 涤痰汤加减。

该方主要由半夏、陈皮、竹茹、枳实、生姜、胆南星、人参、菖蒲等组成。方中半夏、陈皮、胆南星燥湿祛痰,菖蒲开窍醒神,枳实豁痰开胸,竹茹清化痰热,人参、茯苓、甘草健脾化痰。发作频繁抽搐明显可加天麻、钩藤息风镇惊。

(4) 瘀血痫

证候 发作时头晕眩仆,神昏窍闭,四肢抽搐,可伴有头痛,形体消瘦,肌肤枯燥色紫,面色泛青。舌红少津,可见瘀斑,脉象细涩。

证候分析 本症见于有外伤及产伤史的患儿。外伤产伤,经脉受损,血滞心窍,则突然昏仆,神志不清。血瘀气结,肝脉不舒,故四肢抽搐。瘀血内停,肌肤失于濡养,故肌肤枯燥色紫。瘀血阻滞不通,故头痛,痛有定处。舌见瘀斑,脉细涩皆为瘀血内阻之象。

治法 活血化瘀,通窍定痫。

方药 通窍活血汤加减。

该方主要由赤芍、川芎、桃仁、红花、红枣、生姜、麝香、大葱组成。方中赤芍、川芎、桃仁、红花活血祛瘀,老葱、麝香辛香走窜,通关宣窍,佐黄酒引药上行,加强活血祛瘀之力。抽搐频繁者可加羚羊角、钩藤镇惊止痉。

以上各种痫证,若病久不愈,或患儿体质素虚,神怯食少,面色不华,形容憔悴,腰膝酸软,脉弱无力者,则属肝肾亏损,气血耗散,治宜滋补肝肾,养心益脾,可用大补元煎培补肝肾,补益精气。纳少运迟,痰多神倦明显者,宜合六君子汤调理脾胃,以杜生痰之源。如精神不振,久而不复,当大补精血,益气养神,宜常服紫河车丸。

10.2.4 其他疗法

10.2.4.1 中成药

1) 礞石滚痰丸:每服3~6g,每日2~3次,用于痰痫。
2) 牛黄清心丸:每服1丸,每日1次,5岁以下小儿酌减。有清心安神之效。

10.2.4.2 针灸疗法

1) 体针:发作期取水沟、合谷、十宣、内关、涌泉,针刺用泻法;休止期取大椎、神门、心俞、合谷、丰隆,针刺用平补平泻法,隔日1次。百会、足三里、手三里灸治,各3壮,隔日1次。
2) 耳针:取胃、皮质下、神门、心。每次选用3~5穴,留针20~30分钟,间歇捻针。或埋针3~7天。

10.2.5 西医疗法

(1) 药物治疗

合理使用抗癫痫药物,早期治疗,根据发作类型选择单药或联合用药,用药剂量个体化,长期规则服药以保证稳定血药浓度,定期复查。常用抗癫痫药物有苯巴比妥、丙戊酸钠等。

(2) 手术治疗

对于部分难治性癫痫可考虑手术治疗。

(3) 癫痫持续状态的治疗

1) 尽快控制惊厥发作:首选地西泮,剂量为每次 0.3~0.5mg/kg,最大剂量不超过 10mg,静脉缓慢推注,速度不超过 1~2mg/min(新生儿 0.2 mg/min),必要时 1/2~1 小时可重复 1 次。常用药物有苯巴比妥钠、10% 水合氯醛。

2) 支持对症治疗。

10.2.6 预防与护理

1) 注意产前与围产期保健,避免产伤与脑缺氧、感染等。

2) 婴儿期注意防治低钙痉挛,高热惊厥及各种中枢神经系统疾病,避免造成脑损伤。儿童积极防治寄生虫病。

3) 抽搐时,切勿强力制止,使患儿侧卧,并可用纱布包裹压舌板放在上下牙齿之间,保持呼吸道通畅,防止唇舌咬伤或发生窒息。

癫痫是一种发作性神志异常疾病。临床以突然昏仆,昏不识人,口吐涎沫,两目上视,四肢抽搐,喉中发出异声,片刻即醒,醒后一如常人为特征。癫痫的病因复杂,但不外先天因素与后天因素两大方面。先天多责之于胎元失养,脏腑功能失调,气机逆乱;后天多与惊、风、痰、热、食、外伤等因素有关。癫痫的病位涉及心肝脾肾,脏腑虚损,气机失调为本,顽痰、瘀血为标,一时痰随气逆,瘀血阻络,清阳蒙蔽,扰动肝风,是癫痫发作的主要病机。临床分惊痫、风痫、痰痫、瘀血痫证型,治法以镇惊安神、息风定痫、涤痰开窍、活血化瘀为主,方选镇惊丸、定痫丸、涤痰汤、通窍活血汤加减治疗。

目标检测

一、名词解释

风痫

二、填空题

1.癫痫临证分 _____、_____、_____、_____ 证型。

2.癫痫发作时的主症有 _____、_____、_____、_____、_____。

三、问答题

1.简述癫痫的治疗原则?

2. 简答癫痫持续状态的治疗?

四、病案

患儿,8岁。主诉:间断抽搐3次。患儿5年前因发热抽搐2次;3天前无明显诱因,又见抽搐。发作时神志不清,四肢抽搐,两目斜视,牙关紧闭,口吐白沫,约1分钟后缓解,抽后昏睡,无二便失禁。舌淡红苔薄白,脉弦滑。查脑电图示痫性放电。试就本例患儿,作出病、证诊断,辨证分析,提出治法、方药,开出处方。

10.3 病毒性心肌炎

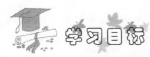

1. 说出病毒性心肌炎的临床特征
2. 简述病毒性心肌炎的病因病机
3. 列出病毒性心肌炎的诊断要点
4. 叙述病毒性心肌炎的辨证分型与治疗

病毒性心肌炎是因病毒侵犯心脏,以心肌炎性病变为主要表现的疾病,临床以神疲乏力、面色苍白、心悸气短、肢冷多汗等为主要特征。常继发于感冒、麻疹、痄腮、泄泻等病之后,一年四季均可发病,但主要发生在春秋两季,发病年龄以3～10岁小儿多见。本病临床表现轻重不一,病程长短不一,多数预后良好,少数重症患儿可发生心阳虚衰,阳气暴脱而危及生命,部分患儿因失治、误治而使病程迁延,经长期治疗后方可痊愈。

本病可属于中医"惊悸"、"怔忡"、"胸痹"等范畴。

10.3.1 病因病机

病毒性心肌炎发生的外因是感受风热、湿热邪毒,内因为正气不足,情志变化、疲劳、外感等因素又为发病的诱因。

风热邪毒,由口鼻皮毛而入,邪犯肺卫;或湿热邪毒从口鼻而入,蕴于胃肠,故见风热、湿热表证,继则邪毒由表入里,内犯于心,心脉瘀阻,心血运行不畅出现心悸气短、胸闷乏力等症。邪毒耗伤心气,心气不足,血行无力,血流不畅,可导致气血瘀滞,热毒之邪,灼伤营阴,致心之气阴亏损,心脉失养,可见心悸不宁;热毒在肺,肺失宣达,灼津成痰,痰邪内生。痰凝气滞,血行不畅,痰瘀互结,加重心脉痹阻,气血运行更显涩滞不畅,故胸痛、唇紫、脉促或结代等。邪毒耗伤气阳,心阳不振,心脉失于温养,则怔忡不安,若病邪深陷,正气不支,心气衰弱,心阳不足,进一步发展则出现心阳虚脱,阳气不达四末而见四肢厥冷、脉微欲绝等。本病后期常因医治不当,或汗下太过,气阴受损,心脉失养,出现以心悸为主的虚证。

总之,本病以感受风热、湿热邪毒为发病主因,心之气阴受损,血脉瘀滞是主要的病理变化,瘀血、痰浊是病变中的病理产物,其临床表现早期以邪实正虚,虚实夹杂的证候为主;后期则以正气虚亏,心之气阴不足为主。

10.3.2 诊断与鉴别诊断

10.3.2.1 诊断要点

1) 发病前曾患感冒、泄泻、痄腮、风疹等疾病。
2) 有心功能不全,心源性休克或心脑综合征,常见神疲乏力,面色苍白,心悸气短,心前区疼痛,胸部憋闷,善太息,肢冷多汗,肌痛,脉数、促或结代等症状。
3) 心脏听诊为心音低钝,心率加快,有奔马律,心律不齐。
4) 心电图示心律失常,ST—T改变,心脏扩大。
5) 血清肌酸磷酸激酶的同工酶(CK-MB)升高。
6) 心肌肌钙蛋白(cTnI,cTnT)阳性。

心肌肌钙蛋白

心肌肌钙蛋白是心肌收缩的调节蛋白。目前,用于实验诊断的是 cTnI 和 cTnT 两种亚基。当心肌损伤后,心肌肌钙蛋白复合物释放到血液中,4~6小时后,开始在血液中升高,升高的肌钙蛋白能在血液中保持很长时间6~10天。肌钙蛋白具有高度心肌特异性和灵敏度,所以肌钙蛋白成为目前诊断心肌炎的理想标志物。

10.3.2.2 鉴别诊断

1) 风湿热:多见于年长儿,常引起心肌损害,出现与本病相似的症状。但可伴有游走性关节疼痛,皮下结节,化验抗链球菌溶血素"O"滴度增高,血沉增快,C反应蛋白和黏蛋白增高。
2) 先天性心脏病:较大患儿能自述心悸、胸闷、头晕、乏力,活动后加剧,有反复呼吸道感染病史,有心功能不全的症状,如喂养困难、气促多汗、声音嘶哑、易疲劳、生长发育迟缓,或有严重发绀、杵状指、胸骨左缘可听到粗糙响亮的全收缩期杂音。

10.3.3 辨证论治

10.3.3.1 辨证要点

1) 辨虚实:起病较急,病程短暂,症见心悸胸闷,气短痰多,舌红苔黄,属实证。病程日久,症见心悸气短,神疲乏力,面㿠多汗。舌淡或偏红,苔少,属虚证。
2) 辨轻重:神志清楚,神态自如,面色红润,脉实有力者,病情轻。若面色㿠白,四肢厥冷,口唇青紫,烦躁不安,脉微细欲绝或频繁结代者,病情危重。

10.3.3.2 治疗原则

病毒性心肌炎的治疗原则是扶正祛邪。初起热毒犯心者,治以清热解毒;湿热侵心者,治以清热化湿;气阴亏虚者,治以益气养阴;心阳虚弱者,治以温振心阳;痰瘀互阻者,治以化痰活血。

10.3.3.3 分证论治

(1) 风热犯心

证候 恶寒发热,或不发热,鼻塞流涕,咽红肿痛,咳嗽有痰,心悸胸闷。舌红,苔薄黄,脉浮数或促。

证候分析 此证多由呼吸道病毒感染而继发。热毒之邪由口鼻或皮毛侵袭,卫外不固,正邪交争,故恶寒发热。风邪束表,肺失宣达,故鼻塞流涕,咽红肿痛,咳嗽有痰。热毒之邪侵犯于心,故见心悸。气机不畅则胸闷不舒。舌红,苔薄黄,脉浮数或促为热毒之象。

治法 清热解毒。

方药 银翘散加减。

方中以银花、薄荷、淡豆豉等疏风清热、连翘、板蓝根、玄参清热解毒,凉血活血,加太子参、麦冬益气养阴。

(2) 湿热侵心

证候 寒热起伏,全身肌肉酸痛,恶心呕吐,腹痛泄泻,心悸胸闷,肢体乏力。舌质红、苔黄腻,脉濡数或结代。

证候分析 湿热邪毒蕴于脾胃,上犯于心,可见寒热起伏,肌肉酸痛,恶心、呕吐,腹痛泄泻及心悸胸闷,肢体乏力的表现。

治法 清热化湿。

方药 葛根黄芩黄连汤加减。

方中以葛根清热解表,黄连、板蓝根清热解毒化湿,苦参、黄芩清热化湿,陈皮、石菖蒲、茯苓、郁金行气化湿安神。

(3) 气阴亏虚

证候 心悸不宁,活动后加重,神疲倦怠,少气懒言,烦热口渴,夜寐不安。舌光红,脉细数或结代。

证候分析 疾病日久,气阴两虚。气虚则心悸,活动后加剧,神疲倦怠,少气懒言。阴虚则烦热口渴,夜寐不安,舌苔脉象均为气阴两虚之征。

治法 益气养阴。

方药 炙甘草汤合生脉散加减。

生脉散中以人参、麦冬、五味子益气生津。炙甘草汤中以炙甘草甘温益气,缓急养心。桂枝通阳复脉,阿胶、生地滋阴清热。两方共用具有益气养阴,宁心安神之效。

(4) 痰瘀互阻

证候 心悸胸闷,头晕气短,咳嗽痰多,甚则咳喘不能平卧。舌淡紫,苔白腻,脉滑或结代。

证候分析 病情迁延,心肌受损,病及脾肺,脾虚则不能布散水津,肺虚则失于清肃,痰浊内生,停于心下,故咳嗽多痰,心悸头晕,苔白腻。胸阳失于宣展,络脉阻,气机不畅,故胸闷气短。气血瘀滞,心脉痹阻,故胸痛,舌淡紫。

治法 化痰活血。

方药 瓜蒌薤白半夏汤合失笑散加减。

用瓜蒌薤白半夏汤化痰泄浊,该方瓜蒌、薤白、半夏、白酒组成,瓜蒌理气宽胸,涤痰散结,薤白温通心阳,散结止痛,为治胸痹之要药,半夏化痰下气,白酒温通阳气。失笑散由蒲黄、五灵脂组成,活血化瘀。

(5) 心阳虚弱

证候 面色㿠白,心悸气短,大汗淋漓,四肢厥冷,呼吸微弱。苔白,脉微欲绝或脉细弱而数。

证候分析　此证为本病的危重证候,应重在扶正,回阳固脱,必要时中西医结合治疗。心阳不振,不能温养肌肤,故面色㿠白。心阳虚弱,鼓动无力,血行不畅,心失所养,故心悸气短。阳气不达四肢,故四肢厥冷。病情严重,心阳暴脱,宗气大泄,则大汗淋漓,呼吸微弱,脉微欲绝。

治法　温振心阳。

方药　桂枝甘草龙骨牡蛎汤加减。

方中桂枝、甘草辛甘化阳,龙骨、牡蛎重镇安神,敛汗固脱。

10.3.4　其他疗法

10.3.4.1　中成药

1) 生脉饮:具有益气复脉,养阴生津之功效,适用于气阴两伤,心悸气短,脉微虚汗等,每服10ml,每日2~3次。

2) 复方丹参片:具有活血化瘀,行气止痛的功效,适用于气滞血瘀而致心悸胸闷,胸痛如针刺等证,每服1~2片,每日2~3次。

10.3.4.2　针灸疗法

1) 体针:主穴取心俞、巨阙、间使、神门、血海,配穴取大陵、膏肓、丰隆、内关,用补法得气后留针30分钟,隔日1次。

2) 耳针:取心、交感、神门、皮质下,隔日1次,或用王不留行籽压穴,用橡皮膏固定,每日按压2~3次。

10.3.5　西医疗法

(1) 休息

急性期需卧床休息,休息时间至少热退后3~4周,减轻心脏负荷。

(2) 药物治疗

1) 对于仍处于病毒感染早期患者,可选用抗病毒治疗,阿昔洛韦50~100mg/kg,每日1次。

2) 改善心肌营养:1,6-二磷酸果糖,每次100~250mg/kg,每日1次,静脉滴注,疗程10~14天。同时可选用大剂量维生素C,每次100~120mg/kg,每日1次,辅酶Q_{10}、维生素E。

3) 其他治疗:可根据病情联合应用利尿剂、洋地黄和血管活性药物;心律失常者,根据不同类型心律失常选择相应治疗。

10.3.6　预防与护理

1) 加强锻炼,增强体质,避免感冒、腹泻、劳累等诱因。

2) 急性期应卧床休息,一般需休息到热退后3~4周,重者宜卧床半年到1年。

3) 烦躁不安时,给予镇静剂,保持安静,减少活动量,以减轻心脏负担,待体温稳定3~4周后,心衰控制,心律失常好转,心电图异常纠正时,可逐渐增加活动量。

4) 仔细观察患儿病情变化,特别是心率、呼吸、面色,一旦发生呼吸急促,面色青紫,应及时抢救。

5) 饮食宜营养丰富而易于消化,少量多餐。

病毒性心肌炎是由于病毒感染引起的以局限性或弥漫性心肌炎性病变为主的疾病,以神疲乏力,面色苍白,心悸气短,肢冷多汗等为主要临床特征。其病因病机为感受风热、湿热邪毒,内犯于心,心脉痹阻,热毒伤阴而致气阴亏虚,心阳虚弱,病情严重者可出现心肾阳虚、心阳虚脱之危证。病情迁延伤及肺脾,可致痰瘀互结。瘀血、痰浊是病变中的病理产物。治法以清热解毒、清热化湿、益气养阴、化痰活血、温振心阳等法为主,可分别选用银翘散、葛根黄芩黄连汤、炙甘草汤合生脉散、瓜蒌薤白半夏汤合失笑散、桂枝甘草龙骨牡蛎汤等加减治疗。

目标检测

一、名词解释

病毒性心肌炎

二、填空题

1. 病毒性心肌炎病因是_____、_____。其病理产物是_____、_____。
2. 病毒性心肌炎的治疗原则分别是_____、_____、_____、_____、_____。

三、简答题

1. 简述病毒性心肌炎的诊断要点。
2. 简述病毒性心肌炎痰瘀互阻型的主证、治法和代表方药。

四、病案

患儿,女,8岁。感冒后自觉胸闷、乏力2周,间断出现憋气,心悸不适,心前区不适,活动后诸症加重。轻咳、咽痛、纳可、便调。查体:咽充血,双扁桃体Ⅰ度肿大,心音尚有力,偶发早搏,心率115次/分。舌质红,苔薄黄,脉数。实验室检查提示心电图:偶发早搏,Ⅱ、avF、V_5导联T波倒置已持续4天。血心肌酶:CPK、CK-MB均显著升高。血cTnI阳性。试就本例患儿,作出西医疾病、中医证候诊断,辨证分析,提出治法、方药,开出处方。

10.4 多发性抽动症

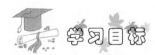

1. 简述多发性抽动症的病因病机
2. 叙述多发性抽动症的临床表现及辨证论治

多发性抽动症,曾称抽动-秽语综合征,现称发声与多种运动联合抽动障碍,是一种复杂的神经精神性疾病。临床以慢性、波动性、多发性、运动肌快速抽搐,并伴有不自主发声和语言障碍为特征。此外,还可能有各种行为紊乱,强迫观念与行为,认知障碍(如智能迟钝,学习困难,视觉或运动失知)。本病多见于儿童,常起病于4~12岁,7~8岁为发病高峰。男女之比为3:1。

中医文献中无此病名,根据其临床表现,与中医痉证,风证有相关之处,属中医学惊风、抽搐、筋惕肉䐃、瘛疭、痉病等范畴。

铅中毒

铅中毒被视为当今儿童智能发育的第一杀手,铅超标会使儿童出现多动、注意力不集中、行为冲动、智商下降,语言功能发育迟缓等。铅主要通过消化道、呼吸道、皮肤三个途径进入人体。汽车尾气是铅污染最大的元凶。其次,家庭装修中颜料、油漆含铅量都很大。另外,涂覆油漆的儿童玩具中含铅量也较高。多食含钙、铁、锌、硒丰富的食物、鱼肉蛋禽及富含维生素的蔬菜,水果等可促进排铅。

10.4.1 病因病机

本病病因是多方面的,与先天禀赋不足、产伤、窒息、感受外邪、情志失调等因素有关,多由五志过极、风痰内蕴而引发。病位主要在肝,因肝为风木之脏,喜条达而主疏泄,其声为呼,其变动为握,故《小儿药证直诀·肝有风甚》指出:"凡病或新或久,皆引肝风,风动而上于头目,目属肝,肝风入于目,上下左右如风吹,不轻不重,儿不能任,故目连劄也。"

1) 气郁化火:肝主疏泄,性喜条达,若情志失调,气机不畅,郁久化火,引动肝风,上扰清窍,则见皱眉眨眼,张口歪嘴,摇头耸肩,口出异声秽语。气郁化火,耗伤阴精,肝血不足,筋脉失养,虚风内动,故伸头缩脑,肢体颤动。

2) 脾虚痰聚:先天不足或病后失养,损伤脾胃,脾虚不运,水湿停聚,聚液成痰,痰气互结,壅塞胸中,心神被蒙,则胸闷易怒,脾气乖戾;脾主肌肉四肢,脾虚肝旺,肝风夹痰上扰,故头项、四肢、肌肉抽动。

3) 阴虚风动:素体真阴不足,或热病伤阴,或肝病及肾,肾阴亏虚,水不涵木,虚风内动,故头摇肢颤。

总之,本病病位在肝,与心脾肾有关,风火痰内蕴,肝风扰动为主要病机。

10.4.2 诊断与鉴别诊断

10.4.2.1 诊断要点

1) 起病年龄 2~15 岁,多数见于 6~9 岁,男多于女。

2) 由面肌、眼肌、颈肌或上肢肌迅速、反复不规则的抽动起病,其后症状加重,出现肢体或躯干短暂的、暴发性的不自主运动,以固定的方式重复出现,动作特点为重复、快速、无目的性,动作无节律性,入睡后消失。在抽动时,可出现异常的发音,部分患儿有粗言秽语。神经系统检查正常或轻度异常。

3) 脑电图正常或轻度异常。

4) 病程呈慢性过程,但呈明显波动性,病程至少持续 1 年。

10.4.2.2 鉴别诊断

1) 肌阵挛:是癫痫中的一个类型,往往是一组肌群突然抽动,患儿可表现突然地前倾和后倒,肢体或屈或伸。

2) 注意缺陷多动障碍:本病以注意力不集中,自我控制差,动作过多,情绪不稳,冲动任性,伴有学习困难,但智力正常或基本正常为临床特征。两病兼见亦为临床常见。

10.4.3 辨证论治

10.4.3.1 辨证要点

本病以八纲辨证为纲,重在辨阴、阳、虚、实。本病之标在风火痰湿,其本在肝脾肾三脏,尤与肝经最为关切。往往三脏合病,虚实并见,风火痰湿并存,变异多端。气郁化火者,病初多为肝阳上亢,属实证,其面红目赤,急躁易怒,抽动频繁,舌红苔黄;脾虚痰聚者,为本虚标实,虚实夹杂,其面黄体瘦,胸闷作咳,抽动无常,舌淡苔白或腻;阴虚风动者,为肝肾不足,属虚证,其形体消瘦,两颧潮红,抽动无力,舌红苔少。

10.4.3.2 治疗原则

以平肝息风为基本法则。气郁化火者,宜清肝泻火,息风镇惊;脾虚痰聚者,宜健脾化痰,平肝息风;阴虚风动者,宜滋阴潜阳,柔肝息风。

10.4.3.3 分证论治

(1) 气郁化火

证候 面红目赤,烦躁易怒,皱眉眨眼,张口歪嘴,摇头耸肩,发作频繁,抽动有力,口出异声秽语,大便秘结,小便短赤。舌红苔黄,脉弦数。

证候分析 情志失调,气机不畅,郁久化火,引动肝风,上扰清窍,则见皱眉眨眼,张口歪嘴,摇头耸肩。肝其声为呼,其性刚直,欲畅其通达之性,故口出异声秽语。舌红苔黄,脉弦数为肝火内炽之象。

治法 清肝泻火,息风镇惊。

方药 清肝达郁汤加减。

该方由焦栀子、白芍、柴胡、丹皮、薄荷、菊花、橘白、当归、青橘叶组成。方中栀子、菊花、丹皮清肝泻火,柴胡、薄荷、青橘叶疏肝解郁,钩藤、白芍、蝉蜕平肝息风,琥珀、茯苓宁心安神,甘草调和诸药。

(2) 脾虚痰聚

证候 面黄体瘦,精神不振,胸闷作咳,喉中声响,皱眉眨眼,嘴角抽动,肢体动摇,发作无常,脾气乖戾,夜睡不安,纳少厌食。舌质淡,苔白或腻,脉沉滑或沉缓。

证候分析 脾胃虚弱,气血化生乏源,故面黄体瘦。脾虚不运,水湿停聚,聚液成痰,痰气互结,壅塞胸中,则胸闷易怒,喉中声响。脾主肌肉四肢,脾虚肝旺,肝风夹痰上扰,故头项、四肢、肌肉抽动。舌淡苔白或腻,脉滑为脾虚痰聚之象。

治法 健脾化痰,平肝息风。

方药 十味温胆汤加减。

该方由人参、熟地、枣仁、远志、五味子、茯苓、半夏、枳实、陈皮、甘草组成。方中党参、茯苓健脾助运,陈皮、半夏燥湿化痰,枳实顺气消痰,远志、枣仁化痰宁心,钩藤、白芍、石决明平肝息风,甘草调和诸药。

（3）阴虚风动

证候　形体消瘦,两颧潮红,五心烦热,性情急躁,口出秽语,挤眉眨眼,耸肩摇头,肢体震颤,睡眠不宁,大便干结。舌质红绛,舌苔光剥,脉细数。

证候分析　阴血亏虚,形体失养,故形体消瘦。阴虚火旺,虚烦内生,故五心烦热,性情急躁,肝病及肾,肾阴亏虚,水不涵木,虚风内动,故挤眉眨眼,头摇肢颤。舌红绛,苔光剥,脉细数为阴虚之象。

治法　滋阴潜阳,柔肝息风。

方药　大定风珠加减。

方中龟板、鳖甲、生牡蛎滋阴潜阳,生地、阿胶、鸡子黄、麦冬、麻仁、白芍柔肝息风,甘草调和诸药。

10.4.4　其他疗法

10.4.4.1　中成药

1）当归龙荟丸:每次 2~3g,每日 2~3 次,口服,用于气郁化火证。
2）杞菊地黄丸:每次 3~6g,每日 2~3 次,口服,用于阴虚风动证。

10.4.4.2　针灸疗法

1）体针:太冲、风池、百会。配穴:印堂、迎香、地苍、内关、丰隆、神门。
2）耳针:皮质下、神门、心、肝、肾,每次 2~3 穴,耳穴埋针。

10.4.4.3　经验方

生地、钩藤、蝉蜕各 12g,黄连 4g,胆南星、薄荷、甘草各 3g。每日 1 剂,水煎分早、晚服。清热泻火,化痰宁心,用于气郁化火证。

10.4.5　西医治疗

10.4.5.1　药物治疗

氟哌啶醇为多巴胺受体强有力的阻滞剂,剂量应从每次 0.5~1mg 开始,每晚睡前顿服,以后每 4~7 天增加 0.25~0.5mg,直至症状控制为止,通常每日剂量范围在 2~8mg。该药副作用为易出现锥体外系症状等。硫必利为新合成的精神神经安定药,具有阻断中脑边缘系统多巴胺能受体作用,抗抽动作用较氟哌啶醇为弱。口服开始剂量为每次 50mg,每日 2~3 次,最高剂量可达每日 300mg。

10.4.5.2　心理治疗

心理治疗包括对患儿进行支持性心理治疗、行为治疗和家长进行指导等,以接触患儿的各种心理困扰,使患儿正确认识该障碍,正确处理所遇到的各种问题,如同学耻笑、学习压力等,并积极配合治疗。

10.4.6 预防与护理

1）注意围产期保健,孕妇应保持心情舒畅,生活规律,营养均衡,避免造成胎儿发育异常的可能因素。

2）培养儿童良好的生活习惯,减轻儿童学习负担和精神压力。

3）对于严重病例,特别是伴有严重精神、行为障碍及自伤伤人行为者应加强监护或住院治疗。

4）注意休息,不看紧张、惊险、刺激的影视节目,不宜长时间看电视及玩游戏。

多发性抽动症,临床以慢性、波动性、多发性、运动肌快速抽搐,并伴有不自主发声和语言障碍为特征。本病病位在肝,与心脾肾有关,风火痰内蕴,肝风扰动为主要病机。治疗以平肝息风为原则,临床分气郁化火、脾虚痰聚、阴虚风动证,治法以清肝泻火、息风镇惊;健脾化痰,平肝息风;滋阴潜阳,柔肝息风为主;分别选用清肝达郁汤、十味温胆汤、大定风珠加减治疗。

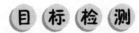

一、名词解释
多发性抽动症

二、填空题
1.多发性抽动症常起病于_____年龄,临床特征为_____。
2.多发性抽动症的病位主要在_____,基本治则是_____。

三、简答题
1.多发性抽动症与注意缺陷多动障碍如何鉴别?
2. 简述多发性抽动症脾虚痰聚证的治法方药?

四、病案
患儿,男,9岁。反复耸肩、眨眼2个月余,时伴张口咧嘴,口出异声,甚则腹肌抽动,学习紧张后症状加重,急躁易怒,大便干结,舌质红,苔薄黄,脉弦。查脑电图未见异常。试就本例患儿,作出西医疾病、中医证候诊断,辨证分析,提出治法、方药,开出处方。

（张 焱）

11 肾系病证

11.1 急性肾小球肾炎

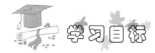

1. 简述急性肾小球肾炎的病因病机及临床表现
2. 叙述急性肾小球肾炎的辨证论治

急性肾小球肾炎简称急性肾炎,是一组不同病因感染后免疫反应引起的急性弥漫性肾小球炎性病变,临床以急性起病,浮肿、少尿、血尿及高血压为主要特征。本病多发生于溶血性链球菌感染后,故又称为急性链球菌感染后肾小球肾炎。

本病一年四季均可发生,1、2月及9、10月为两个发病高峰期。以3~12岁小儿多见,男女比例约为2∶1。发病前1~4周多有上呼吸道感染史。发病后轻重悬殊,轻者除实验室检查异常外,临床无明显症状,预后良好。重者可并发高血压脑病、严重循环充血和急性肾衰竭,甚可危及生命。近年来,采用中西医结合治疗,取得了较好的疗效。

本病多属于中医"水肿"、"尿血"的范畴。

11.1.1 病因病机

11.1.1.1 急性期

1) 常证:①感受风邪:风寒、风热客于肺卫,致肺失宣降,水液不能下达,以致风遏水阻,风水相搏,发为水肿。②水毒内侵:皮肤疮疖,邪毒内侵,湿热郁遏肌表,内犯肺脾,致使肺失通调,脾失健运,导致水湿内停,泛于肌肤,发为水肿。湿热下注,灼伤膀胱血络而产生尿血。

2) 变证:若水湿、热毒炽盛,正气受损,正不胜邪,可出现一系列危重变证:①邪陷心肝:湿热邪毒内陷厥阴,致使肝阳上亢,肝风内动,心窍闭阻,出现头痛眩晕,甚则神昏抽搐。②水凌心肺:水邪泛滥,上凌心肺,损及心阳,闭阻肺气,出现喘促、心悸,甚至发绀。③水毒内闭:湿浊内盛,脾肾衰竭,三焦壅塞,气机升降失司,水湿失运,使水毒内闭,发生少尿、无尿。

11.1.1.2 恢复期

疾病后期,正气渐虚,余邪留恋,若素体阴虚或热毒伤阴,则表现为阴虚邪恋,而见头晕乏力,手足心热等证候。若素体阳虚或大病久病,体质虚弱,则表现为气虚邪恋,而见身倦乏力,面色萎黄等证候。

总之,本病的主要病因为外感风邪、湿热、疮毒,导致肺脾肾功能失调,水液代谢障碍而发生浮肿,热伤血络而发生尿血。重症水邪泛滥可致邪陷心肝、水凌心肺、水毒内闭等证。疾病后期,湿热久恋,伤阴耗气,可致阴虚邪恋或气虚邪恋。

什么是血尿?

血尿指尿液中红细胞数异常增多,是临床常见症状之一。分为镜下血尿和肉眼血尿。
肉眼血尿:每升尿内含血量超过 1ml,呈洗肉水色或血色。镜下血尿:新鲜离心尿每高倍镜视野红细胞>3 个,或 12 小时计数>50 万个(Addis 计数)。

11.1.2 诊断与鉴别诊断

11.1.2.1 诊断要点

(1) 急性起病,病程短

发病前 1~4 周有急性扁桃体炎、猩红热或皮肤感染等病史。

(2) 浮肿及尿量减少

一般 70% 病例有水肿,浮肿仅累及眼睑和颜面部,呈非凹陷性,尿量减少。浮肿轻重与尿量呈正相关性。

(3) 血尿

起病即有肉眼血尿或镜下血尿。50%~70% 的患儿有肉眼血尿,1~2 周内即可转为镜下血尿。

(4) 高血压

1/3~2/3 患儿病初有高血压,常为 120~150/80~110mmHg。

(5) 并发症

重症早期可出现以下并发症。

1) 高血压脑病:血压急剧增高,常见剧烈头痛及呕吐,继之出现视力障碍、嗜睡、烦躁或阵发性惊厥等。有高血压伴视力障碍、惊厥、昏迷三项之一即可诊断。

2) 严重循环充血:常发生在起病 1 周内,当肾炎患儿出现呼吸急促和肺部出现湿啰音时,应警惕循环充血的可能性。严重者可见呼吸困难、胸闷、频频咳嗽不能平卧、颈静脉怒张、肝大压痛、心脏扩大、心率快、奔马律等。

3) 急性肾功能不全:常发生于疾病初期,出现尿少或尿闭等症状引起暂时性氮质血症、电解质紊乱和代谢性酸中毒。一般持续 3~5 天,不超过 10 天。

(6) 实验室检查

1) 尿检红细胞增多,而且红细胞形态严重变形,沉渣中可见红细胞管型。尿蛋白可在+~++,且与血尿的程度相平行,也可见透明、颗粒管型。

2) 血清总补体及 C3 可一过性下降,6~8 周恢复正常。

3) 抗链球菌溶血素"O"抗体(ASO)可增高,抗脱氧核糖核酸酶 B 和抗透明质酸酶升高,纤维蛋白降解产物(FDP)增多。

4) 肾功能检查:少数重症患者可有血尿素氮及肌酐一过性增高,出现电解质紊乱。

11.1.2.2 鉴别诊断

(1) 肾病

详见 11.2 肾病综合征章节内容。

(2) 尿频

大多数为现代医学的急性泌尿道感染,本病约10%有肉眼血尿,但无浮肿及血压增高,有明显发热及全身感染症状,尿检有大量的白细胞及尿细菌培养阳性为确诊依据。

11.1.3 辨证论治

11.1.3.1 辨证要点

(1) 辨急性期和恢复期

急性期多起病急,变化快,浮肿和血尿多较明显,起病前1~4周有乳蛾、丹痧、皮肤疮疖痈肿等病史。恢复期特点为浮肿已退,尿量增加,肉眼血尿消失,但镜下血尿或蛋白尿未恢复,且多有湿热留恋,阴虚邪恋以头晕乏力,手足心热,舌红少苔为主要证候;气虚邪恋以倦怠乏力,纳少便溏,自汗舌淡为主要证候。

(2) 辨证候之轻重

本病证候轻重悬殊较大。轻者一般以风水肿、湿水肿、湿热肿等证候为主,临床多见水肿、尿量减少及血压增高等症。重者则为全身严重浮肿,尿少,并可在短期内出现邪陷心肝,水凌心肺及水毒内闭等危重证候。

11.1.3.2 治疗原则

急性肾小球肾炎的治疗原则,在以邪实为主的急性期内应以祛邪为主,分别采用疏风宣肺利水消肿、清热解毒利湿消肿,配以清热凉血止血等法治疗。而在以正虚邪恋为主的缓解期内应以扶正兼祛邪为要,分别采用滋阴补肾、健脾益气等法治疗。对于变证,则应采用平肝潜阳、泻火泄热、泻肺逐水、温补心阳、辛开苦降、辟秽解毒等法治疗,并配合西医综合抢救措施治疗。

11.1.3.3 分证论治

(1) 急性期

1) 常证

A. 风水相搏

证候 水肿大多从眼睑开始,继而四肢甚则全身浮肿,来势迅速,皮肤光亮,按之凹陷即起,尿少而赤,兼有发热恶风,头痛咳嗽。苔薄白,脉浮。

证候分析 疾病初起,风邪外袭,始于皮毛,闭塞肺气,故见发热恶风,咳嗽。肺为水之上源,肺气失宣,通调失司,故浮肿,又风性向上,善行而数变,故浮肿多见于头面眼睑,渐及周身,来势凶猛,皮肤光亮,按之凹陷即起。邪郁血络受伤,出现尿血。苔薄白,脉浮为有风邪在表之象。

治法 疏风宣肺,利水消肿。

方药 麻黄连翘赤小豆汤加减。

该方由麻黄、连翘、赤小豆、杏仁、桑白皮、甘草、生姜、大枣组成。方中以麻黄、杏仁宣肺利水,连翘清热解毒,赤小豆利水消肿,桑白皮泻肺行水,生姜、甘草、大枣和脾助运,诸药合用宣肺清热,利水消肿。

B. 湿热内侵

证候 全身浮肿,小便短赤或尿血,皮肤疮毒,发热烦躁,头昏头痛,甚或呕吐。舌红苔黄腻,脉滑数。

证候分析 湿热浸淫,流注三焦,水道通调失职,水湿泛于肌肤而水肿。湿热流注膀胱,灼伤血络,故小便短赤,或尿血。湿热内盛,故发热烦躁,皮肤疮毒。湿热上犯,故头痛头昏,甚或呕吐。舌红苔黄腻,脉滑数均为热盛湿盛之象。

治法 清热解毒,利湿消肿。

方药 五味消毒饮加减。

该方由野菊花、金银花、蒲公英、紫花地丁、紫背天葵组成。方中以银花、野菊花、紫花地丁、蒲公英清热解毒,可加白茅根、旱莲草、小蓟凉血止血。

2) 变证

A. 水凌心肺

证候 肢体浮肿明显,咳嗽气急,胸闷心悸,面色苍白,口唇青紫,指甲发绀。舌苔白或白腻,脉细数无力。

证候分析 本证水肿明显,上凌心肺,损及心气,闭塞肺气,致使心气不足,肺失肃降,故而出现咳嗽气急,胸闷心悸,面色苍白。气为血帅,气滞则血瘀,故口唇青紫,指甲发绀。水湿泛滥,舌苔白或白腻,脉细数无力为心气不足之象。

治法 泻肺逐水,温阳扶正。

方药 己椒苈黄丸合参附汤加减。

该方由防己、椒目、葶苈子、大黄组成。方中葶苈子、大黄泻肺逐水,椒目、防己利水,人参大补元气,附子温壮元阳。必要时可速用生脉注射液或人参注射液以回阳救逆。

B. 邪毒内陷心肝

证候 肢体面目浮肿,头痛、眩晕、视物模糊,烦躁不安,甚或抽搐,昏迷。舌质红、苔黄糙,脉弦。

证候分析 湿热邪毒郁于厥阴肝经,耗损肝阴,致使肝阳上亢,心窍闭阻,故见头晕头痛,视物模糊,烦躁不安,甚则引动肝风,蒙闭心窍,故见抽搐昏迷。舌红、苔黄糙,脉弦,皆为热毒内犯之候。

治法 平肝潜阳,泻火泄热。

方药 龙胆泻肝汤合羚角钩藤汤加减。

方中以龙胆草泻肝胆实火,除下焦湿热,黄芩、栀子苦寒泻火,木通、泽泻、车前子清热利湿,合羚羊角、钩藤息风开窍,平肝潜阳,佐以当归、生地、白芍养血柔肝,使肝火得平,肝风得息,而痉厥自止。

C. 水毒内闭

证候 全身浮肿,尿少或尿闭,头晕头痛,恶心呕吐,嗜睡,甚则昏迷。苔腻,脉象滑数或沉细数。

证候分析 本证乃湿浊潴留,水毒内闭,三焦壅塞,气机不利,升降失常所致,故见全身浮肿,尿少尿闭。肾为胃之关,与膀胱相表里,浊阴阻滞,邪无出处,上逆于胃,故恶心、呕吐。水毒上蒙清窍,则头痛,甚或昏迷。苔腻脉滑数为湿热壅滞之象,脉沉细数,水毒内盛,为正气内溃之象。

治法 辛开苦降,辟秽解毒。

方药 温胆汤合附子泻心汤加减。

温胆汤由二陈汤加竹茹、枳实、大枣组成,功能清胆和胃,燥湿化浊。附子泻心汤由大黄、黄芩、黄连、附子组成,大黄、附子寒热并用,意在泄浊救逆。黄连、干姜辛开苦降,畅通气机。车前草、金钱草清热利湿。诸药合用,共奏泄浊救逆,辟秽解毒之功。不能进药者,用生大黄 30g、蒲公英 30g、益母草 20g、川芎 10g,浓煎 200ml,每日 2 次保留灌肠。

(2) 恢复期

当浮肿消退,尿量增加,血压下降,血尿及蛋白尿减轻,病程进入恢复期。此期为正气渐虚,余邪留恋阶段,主要表现为阴虚邪恋和气虚邪恋两个证型。

1) 阴虚邪恋

证候 头晕乏力,手足心热,腰膝酸软,盗汗,或有反复咽红。舌红少苔,脉细数。

证候分析　本证候多见于素体阴虚，或急性期热毒炽盛者。肾阴不足故见手足心热，腰膝酸软。虚火上灼咽喉，故见反复咽红。舌红少苔脉细数为阴虚内热之象。

治法　滋阴补肾。

方药　知柏地黄丸合二至丸加减。

方中以六味地黄丸滋养肝肾，知母、黄柏滋阴降火，合二至丸可增强滋阴补肾的功效。血尿日久不愈者，可加仙鹤草、茜草凉血止血。

2）气虚邪恋

证候　身倦乏力，面色萎黄，自汗，易于感冒，纳少便溏，小便清长。舌质淡、苔薄白，脉缓弱。

证候分析　邪去正虚，正气未复，肺脾气虚，故面色萎黄，身倦乏力。肺虚表卫不固，故容易出汗，易于感冒。脾虚失运，故纳少便溏。舌淡苔白脉缓弱，均为脾虚气血不足所致。

治法　健脾益气。

方药　异功散或参苓白术散加减。

异功散是由四君子汤加陈皮组成，以益气健脾，调理气机为主，亦可用参苓白术散健脾化湿。

11.1.4　其他疗法

11.1.4.1　中成药

1）银黄口服液：用于急性期风水肿，湿热肿。

2）清开灵注射液：每次 10～20ml，加入 5% 葡萄糖注射液 100～250ml 中，静脉滴注，1 日 1 次。用于急性期热毒证或邪陷心肝证。

3）知柏地黄丸：用于恢复期阴虚邪恋者。

11.1.4.2　单方验方

1）鲜车前草、鲜玉米须各 60～120g，煎水代茶，日 1 剂，用于浮肿明显者。

2）芦根、白茅根、车前草各 30g，水煎频服，日 1 剂，用于急性期水肿和血尿者。

11.1.5　西医疗法

目前尚缺乏直接针对肾小球免疫病理过程的特异性治疗。主要为通过对症治疗纠正其病理生理过程（如水钠潴留、血容量过大），防治急性期并发症、保护肾功能，以利其自然恢复。

11.1.5.1　抗感染

疾病早期和有感染灶时给予青霉素或其他敏感药物治疗 10～14 天。

11.1.5.2　对症治疗

1）水肿显著者可用呋塞米。口服剂量每日 2～5mg/kg；注射剂量每日 1～2mg/kg，分 1～2 次，肌内或静脉注射。

2）尿量显著减少伴氮质血症者，可肌内注射或静脉注射呋塞米，每次 1mg/kg，必要时每 4～8 小时重复使用。

3）高血压者可选用硝苯地平，开始剂量为每日 0.25mg/kg，最大剂量为每日 1mg/kg，分 3 次，口服。

11.1.5.3 并发症治疗

1）高血压脑病：选用降血压效力强而迅速的药物。首选硝普钠。对抽搐者可用地西泮 0.3mg/kg/次，总量不超过 10mg，缓慢静脉注射。

2）严重循环充血：本症因水钠潴留、高血容量所致，故治疗重点应放在纠正水钠潴留、恢复血容量，而不是应用加强心肌收缩力的洋地黄类药物。除应用利尿剂外，可加用酚妥拉明或硝普钠以减轻心脏前后负荷。经上述治疗仍未控制者可透析或血滤治疗，以及时迅速缓解循环的过度负荷。

3）急性肾衰竭：严格控制水、钠摄入，供给足够的能量和维生素，纠正代谢性酸中毒及电解质紊乱。如疗效不佳则透析治疗。

11.1.6 预防与护理

1）锻炼身体，提高抗病能力，避免呼吸道感染，注意保持皮肤及口腔清洁，防止疮毒及口疮疾患发生。及时彻底治疗呼吸道、皮肤、口腔等各部位感染。

2）急性期应卧床 2~3 周，直到肉眼血尿消失，水肿消退，血压正常后，可下床轻微活动。血沉正常可上学，但应避免重体力劳动。尿沉渣细胞绝对计数正常后方可恢复体力活动。

3）饮食和入量：急性期应限制盐、水、蛋白质摄入，一般以不显性失水加尿量计算。对有水肿、高血压者用低盐（食盐每日 60mg/kg 为宜）或无盐饮食。对水肿重且尿少者限水。对有氮质血症者限制蛋白质摄入。小儿于短期内应用优质蛋白，可按 0.5g/kg 计算。注意以糖类等提供热量。少尿无尿时，应限制高钾食物。

4）水肿期应每日测 2 次血压，预防高血压脑病发生。还应准确记录尿量、入水量和体重，以掌握水肿增减情况。

5）水肿期应保持皮肤尤其皱折处的清洁。

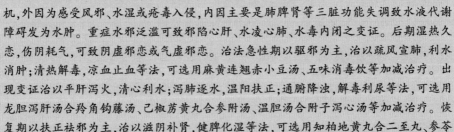

急性肾炎以急性起病，浮肿、少尿、血尿、蛋白尿及高血压为主要特征。其病因病机，外因为感受风邪、水湿或疮毒入侵，内因主要是肺脾肾等三脏功能失调致水液代谢障碍发为水肿。重症水邪泛滥可致邪陷心肝、水凌心肺、水毒内闭之变证。后期湿热久恋，伤阴耗气，可致阴虚邪恋或气虚邪恋。治法急性期以驱邪为主，治以疏风宣肺，利水消肿；清热解毒，凉血止血等法，可选用麻黄连翘赤小豆汤、五味消毒饮等加减治疗。出现变证治以平肝泻火，清心利水；泻肺逐水，温阳扶正；通腑降浊，解毒利尿等法，可选用龙胆泻肝汤合羚角钩藤汤、己椒苈黄丸合参附汤、温胆汤合附子泻心汤等加减治疗。恢复期以扶正祛邪为主，治以滋阴补肾，健脾化湿等法，可选用知柏地黄丸合二至丸、参苓白术散等加减治疗。

目标检测

一、名词解释
1. 风水　　　　　　2. 凌心射肺

二、填空题
1. 急性肾炎临床以_____、_____、_____、_____、_____为特征。
2. 急性肾炎在病变过程中可出现_____、_____、_____的危重变证。

三、简答题
1. 简述阳水与阴水的区别。
2. 急性肾炎风水肿主症、治法和代表方剂各是什么？

四、病案
患儿,7岁。1周前曾患感冒发热,咽喉疼痛,经治疗已愈。近2天来发现患儿晨起眼睑浮肿,渐及颜面,小便短少,色如洗肉水样,舌质红,苔薄白,咽部轻度充血,脉浮数。血压130/95mmHg。尿常规检查：红细胞+++/HP,白细胞+/HP,蛋白++。血常规：白细胞总数$13.5×10^9$/L,分类：中性0.85,淋巴0.15。请写出中医病证诊断、西医诊断、治法、方药。

11.2　肾病综合征

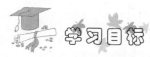

1. 简述肾病综合征的病因病机及临床表现
2. 叙述肾病综合征的辨证论治

肾病综合征简称肾病,是一组由多种病因导致肾小球滤过膜的通透性改变,大量血浆蛋白从尿中丢失而引起的临床症候群,以大量蛋白尿、低蛋白血症、高胆固醇血症及不同程度的水肿为主要特征。本病多见于3~8岁小孩,男女比例为3.7∶1,患病无明显的季节性。部分患儿因多次复发,病程迁延,严重影响其身体健康。

本病多属于中医"水肿"范畴,且多属于"阴水"的范畴。

肾病综合征的病理类型

常见的病理类型有五型：①微小病变型,是儿童肾病最主要的病理改变,对激素敏感；②局灶性节段性肾小球硬化；③膜增生性肾病；④系膜增生性肾炎；⑤膜性肾病,对激素不敏感。学龄前儿童以微小病变型多见,学龄儿童则以非微小病变型多见。

11.2.1　病因病机

肾病综合征主要责之于肺脾肾三脏气化失司,运化失健,封藏失职,精微外泄,水液停聚。

本虚标实是病机关键。

（1）肺脾气虚

肺为水之上源，水由气化，气行则水行。脾主运化精微，主传化水气，为水之堤防，脾健土旺，而水湿自能运行。如肺虚则气不化精而化水，脾虚则土不制水而反克，因此，水不归经而横溢皮肤，渗于脉络，从而产生周身浮肿。肾虚封藏失职，故精微外泄。

（2）脾肾阳虚

脾阳虚弱，土不制水，脾病及肾，肾阳不足，失于温煦，脾肾阳虚水湿泛滥，故见全身浮肿。肾虚封藏失职，故精微外泄。

（3）肝肾阴虚

阴阳互根，若疾病迁延日久，阳虚已极，损及真阴，水不涵木，或是大辛大热药用之过量过久耗损真阴，肝失滋养，肝肾阴虚，阴虚火旺，灼伤血络，而致血尿。

（4）气滞血瘀

阳气虚衰，血行瘀滞，血不利则病水，阴精亏耗，精不化气，气不行则血瘀，也可出现气滞血瘀兼有浮肿之证。

11.2.2 诊断与鉴别诊断

11.2.2.1 诊断要点

1）大量蛋白尿：尿蛋白定性≥(+++)，定量每日≥50mg/kg。
2）低蛋白血症：血清白蛋白<30 g/L。
3）高胆固醇血症（高脂血症）：血清胆固醇 > 5.72mmol/L。
4）不同程度的水肿：凹陷性。
其中以前2项为诊断的必备条件。
5）肾组织活检：在临床上应首先排除继发性肾病综合征后才能诊断为原发性肾病综合征，而且如果治疗效果不佳或者病情反复，必须做肾活检以明确病理分型。

11.2.2.2 鉴别诊断

1）急性肾小球肾炎：病前多有链球菌感染史，临床以血尿、浮肿及高血压为主要表现，一般浮肿呈非凹陷性，一般仅累及眼睑和颜面部，急性期血清补体C3多下降。
2）营养性水肿：严重的营养不良与肾病均可见可凹性浮肿，小便短少，低蛋白血症。但肾病有大量蛋白尿，而营养性水肿无尿检异常，且有形体渐消瘦等营养不良病史。

11.2.3 辨证论治

11.2.3.1 辨证要点

主要是根据病史、水肿情况及伴随症状来区分四种证型。肺脾气虚多有反复感冒史，水肿不甚，以头面部为主，倦怠乏力，自汗懒言等证候。脾肾阳虚以高度浮肿为主，常伴胸水、腹水，兼有畏寒肢冷、精神疲惫等证候。肝肾阴虚多见于素体阴虚，尤其长期足量使用激素之后，其水肿较轻或不肿，伴见面色潮红，手足心热，舌红少苔等证候。气滞血瘀多见于久病入络，瘀血内生，症见面色晦暗或黧黑，水肿难消或不明显，常伴腰痛或血尿持续等证候。

11.2.3.2 治疗原则

肾病的治疗应紧扣"本虚标实"之病机,以扶正培本为主。肺脾气虚者宜健脾益气,脾肾两虚者宜温阳利水,肝肾阴虚者宜滋养肝肾,气滞血瘀者宜活血化瘀。本病单纯中药治疗效果欠佳,应配合必要的西药糖皮质激素、免疫抑制剂等综合治疗。

11.2.3.3 分证论治

(1) 肺脾气虚

证候 多见于本病早期或激素维持治疗阶段。浮肿不著,或无浮肿,面色少华而苍白,倦怠乏力,易出汗,易感冒。舌苔白、质偏淡,脉缓弱。

证候分析 本证为肺脾两虚,故见面色少华而苍白。肺虚皮毛不固,故易出汗,易感冒。脾虚土不制水,故见浮肿。脾虚湿困,则见精神倦怠。舌淡、苔白、脉缓弱均为肺脾气虚之证。

治法 健脾益气。

方药 参苓白术散合玉屏风散加减。

参苓白术散以太子参、茯苓、炒白术、山药、炒扁豆、苡仁、砂仁等组成,适用于本证肺脾气虚夹湿,使其脾胃健则水湿化,达到培土以制水。玉屏风散以黄芪、防风为主药,适用于本证表虚卫阳不固,使其卫外固则邪不留,扶正以驱邪。两方合用,使健脾益气作用更强,防止或减少病情反复,有助于早日恢复健康。

(2) 脾肾阳虚

证候 多见于大量蛋白尿持续不消,病情加剧者。见全身高度浮肿,腰腹下肢尤甚,按之凹陷难起,面色㿠白,精神疲惫,形寒肢冷,小便不利,可伴有胸水、腹水。舌质淡胖,舌苔白嫩,脉沉细无力。

证候分析 本证水肿严重,常由脾虚失运,水湿停聚,精微无以输布,肾气无以充养,疾病进一步发展,致使肾阳不足,命门火衰,不能温养脾土,脾阳更亏,造成脾肾阳虚,水湿泛滥,故见全身浮肿,按之凹陷如泥,面色㿠白,精神疲惫,形寒肢冷,小便短少不利。水湿内盛,内蓄胸腹,故有胸水、腹水。舌质淡胖,舌苔白嫩,脉沉细无力均为阳虚湿盛之象。

治法 温阳利水。

方药 真武汤加减。

该方由附子、白术、茯苓、芍药、生姜组成。方中以附子温补肾阳,白术、茯苓健脾利水,生姜温散水寒之气,白芍等调和营阴,诸药合用温补肾阳,化气行水。

(3) 肝肾阴虚

证候 多见于素体阴虚,过用温燥之剂或利尿过度,尤多见于大量使用激素后,水肿或有或无。见头晕头痛,面色潮红,虚烦不安,手足心热。舌质红少苔,脉弦细而数。

证候分析 本证多在病之后期,阳虚及阴或过用大辛大热之剂,或分利过度,真阴耗损,肝失滋润,以致肝肾阴亏,虚火上犯,故头痛头昏,面色潮红,虚烦不安,手足心热。真阴亏损,故见舌质红少苔,脉弦细数。

治法 滋养肝肾。

方药 杞菊地黄丸加减。

方中用六味地黄丸滋补肝肾,枸杞、菊花滋阴抑木。

(4) 气滞血瘀

证候 多见于难治病例或长期用足量激素后。见面色晦暗或黧黑,水肿难消或不明显,常伴血尿。舌质紫暗,或有瘀点,脉涩。

证候分析　久病入络,瘀血内生,血不利则病水,故见水肿难消。面色晦暗或黧黑,舌质紫暗有瘀点,脉涩皆为瘀血之象。

治法　活血化瘀。

方药　桃红四物汤加减。

用四物汤补血活血,加桃仁、红花增强活血化瘀之效。

11.2.4　其他疗法

11.2.4.1　中成药

1) 金匮肾气丸:用于脾肾阳虚型肾病。
2) 六味地黄丸:用于肝肾阴虚型肾病。

高凝状态

肾病综合征存在高凝状态,主要是由于血中凝血因子的改变,包括Ⅸ、Ⅺ因子下降,Ⅴ、Ⅷ、Ⅹ因子、纤维蛋白原、β-血栓球蛋白和血小板水平增加。血小板的黏附和凝集力增强。抗凝血酶Ⅲ和抗纤溶酶活力降低。因此,促凝集和促凝血因子的增高,抗凝集和抗凝血因子的下降及纤维蛋白溶解机制的损害,是肾病综合征产生高凝状态的原因。

11.2.4.2　单方验方

1) 雷公藤生药:每日5~10g,最大不超过15g,水煎服,用于肾病的各种证型。
2) 玉米须60g、益母草15~30g、白茅根30~60g、大枣10枚,水煎服,日1剂,用于肾病脾虚兼血瘀湿热者。

11.2.4.3　食疗方药

1) 鲫鱼冬瓜汤:鲫鱼120g,冬瓜皮60~120g,先将鲫鱼去鳞,剖去肠脏,与冬瓜皮同煎,炖汤不放盐,喝汤吃鲫鱼,用于肾病各型水肿及蛋白尿。
2) 黄芪炖母鸡:炙黄芪120g,嫩母鸡1只,将鸡去毛及内脏,纳黄芪于鸡腹中,文火炖烂,放食盐少许,分次食肉喝汤,可益气利水消肿,用于肾病水肿属于肺脾气虚及脾肾阳虚证者。

11.2.5　西药治疗

11.2.5.1　对症治疗

1) 利尿:水肿严重时可予以利尿剂,常选用氢氯噻嗪(双氢克尿噻)、螺内酯、呋塞米等,必要时可予低分子右旋糖酐、人血白蛋白或血浆等扩容利尿。
2) 降压:并发高血压时应降压治疗,见急性肾炎。
3) 抗凝治疗:本病常伴高凝状态,除能引发血栓等并发症外,还常表现为激素不敏感。可给双嘧达莫5mg/(kg·d),分3次口服。

4) 控制感染:并发感染时,及时合理应用抗生素。

11.2.5.2 特异性治疗

1) 糖皮质激素:多选用泼尼松中、长程疗法。初用泼尼松,每日 2mg/kg,最大量每日 60mg,分 3 次口服。若尿蛋白 4 周内转阴,则自转阴后原剂量再巩固 2 周方开始减量,改为隔日 2mg/kg 早餐后顿服,继用 4 周,以后每 2~4 周减 2.5~5mg,减量速度可先快后慢,直至停药,疗程必须达 6 个月(中程疗法)。开始治疗后 4 周尿蛋白未转阴者可继服至尿蛋白阴转后 2 周,一般最长不超过 8 周。然后进入巩固维持阶段,改为隔日 2mg/kg 早餐后顿服,继用 4 周,以后每 2~4 周减量 1 次,缓慢减量直至停药,总疗程 9~12 个月(长程疗法)。激素疗效的判断分为:激素敏感、激素部分敏感、激素耐药、激素依赖等。长期应用要注意其副作用。

2) 免疫抑制剂:此类药物用于肾病频繁复发,激素依赖、耐药或出现严重副作用者。①环磷酰胺:一般剂量 2.0~2.5mg/(kg·d),分 3 次口服,疗程 8~12 周,累积总量不超过 200mg/kg。②雷公藤多苷片:1mg/(kg·d)(最大量每天 60mg),分 2~3 次口服,3~6 个月为 1 个疗程。

11.2.6 预防与护理

1) 尽量寻找病因,若有皮肤疮疖痒疹、龋齿或扁桃体炎等病灶应及时处理。
2) 适当户外活动,并注意防止呼吸道感染。
3) 保持皮肤、外阴及尿道口清洁,防止皮肤及尿道感染。
4) 水肿明显者应卧床休息,待病情好转后可逐渐增加活动。
5) 水肿期间应给予清淡易消化饮食,宜食用高维生素、高钙及优质蛋白饮食,如乳、蛋、鱼、瘦肉等,蛋白摄入每日 1.2~1.8g/kg 即可。高度水肿或高血压明显时应忌盐,并控制水的摄入量。
6) 每日准确记录患儿的饮水量及尿量,测血压及体重 1 次,了解水肿的增减程度。

> 肾病综合征以大量蛋白尿、低蛋白血症、高胆固醇血症及不同程度的水肿为主要特征。其病因病机为肺脾肾功能虚弱,气化功能失常,封藏失职,精微外泄,水液停聚。肺脾气虚者,治以益气健脾,宣肺利水,选用防己黄芪汤合五苓散加减治疗;脾肾阳虚者,治以温肾健脾,化气行水,选用真武汤、实脾饮等加减治疗;肝肾阴虚者,治以养阴滋肾,平肝潜阳,选用知柏地黄丸等加减治疗;气滞血瘀者,治以活血化瘀,选用桃红四物汤加减治疗。

目标检测

一、名词解释
 1. 阴水肿　　　　　　2. 肾病
二、填空题
 1. 肾病以＿＿＿＿、＿＿＿＿、＿＿＿＿、＿＿＿＿为临床特征。
 2. 肾病气滞血瘀型的治法是＿＿＿＿,方药是＿＿＿＿。

三、简答题

1. 急性肾炎和肾病应如何鉴别?
2. 肾病的诊断要点有哪些?

四、病案

患者刘某,女,5 岁。因全身浮肿 1 周,加剧 3 天就诊。患儿 1 周来,全身浮肿,腰腹下肢为甚,按之凹陷难起,畏寒肢冷,面白无华,神倦乏力,小便短少,大便溏,舌质淡胖,苔白滑,脉沉细。查尿蛋白(+++),血浆白蛋白 17.5g/L、球蛋白 26g/L,血胆固醇 11.5mmol/L,尿素氮 3.5mmol/L。请写出中医病证诊断、西医诊断、治法、方药。

11.3 尿　　频

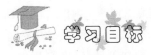

1. 简述尿频的病因病机
2. 叙述尿频的辨证论治

尿频是小儿常见病的肾系疾病,临床以小便频数为特征。四季均可发病。学龄前儿童多发,以婴幼儿发病率最高,女孩多于男孩。本病及时合理治疗,预后良好。

尿频可归为中医学"淋证"的范畴,其中热淋最为常见。尿频所涉及的疾病较多,现代医学所论及的泌尿道感染、结石、肿瘤、神经性尿频等均可出现尿频,但儿科以泌尿道感染、神经性尿频最为常见。

神经性尿频

神经性尿频亦称白天尿频综合征。本病多见于婴幼儿。临床多见醒时尿频,次数较多,甚者数分钟一次,点滴淋漓,但入眠消失。反复发作,无其他痛苦,精神、饮食均正常。实验室检查尿常规、尿培养无阳性发现。一般无需药物治疗。

11.3.1 病因病机

尿频的病因主要是湿热之邪蕴结下焦,或久病脾肾气虚或肾阴不足,使膀胱约束无能,气化失常所致。病位在膀胱与肾,病邪主要为湿热。病机为湿热蕴结下焦,膀胱气化不利。其表现有因湿热之邪流注下焦者,以实证为主;有因脾肾本虚,湿浊结下注膀胱者,多虚中夹实。也有因脾肾气虚,气不化水,而致小便频数,淋漓不畅者,乃纯虚之证。

1)湿热下注:湿热可由外感或内伤而成。外感湿热可因外阴不洁,秽浊之邪上犯膀胱;或坐地嬉戏,湿热上熏膀胱;内伤湿热多由恣食肥甘,脾胃运化失常,积湿生热流注膀胱。湿热郁阻膀胱,致气化不利,开阖失司,膀胱失约而致尿频。

2)脾肾气虚:先天禀赋不足,后天调护失当或病后影响,导致脾肾气虚。肾气虚则下元不固,开阖失司;脾气虚则中气下陷,水失制约。两脏均可使膀胱失约,排尿异常而致本病。

3)阴虚内热:素体阴虚或久病伤阴,致虚热内生,虚火客于膀胱,膀胱失约而致尿频。

11.3.2 诊断与鉴别诊断

11.3.2.1 诊断要点

本病常见有泌尿道感染和神经性尿频两种病症。

1）病史：有外阴不洁或坐地嬉戏等湿热外侵病史。

2）症状：起病急，以小便频数，淋漓涩痛，或伴发热、腰痛为特征。小婴儿的尿频往往尿急、尿痛等局部症状不明显或仅表现为发热等全身症状。

3）实验室检查：尿常规见白细胞或脓细胞，部分患儿可有红细胞；尿培养细菌菌落计数 $>10^8/L$，可确诊为尿感。

泌尿道感染

泌尿道感染简称尿感，是由细菌直接侵入尿路而引起的炎症。感染可累及上、下尿路，上尿路感染指的是肾脏或输尿管的感染，临床见全身症状重（发热、腰痛、全身不适）、脓尿严重，年长儿还可有尿频、尿急、尿痛（膀胱刺激征）。下尿路感染指的是膀胱或尿道的感染，主要为膀胱刺激征，可有一过性肉眼或镜下血尿。由于小儿时期局限于某一部位者少见，故统称为泌尿道感染。

11.3.2.2 鉴别诊断

1）肾结核：多见于年长儿，有结核接触史及结核感染中毒症状，结核菌素试验阳性。如病变累及膀胱可出现血尿、脓尿及尿路刺激症状，尿液中可查到结核杆菌，静脉肾盂造影可见肾盂肾盏出现破坏性病变。

2）高钙尿症：可表现有尿频、脓尿等，但尿钙/尿肌酐>0.21,24 小时尿钙>4mg/kg 及尿培养阴性有助于鉴别。

11.3.3 辨证论治

11.3.3.1 辨证要点

本病的辨证，关键在于辨虚实。实证起病急，病程短，以小便频数短赤，尿道灼热疼痛，烦躁易怒，或见发热恶寒、恶心呕吐、舌质红、苔黄、脉滑数有力为特点。虚证起病缓，病程长，小便频数，淋漓不尽，无尿热、尿痛，同时伴有脾肾气虚或阴虚内热之症。

11.3.3.2 治疗原则

本病治疗以祛邪扶正，恢复膀胱气化功能为总的法则。要分清虚实，实证宜清热利湿，虚证宜温补脾肾或滋阴清热。

11.3.3.3 分证论治

(1) 湿热下注

证候 起病较急,小便频数短赤,尿道灼热疼痛,尿液淋沥不尽,小腹坠胀,腰部酸痛,婴儿则时时啼哭不安,常伴有发热、口渴烦躁、头痛身痛、恶心呕吐。舌质红,苔薄腻微黄或黄腻,脉滑数。

证候分析 由外感湿热之邪,或湿热内蕴,下注膀胱,使膀胱气化不利,水道不利,小便频数短赤。湿热化火,熏灼膀胱和尿道,则尿道灼热疼痛,小腹坠胀。热阻膀胱,气化不利,开阖失司,则尿液淋沥不尽。腰为肾之府,腑病及脏,则腰部酸痛。外感之邪郁于卫表,则发热、头痛身痛。热灼津液则口渴。热扰神明则烦躁。湿热困阻中焦,脾胃失和则恶心呕吐。舌质红,苔薄腻微黄或黄腻,脉滑数,均为湿热俱盛之象。

治法 清热利湿,通利膀胱。

方药 八正散加减。

本方由萹蓄、瞿麦、滑石、车前子、栀子、大黄等组成。方中萹蓄、瞿麦、滑石、车前子清热利湿,栀子、大黄泄热降火,小便带血,尿道刺痛,排尿突然中断者,常为砂石所致,可重用金钱草,加海金砂、鸡内金、小蓟、白茅根。

(2) 脾肾气虚

证候 病程日久,尿频滴沥不尽,尿液不清,神倦乏力,面色无华,少气懒言,食欲不振,甚至畏寒怕冷,四肢不温,或腹胀纳呆,便清肢肿。舌淡苔薄腻,脉沉细无力。

证候分析 病程迁延日久,致脾肾气虚。肾气虚则下元不固,开阖失司,则尿频滴沥不尽,尿液不清。脾失健运,气血生化乏源,神倦乏力,面色无华,少气懒言,食欲不振,腹胀纳呆。脾肾阳虚不温四肢,故畏寒怕冷,四肢欠温。舌淡苔薄腻,脉沉细无力,均为脾肾气虚之象。

治法 温补脾肾,升提固涩。

方药 缩泉丸加减。

该方由益智仁、乌药、山药组成。方中益智仁、山药温补脾肾,固精气,缩小便,乌药调气散寒,助气化,涩小便。

(3) 阴虚内热

证候 病程迁延日久,小便频数或短赤,五心烦热,咽干口渴,盗汗。舌红,苔少,脉细数。

证候分析 久病伤阴,虚热内生,虚火客于膀胱,膀胱失约而致尿频或短赤。虚火上炎,则见五心烦热,咽干口渴,虚火迫津外泄,则盗汗。舌红,少苔,脉细数,均为阴虚内热之象。

治法 滋阴清热。

方药 知柏地黄丸加减。

常用生地、山萸肉滋补肾阴,茯苓、泽泻降浊利湿,知母、黄柏、丹皮配生地滋阴清热降火,若湿热尚重,可加萹蓄、瞿麦、白茅根利湿通淋。

11.3.4 其他疗法

11.3.4.1 中成药

1) 三金片:用于各型热淋。每次3片,每日3次,温开水送服。
2) 知柏地黄丸:用于肾阴不足兼膀胱湿热证。每次6g,每日3次,温开水送服。
3) 济生肾气丸:用于肾气不足证。每次6g,每日3次,温开水送服。

11.3.4.2 单方验方

1) 土茯苓、蒲公英各30g,水煎服。用于各型热淋尿检白细胞增多者。
2) 坐浴:金银花、蒲公英、地肤子、艾叶各30g,赤芍、生姜各15g,通草6g,水煎,坐浴,每日1~2次,每次30分钟。用于治疗尿频、尿急、尿痛。

11.3.5 西药治疗

11.3.5.1 对症治疗

对高热、头痛、腰痛的患儿应给予解热镇痛剂。对尿路刺激症状明显者,可用阿托品、山莨菪碱等减轻尿路刺激症状。

11.3.5.2 抗感染治疗

1) 根据感染部位、感染途径、尿培养及药敏试验结果,同时结合临床选用抗菌能力强、抗菌谱广、对肾功能损害小的药物。
2) 婴幼儿难以区分感染部位,有全身症状者均按上尿路感染用药;年长儿如能区分感染部位按以下用药治疗。① 轻型和下尿路感染:首选磺胺类药物治疗,复方磺胺胺异噁唑(SMZ C_o),每日50mg/kg,分2次口服。为防止在尿中形成结晶应多饮水,肾功能不全时慎用。也可选呋喃妥因每日5~10mg/kg,分3次口服。易致胃肠反应,宜在饭后服用。疗程7~10天。② 上尿路感染:一般选用两种抗生素,如SMZ C_o或呋喃妥因加青霉素类或头孢菌素类联合治疗。疗程10~14天。③ 反复复发者:抗生素治疗1个疗程,急性症状控制后可用SMZ C_o、呋喃妥因、头孢类等中的一种小剂量(治疗量的1/4~1/3)每晚睡前顿服,连服4~6个月。为防止耐药菌株的产生,可联合用药或轮替用药,即每种药物服用2~3周后轮换。
3) 积极矫治尿路畸形。
4) 局部治疗:常采用膀胱内药液灌注治疗,主要治疗顽固性慢性膀胱炎经全身给药治疗无效者。

11.3.6 预防与护理

1) 注意外阴的清洁卫生,勤换尿布、内裤,不穿开裆裤,不让小儿坐地玩耍,防止外阴部感染。
2) 急性期需卧床休息,鼓励患儿多饮水以增加尿量,多排尿,使湿浊从尿而泄。

小结

尿频是小儿常见的肾系疾病,临床以小便频数为特征。其病因病机主要是湿热之邪蕴结下焦,或久病脾肾气虚或肾阴不足,使膀胱约束无能,气化失常而发病。治疗以祛邪扶正,恢复膀胱气化功能为总法则。湿热下注者治以清热利湿,通利膀胱,八正散加减;脾肾气虚者温补脾肾,升提固涩,缩泉丸加减;阴虚内热者滋阴清热,知柏地黄丸加减。

目标检测

一、名词解释
 1. 尿频 2. 神经性尿频

二、填空题
 1. 小儿尿频临床常见_____、_____、_____证型。
 2. 小儿尿频常用_____、_____、_____方治疗。

三、简答题
 1. 简述小儿尿频的诊断要点。
 2. 小儿尿频湿热下注型如何辨证治疗？

四、病案
  患儿，女，3岁。素食肥甘，1周来忽小便频数，急迫不爽，尿色黄赤，日十数行，伴有低热，口渴欲饮，便秘，舌红苔黄略腻，脉细数。请写出诊断、辨证分型、治法、代表方药。

11.4 遗 尿

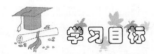

简述遗尿的病因病机及辨证论治

遗尿又称遗溺、尿床，是指5周岁以上小儿不能自主控制排尿，经常睡中小便自遗，醒后方觉的一种疾病。婴幼儿，由于脏腑娇嫩，形气未充，智力未全，对排尿的自控力较差。学龄前儿童也常因白日游戏过度，精神疲劳，睡前多饮等原因，亦可偶然发生遗尿，这些都不属病态。超过3岁，特别是5岁以上的幼童，不能自主控制排尿，熟睡时经常遗尿，轻者数夜1次，重者可1夜数次，则为病态。

排尿控制

正常排尿机制在婴儿期由脊髓反射完成，以后建立脑干-大脑皮质控制，至3岁已能控制排尿。1.5~3岁的小儿主要通过控制尿道外括约肌和会阴肌而非逼尿肌来控制排尿；若3岁后仍保留这种排尿机制，不能控制膀胱逼尿肌收缩，则常表现为白天尿频尿急，偶然尿失禁和夜间遗尿，被称为不稳定膀胱。

链接

  预后一般较好。反复发作，长期不愈者，可使儿童精神忧郁，影响身心健康。由于某些先天性疾病引起者，则不易治愈。

11.4.1 病因病机

  小便正常的排泄，有赖于膀胱和三焦的气化功能，而三焦之气化，又与肺、脾、肾等脏有关，故遗溺的发生多与肾气不足，肺脾气虚，肝经湿热致膀胱失约有关。

  1) 肾气不足：肾为先天之本，主封藏，职司二便，与膀胱相表里，小便排泄与贮存，全赖肾阳之温养气化。若先天不足，或后天失调，致小儿肾气不足，下元虚冷，不能温养膀胱，膀胱气化功能失调,闭藏失职,不能约制水道,而为遗尿。

2) 肺脾气虚:肺主一身之气,位于上焦,为水之上源,有通调水道,下输膀胱的功能。脾主运化,性喜燥而恶湿,能治水。若素体虚弱,或大病之后,肺脾俱虚,肺气虚弱,治节不行,气虚下陷,决渎失司,膀胱不约。脾气虚弱,运化失职,上不能输布津液,下不能制约膀胱。肺脾气虚,上虚不能治下,下虚不能上承,致使无权约束水道,则小便自遗,或睡中小便自出。

3) 肝经湿热:肝主疏泄,调畅气机,通利三焦,疏通水道。若肝经湿热郁结,热郁化火,迫注膀胱而致遗尿。

此外,某些儿童,素有痰湿内蕴,入睡后沉迷不醒,呼叫不应,也常遗尿。亦有小儿自幼缺乏教育,没有养成夜间主动起床排尿的习惯,任其小便于床,久而久之,而形成习惯性遗尿。有或因蛲虫感染,刺激尿道,造成小便自遗。

11.4.2 诊断与鉴别诊断

11.4.2.1 诊断要点

1) 睡眠较深,不易唤醒,每夜或隔夜发生尿床,甚则一夜尿床数次。
2) 发病年龄在5周岁以上。
3) 小便常规及尿培养多无异常发现。
4) X线摄片检查,部分患儿可发现有隐性脊柱裂,泌尿系统X线造影可见其结构异常。

11.4.2.2 鉴别诊断

1) 尿失禁:尿液自遗不分昼夜,不分寤寐,尿量少而次数多,多见于先天发育不全及脑病后遗症小儿。
2) 尿频:可见夜间尿床,但同时伴有尿急、尿频、尿痛等症。

11.4.3 辨证论治

11.4.3.1 辨证要点

遗尿的辨证要点主要为辨别虚证与实证,寒证与热证。

寒证多虚,热证多实。虚证主要为肾气不足,下元虚寒,伴见小便清长,形寒肢冷;以及肺脾气虚,膀胱失约,伴见神疲乏力,气短懒言,食欲不振,大便溏薄。实证多为肝经湿热,伴见性情急躁,夜间梦语。

11.4.3.2 治疗原则

遗尿的治疗原则应根据寒热虚实的不同而采用不同的方法。因下元虚寒者,治以温补肾阳为主;因脾肺气虚者,治以益气健脾为主;因肝经湿热者,治以清肝泄热为主。

11.4.3.3 分证论治

(1) 肾气不足

证候 睡中经常遗尿,多则一夜数次,醒后方觉,尿量较多,小便清长,神疲乏力,面色苍白,精神不振,形寒肢冷,下肢无力,腰膝酸软,记忆力减退或智力较差。舌质淡、苔白,脉沉迟无力。

证候分析 肾气虚弱,下元虚冷,膀胱不约,则睡中经常遗尿,多则一夜数次。肾失封藏,故尿量较多,小便清长。肾虚命门火衰,全身失其温养,故面色苍白,神疲乏力,形寒肢冷。肾主骨生髓,腰为肾之府,肾虚则腰膝酸软。脑为髓海,肾虚髓海不足,故记忆力减退或智力较差。舌淡苔白,脉沉迟无力,为虚寒之象。

治法 温补肾阳,固涩小便。

方药 菟丝子散加减。

方中菟丝子、肉苁蓉、附子、益智仁温补肾阳,以暖下元,五味子、牡蛎益肾固涩,以缩小便。

(2) 肺脾气虚

证候 睡中遗尿,尿频而量多,面色无华,神疲乏力,食欲不振,大便溏薄。舌质偏淡,舌苔薄白,脉缓细。

证候分析 脾肺气虚,上虚不能制下,膀胱失约,故睡中遗尿。气虚不能固表,则常自汗出。肺脾气虚,输化无权,气血不足,故面色苍黄。脾虚不健,运化失司,故食欲不振,大便溏薄。舌质淡、苔薄白,脉细缓,皆为气虚表现。

治法 培元益气,固涩小便。

方药 补中益气汤合缩泉丸加减。

本方由黄芪、人参、白术、甘草、当归、陈皮、升麻、柴胡、生姜、大枣、山药、乌药、益智仁组成。方中人参、黄芪、白术、炙甘草、升麻、柴胡升阳益气,当归合黄芪调补气血,益智仁、山药、乌药培元补肾、固涩小便,合而培元益气,固涩止溺。

(3) 肝经湿热

证候 睡中遗尿,尿频量少,但尿味腥臊,平时性情急躁,或夜间梦语龂齿,面赤唇红而干。舌质红,舌苔黄,脉弦滑。

证候分析 肝经郁热,蕴伏下焦,热迫膀胱,故睡中遗尿。湿热蕴结膀胱,热灼津液,故尿臊色黄,尿量短少。湿热内蕴,郁结化火,肝火偏亢,故性情急躁。又肝火内扰心神,故梦语龂齿。火热上炎,故面赤唇红而干。舌质红,舌苔薄黄,脉数有力,均为湿热内蕴所致。

治法 泻肝清热。

方药 龙胆泻肝汤加减。

本方由龙胆草、黄芩、栀子、泽泻、木通、车前子、当归、生地、柴胡、甘草组成。方中龙胆草、黄芩、栀子泻肝胆实火,泽泻、木通、车前子清利膀胱湿热,柴胡调达肝气。

11.4.4 西医疗法

1) 一般治疗:改善教养,减轻精神负担,不过度疲劳,避免嘲讽或体罚,鼓励患儿树立自信心,傍晚少饮水,晚间入睡前应尽量排空膀胱,训练定时排尿,逐渐建立良性的排尿条件反射。

2) 对因治疗:继发性遗尿症应积极寻找病因,治疗原发病。

11.4.5 预防与护理

1) 鼓励患儿消除怕羞、紧张情绪,建立起战胜疾病的信心。

2) 每日晚饭后注意控制饮水量。临睡前提醒患儿起床排尿,睡后按时唤醒排尿1~2次,从而逐渐养成能自行排尿的习惯。

3) 白天不宜过度游玩,以免疲劳贪睡。

遗尿又称遗溺、尿床,是指5周岁以上小儿不能自主控制排尿,经常睡中小便自遗,醒后方觉的一种疾病。遗尿的病因病机主要有3方面:下元虚寒,肾气不足;肺脾气虚,膀胱失约;肝经湿热,火热内迫。治疗原则为温肾固涩,补肺健脾,清肝泄热。肾气不足者菟丝子散加减;肺脾气虚者补中益气汤合缩泉丸加减;肝经湿热者龙胆泻肝汤加减。

目标检测

一、名词解释

遗尿

二、填空题

1. 遗尿的病因病机主要为_____、_____、_____。
2. 遗尿的治疗:因下元虚寒者,治以_____为主;因脾肺气虚者,治以_____为主;因肝经湿热者,治以_____为主。

三、简答题

1. 小儿尿床,在什么情况下才能诊断为"遗尿"?
2. 遗尿下元虚寒症状是什么?用什么治法和方药治疗?

四、病案

患者张某,女,4岁。患儿反复感冒,纳差,面色黄,自幼遗尿,每晚约2次,呼之不易醒。舌淡,苔白,脉弱。该小儿患何病何证?如何治疗?

(刘小渭)

12 时行疾病

12.1 麻 疹

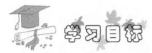

1. 简述麻疹的病因病机及临床表现
2. 叙述麻疹顺证的证治
3. 叙述麻疹逆证的病理转归及辨证论治

麻疹为感受麻毒时邪引起的急性肺系时行疾病。临床以发热、咳嗽、鼻塞流涕、眼泪汪汪、满身布发红疹及早期出现麻疹黏膜斑为特征。因疹点如麻粒大,故名"麻疹"。一年四季都可发生,多流行于冬春季节,传染性很强。好发于儿童,尤以6个月以上,5岁以下的婴幼儿为多见。出疹顺利,则预后良好。若年幼体弱,正气不足,护理失宜,再感外邪,或邪毒较重,正不胜邪,麻毒不能顺利外透,可引起"逆证"或"险证"而危及生命。本病为古代儿科四大要证之一。20世纪60年代以来,我国普遍使用麻疹减毒活疫苗进行预防,其发病率已显著下降,周期性流行的特征已不再存在。患病后,可获持久免疫。

12.1.1 病因病机

麻疹的病因病机为:麻毒时邪从口鼻而入,侵入肺胃(脾),肺胃热炽,外透肌肤而发病。若邪毒传变内陷,则发生变证。

麻毒时邪,从口鼻而入,侵犯肺胃(脾)。毒邪犯肺,故早期主要表现为肺卫症状,如发热、咳嗽、喷嚏、流涕、眼泪汪汪等,继则麻毒由表入里蕴于脾胃,肺胃热炽,故高热、神烦、口渴。脾主肌肉四肢,麻毒与气血相搏结,正气驱邪外泄,故皮疹出现全身,达于四肢。疹透之后,邪随疹泄,热去津伤,而见皮肤脱屑色素沉着,舌红少津。

麻疹以外透为顺,内传为逆。如果正虚不能托邪外泄,或因邪盛化火内陷,均可导致麻疹透布不顺,产生并发症,即属逆证、险证。脏腑之伤,唯肺为甚,由于麻毒内归于肺,或复感外邪侵袭于肺,以致肺气闭塞,见咳喘鼻煽,形成麻毒闭肺证。肺胃邪毒炽盛,化热化火,循经上攻咽喉,见喉肿声嘶,而致麻毒攻喉证。若邪毒炽盛,不能外达,毒陷心肝,则神识昏迷,惊厥谵妄。

总之,麻毒时邪侵犯肺胃(脾),肺胃热炽,外发肌肤为主要病因病机。按其不同阶段又有邪犯肺卫、肺胃热炽、肺胃阴伤不同病机变化,肺胃热炽为病机演变中心。若正不胜邪,麻毒内陷,则可见麻毒闭肺、麻毒攻喉、毒陷心肝等,尤其麻毒闭肺最多。

12.1.2 诊断与鉴别诊断

12.1.2.1 诊断要点

1) 典型麻疹临床分三期。初热期:约3~4天,有发热、咳嗽、喷嚏等类似感冒的表现,眼红多泪,口腔颊黏膜近臼齿处可见"麻疹黏膜斑"。见形期:约3~4天,发热加重,按顺序出疹,先由耳后发际开始,渐及额、面、颈,自上而下至躯干、四肢,最后达于手掌和足底,疹色红润,逐渐加深,转为暗红。疹点高出皮肤,状若麻粒。麻疹黏膜斑常于皮疹出现后1~2天内消失。恢复期:约3~4天,发热和全身症状迅速减轻,皮疹按出疹顺序的先后消退,疹退后有糠麸状细小脱屑和色素沉着。邪毒深重者,可合并肺炎喘嗽、喉痹、昏厥等危象。

2)易感儿童在流行季节,有麻疹接触史。

3)血白细胞总数可减少,淋巴细胞相对增多。

4)麻疹前期,口腔黏膜或鼻咽拭子涂片找到多核巨细胞,有助诊断。

> **不典型麻疹**
>
> 不典型麻疹有以下特点:①轻型多见于有一定免疫力者、全身及呼吸道症状轻、皮疹散在、不留色素,也可以不出疹,病程短;②重型多见于免疫力低下者、高热、中毒症状重,常伴惊厥、昏迷,皮疹密集融合成大片瘀斑,或伴内脏出血,此型死亡率高;③无皮疹型:无典型麻疹黏膜斑和皮疹甚至无皮疹出现,易误诊;④异型麻疹为接种麻疹灭活疫苗后引起,有高热、头痛、肌痛、无口腔黏膜斑,皮疹从四肢远端开始延及躯干、面部,呈多形性。

12.1.2.2 鉴别诊断

1)本病应与奶麻、风痧、丹痧相鉴别,详见丹痧章节四种发疹性疾病鉴别表。

2)与感冒相鉴别,以发热、咳嗽、流涕、喷嚏为主症,全身皮肤无红疹,口腔黏膜无麻疹黏膜斑。

12.1.3 辨证论治

12.1.3.1 辨证要点

辨顺逆证:病情按初热、见形、恢复三期顺序演变,无其他兼证,则为顺证;若见麻毒闭肺、麻毒攻喉、毒陷心肝等证,则为逆证。

12.1.3.2 治疗原则

治疗麻疹以清凉透疹为基本原则。按其不同的阶段又有宣透、清解、养阴三法,初热期,辛凉透表,清宣肺卫;见形期,清热解毒,佐以透发;恢复期,养阴生津,清解余邪。同时应注意宣透防耗伤阴液,清解勿过犯寒凉闭邪,养阴忌滋腻留邪。麻疹逆证总的治疗原则为清热解毒。麻毒闭肺者,佐以开肺化痰;热毒攻喉者,佐以利咽消肿;邪陷心肝者,佐以息风开窍;出现心阳虚衰者,急以温阳固脱。

12.1.3.3 分证论治

(1)顺证

1)邪犯肺卫(初热期):从开始发热到出疹3天左右。

证候 发热,微恶风寒,鼻塞流涕,喷嚏,咳嗽,眼睑红赤,眼泪汪汪,倦怠思睡,胃纳欠佳,发热第2~3天,口腔两颊黏膜红赤,贴近白齿处可见麻疹黏膜斑(细小白色疹点,周围红晕,磊磊如麻,由少增多),小便短黄,或大便稀溏。舌苔薄或微黄,脉浮数。

证候分析 麻毒侵袭人体,首犯肺卫,肺失宣肃,故见发热,微恶风寒,咳嗽,喷嚏,流清涕等表证。热毒初盛,上熏苗窍,则见面红目赤,眼泪汪汪,两颊黏膜红赤,并见麻疹黏膜斑。邪入脾胃,受纳运化功能失常,则倦怠思睡,胃纳欠佳。尿短黄,舌苔黄,脉数为热郁之象。

治法 辛凉透表,清宣肺卫。

方药 宣毒发表汤加减。

本方由升麻、葛根、枳壳、防风、荆芥、薄荷、木通、连翘、牛蒡子、竹叶、前胡、桔梗、芫荽、生甘草组成。方中升麻解肌透疹而解毒,葛根解肌透疹并生津,荆芥、防风、薄荷疏风解表以助透疹,连翘清热解毒,前胡、牛蒡子、甘草、桔梗宣肺利咽祛痰,木通导热下行,竹叶清热除烦。

2) 肺胃热炽(见形期):皮疹从见点到透齐3天左右。

证候 发热持续,起伏如潮,谓之"潮热",每潮1次,疹随外出。疹点先从耳后发际,继而头面、颈部、胸腹、四肢,最后手心、足底、鼻准部都见疹点即为出齐。疹点初起细小而稀少,渐次加密,疹色先红后暗红,稍觉凸起,触之碍手,此时口渴引饮,目赤眵多,咳嗽加剧,烦躁或嗜睡,小便黄赤。舌红苔黄,脉数。

证候分析 麻毒内传,肺胃热盛,故高热,烦渴,尿赤,舌红。肺气不宣,故咳嗽不止。疹毒入营,血分有热,故疹色暗红。麻疹现形于外,为麻毒外透之象。舌红苔黄,脉数为肺胃热毒炽盛之象。

治法 清热解毒,佐以透发。

方药 清解透表汤加减。

本方由西河柳、蝉蜕、葛根、升麻、紫草根、桑叶、菊花、甘草、牛蒡子、金银花、连翘组成。方中桑叶、菊花、银花、连翘清热解毒,牛蒡子、蝉衣、西河柳、葛根、升麻发表透疹,紫草清热凉血,解毒透疹。

3) 肺胃阴伤(恢复期):从疹点透齐至收没3天左右。

证候 发热渐退,咳嗽渐减,声音稍哑,疹点依次渐回,皮肤呈糠麸状脱屑,并有色素沉着,胃纳增加,精神好转。舌质红少津,舌苔薄净,脉细。

证候分析 麻毒已透,故疹点依次回没,发热渐退,胃纳转佳,精神渐复,均为邪退正复的表现。热退阴伤,故皮肤脱屑。舌红苔薄净,脉细。

治法 养阴生津,清解余邪。

方药 沙参麦冬汤加减。

方中沙参、麦冬、花粉、玉竹滋养肺胃,扁豆、甘草和养胃气,桑叶清透邪热。诸药合用,具有清养肺胃、生津润燥之功。

(2) 逆证

麻疹的逆证,在麻疹全过程中都可出现,但最多见于出疹期。常见逆证有以下几种:

1) 麻毒闭肺

证候 高热烦躁,咳嗽气促,鼻翼煽动,喉间痰鸣,疹点紫暗或隐没,甚则面色青灰,口唇发绀。舌红,苔薄黄或黄腻而干,脉数有力。

证候分析 麻毒炽盛,疹毒不得透发,闭郁于肺,故高热烦躁,咳嗽气促,鼻翼煽动。气滞血瘀,血流不畅,故面色青灰,口唇发绀。邪热内盛,故舌红苔黄,脉数。

治法 宣肺开闭,清热解毒。

方药 麻杏石甘汤加减。

方中麻黄宣肺而平喘,石膏清泄肺胃之热以生津,杏仁苦降,协助麻黄以止咳平喘,甘草常与化痰止咳药配伍,有润肺止咳作用。诸药合用,有宣肺定喘,清泄肺热之功。

2) 热毒攻喉

证候 身热不退,咽喉肿痛,声音嘶哑,或咳声重浊,状如犬吠,喉间痰鸣,甚则呼吸困难,面色发紫,烦躁不安。舌质红、苔黄腻,脉数有力。

证候分析 肺胃热毒循经上攻咽喉,故咽喉肿痛,咳声重浊。热毒内盛,故身热不退,苔黄腻,脉滑数。毒聚咽喉,气道受阻,故呼吸困难。气滞血瘀,故面色发紫。多见于麻疹见形期或恢复期,常与肺炎喘嗽并发,病情极为严重。

治法 清热解毒,利咽消肿。

方药 牛蒡甘橘汤加减。另服六神丸。

本方由牛蒡子、连翘、玄参、桔梗、射干、山豆根、黄芩、黄连、栀子、甘草组成。方中玄参、射干、甘草、桔梗、牛蒡清宣肺气而利咽喉,银花、连翘、栀子清热解毒,全瓜蒌、贝母化痰散结。另服六神丸,清热解毒,利咽消肿。

3) 毒陷心肝

证候 高热不退,烦躁,谵语,皮肤疹点密集成片,遍及周身,色紫红,或有鼻衄,甚则神昏、抽搐。舌红绛。

证候分析 毒热炽盛内陷心包,故高热不退,谵语,神昏。毒热炽盛引动肝风,发为抽搐。热盛入营动血,致疹点密集成片,疹色紫红,鼻衄,舌绛,此为险证之一。

治法 清气凉营,息风开窍。

方药 羚角钩藤汤加减。

方中羚羊角、钩藤、桑叶、菊花凉肝息风,茯神宁神定志,川贝化痰,鲜生地、白芍、甘草滋养筋脉,竹茹除烦通络。大便秘结者,加生大黄、芒硝清热通腑。

12.1.4 外 治 法

1) 麻黄12g、浮萍15g、芫荽15g、黄酒60g,加水适量煮沸,使水蒸气满布室内,再用热毛巾沾药液,热敷头面或胸背。

2) 浮萍15g、西河柳30g、苏叶15g、芫荽15g,煎水蘸毛巾擦于周身。

12.1.5 西 医 疗 法

1) 一般疗法:卧床休息至体温正常,注意口腔和眼部清洁,生理盐水漱口;2%硼酸液洗眼。

2) 对症治疗:发热一般不用退热剂,但40℃以上可酌情用退热剂,以免大剂量导致骤然汗出而虚脱,并预防高热惊厥。烦躁者可给予地西泮或苯巴比妥等。剧咳者用镇咳祛痰药,或超声雾化器吸入。

3) 并发症治疗:及时发现并发症并予以治疗。

12.1.6 预防与护理

1) 在麻疹流行期间,未患过麻疹的小儿尽量不去公共场所或小儿比较集中的地方。

2) 麻疹患儿隔离至出疹后5天,并发肺炎者,延长隔离至出疹后10天。凡接触麻疹患者的易感儿童,应予隔离观察21天,曾注射丙种球蛋白预防者,需留检28天。

3）易感儿童应按计划接种麻疹减毒活疫苗。

小结

麻疹为感受麻毒时邪引起的急性肺系时行疾病。临床以发热、咳嗽、鼻塞流涕、泪水汪汪、满身布发红疹及早期出现麻疹黏膜斑为特征。病因为麻毒时邪，侵袭肺脾二经，肺主皮毛，早期主要表现为肺卫症状，继则麻毒由表入里蕴于脾胃，麻毒与气血相搏结，正气驱邪外泄，故皮疹出现全身。邪随疹泄，热去津伤，而见皮肤脱屑，舌红少津。如正虚不能托邪外泄，则生逆证，可见麻毒闭肺证、麻毒攻喉证、毒陷心肝。治疗以辛凉透疹为基本原则。顺证初热期宣毒发表汤加减；见形期清解透表汤加减；恢复期沙参麦冬汤加减。逆证麻毒闭肺者麻杏石甘汤加减；热毒攻喉者清咽下痰汤加减；毒陷心肝者羚角钩藤汤加减。病后可获持久免疫。

目 标 检 测

一、名词解释

1. 麻疹　2. 麻疹黏膜斑

二、填空题

1. 麻疹的发病原因，主要由于感受_____所致；主要侵犯_____。
2. 麻疹以_____为顺，_____为逆。
3. 麻疹的变证包括_____，_____，_____。

三、简答题

1. 为什么说"宣透"、"清解"、"养阴"是麻疹的三期的治疗原则？
2. 麻疹的治疗大法是什么？怎样运用？
3. 麻疹顺证和逆证各有何特点？

四、病案

患儿，1岁。发热3天，伴皮疹半天。患儿3天前起发热、轻咳、泪水汪汪、眼睑红赤，曾自服感冒药物效果不显，今日晨起发现耳后、颜面隐隐见淡红色斑丘疹，遂来诊。就诊时体温：38.3℃，患儿精神尚可，颊黏膜见白色黏膜斑，舌质红，苔薄白，脉浮有力。试就本例患儿，作出中医病、证诊断，辨证分析，提出治法、方药，开出处方。

12.2　奶　　麻

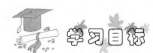

叙述奶麻的临床表现及辨证论治

奶麻是婴幼儿时期的一种急性出疹性疾病，由外感风热时邪，外泄肌肤而引起，临床以突然高热，热退疹出为主要特征，因其形似麻疹，故又称为"假麻"。本病一年四季都可发生，常见于冬、春两季,多为散发,偶有小流行,多见于6~18个月小儿,因其正处于哺乳期,故称"奶麻"。本病病程短,并发症少,预后较好,患病后可获持久免疫。

本病相当于现代医学幼儿急疹。

> **幼儿急疹**
>
> 幼儿急疹病原体为人类疱疹病毒六型,无症状的成人患者是本病的传染源,经呼吸道飞沫传播。胎儿可通过胎盘从母体获得抗体,出生后4个月时抗体阳性率为25%,11月为76%,5岁时90%,17岁时达98%。多见于6~18个月小儿,3岁以后少见,春、秋两季发病较多,无男女性别差异。

12.2.1 病因病机

奶麻的病因病机为感受风热时邪,从口鼻而入,与气血相搏,外泄肌肤。

风热时邪从口鼻而入,郁于肺胃,邪在卫分,则发热、咳嗽、流涕。邪郁肺胃,肺胃热盛,则高热、咽红、目赤。脾与胃相表里,脾失健运,胃失和降,则神倦、纳呆、呕吐、腹泻。感邪较为轻浅,时邪与气血相搏,正胜邪祛,从肌肤透发而见热退疹出,并迅速消退。偶见邪热炽盛,内陷心肝,在高热时出现惊厥。

12.2.2 诊断与鉴别诊断

12.2.2.1 诊断要点

1) 2岁以下婴幼儿。
2) 急起高热,持续3~4天,热退疹出,皮疹为细小玫瑰红色疹点,躯干部多,头面、四肢较少,1天内出齐,1~2天内消退,不留色素沉着与脱屑。
3) 周围血白细胞总数减少,分类淋巴细胞增高。

12.2.2.2 鉴别诊断

本病应与麻疹、风痧、丹痧相鉴别,详见9.4丹痧节。

12.2.3 辨证论治

12.2.3.1 辨证要点

1) 辨发热期与出疹期:发热期邪郁肺胃,见急起高热,持续不退,伴流涕、咳嗽、呕吐、腹泻等,出疹期主要表现为热退疹出,肌肤出现玫瑰红色小疹点,躯干部多见,头面、四肢较少。
2) 辨轻证与重证:急起高热,热退疹出,病程中伴轻度表证或胃肠道症状,精神如常,疹点稀疏,疹退后胃纳转佳,舌、苔、脉恢复正常为轻,病程中伴精神烦躁,重度呕吐,腹泻,神疲,疹点密集成片,或疹色暗红不能迅速恢复,或邪陷心肝,在高热时出现惊厥者为重。

12.2.3.2 治疗原则

热郁肺胃者,治宜疏风清热;邪退疹出者,治宜清热凉血,透疹解毒。

12.2.3.3 分证论治

(1) 邪郁肌表

证候 突然高热,持续不退,伴流涕、咳嗽、咽红目赤、纳呆呕吐,或腹泻,精神良好,偶有惊惕,甚则惊厥。舌质红,舌苔薄黄,脉浮数,指纹紫。

证候分析 风热时邪从口鼻而入,蕴郁肺胃,卫气同病,发病较速而急起高热,肺胃热盛则咽红目赤,高热持续不退。卫表失和,肺失清肃故流涕、咳嗽。脾与胃相表里,脾失健运,胃失和降故纳呆、呕吐,或腹泻。邪热炽盛,内陷厥阴而见惊惕,甚至惊厥。舌红,苔薄黄,脉浮数,指纹紫滞均为热郁肺胃之象。

治法 疏风清热。

方药 银翘散加减。

方中银花、连翘辛凉解表,薄荷、牛子疏风透疹,竹叶、芦根清热生津。

(2) 毒透肌肤

证候 热退,全身出现玫瑰红色疹点,躯干部多,头面、四肢稀少,1天内出齐,1~2天内消退,无脱屑及色素沉着。舌红,苔薄黄,指纹紫滞。

证候分析 时邪与气血相搏于肌肤,正气驱邪外达,则全身透发疹点。邪祛则热退,舌红,苔薄黄,指纹紫滞为余热之象。

治法 清热凉血,透疹解毒。

方药 化斑汤加减。

该方由石膏、知母、玄参、犀角、粳米、甘草组成。方中石膏、知母清热解毒,犀角、玄参清气凉血,可加丹皮、赤芍、生地凉血活血,诸药相合,使气血两清,疹退病愈。

12.2.4 西医疗法

除应给予抗病毒制剂外,以对症治疗为主。患儿多饮水、多休息。高热时应给退热剂,或可用镇静剂以防惊厥。

12.2.5 预防与护理

1) 本病流行期间,勿带婴儿去公共场所,避免感染,隔离患者至出疹后5天,密切接触者隔离7~10天。
2) 患儿卧床休息,多饮水,给予易消化,富有营养的流质或半流质食物。
3) 高热时给予物理降温,如冷敷、温水擦浴等,预防高热惊厥。

小结 奶麻由外感风热时邪,外泄肌肤而引起。临床以突然高热,热退疹出为主要特征,因其形似麻疹,故又称为"假麻"。多见于6~18个月小儿,因其正处于哺乳期,故称"奶麻"。治宜疏风清热,凉血解毒透疹。邪郁肌表者银翘散加减,毒透肌肤者化斑汤加减。患病后可获持久免疫。

目标检测

一、名词解释

奶麻

二、填空题

1. 奶麻多发生于_____个月的婴幼儿。
2. 奶麻的临床_____、_____为主要特征。

三、简答题

1. 何谓奶麻？
2. 简述奶麻的分证论治？

四、病案

患儿，女，6个月，发热2天来诊。患儿于前日下午始发热，精神尚可，今晨颜面见红疹隐隐、喷嚏、流涕、大便自利、舌红苔薄，指纹淡紫隐于风关。试就本例患儿，作出中医病、证诊断，辨证分析，提出治法、方药，开出处方。

12.3 风　　痧

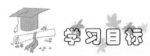

1. 简述风痧的病因病机及临床表现
2. 叙述风痧和其他出疹性疾病的鉴别和治疗

风痧是感受风热时邪引起的急性肺系时行疾病。以轻度发热、咳嗽，周身出现淡红色细小皮疹，伴耳后、枕部臀核肿大为其特征，因其疹点细小如沙，故称为"风痧"。为了与真痧（麻疹）相鉴别，又称为"野痧"。流行于冬春季节，多见于5岁以下的小儿，预后良好，恢复较快，病后可获持久免疫，但妇女妊娠3个月内患本病，容易影响胎儿正常发育。

本病现代医学称为风疹。

> **先天性风疹综合征**
>
> 先天性风疹综合征是指孕妇患风疹后（尤其是妊娠初3个月内），风疹病毒经胎盘传给胎儿而导致。婴儿出生即可见各种先天畸形或多种脏器损害，常见有白内障、视网膜病、青光眼、虹膜睫状体炎、神经性耳聋、前庭损害、中耳炎、先天性心脏病、心肌坏死、高血压、间质性肺炎、巨细胞肝炎、肝脾肿大、淋巴结肿大、血小板减少性紫癜、溶血性贫血、再生障碍性贫血、脑炎、脑膜炎、小头畸形、智力障碍等。重者可发生死胎、流产和早产。

12.3.1　病因病机

风痧的病因为外感风热时邪，病机为邪毒与气血相搏，外泄肌肤。

风热时邪由口鼻而入,郁于肺卫,蕴于肌腠,与气血相搏,发于肌肤而致淡红色皮疹。由于邪毒较轻,一般只伤及肺卫,故可见发热恶风、咳嗽、流涕等症。肺主皮毛,邪从外泄,所以疹点透发后,则热退而解,病理传变多在卫分。邪毒与气血相搏,阻滞于少阳经络,则发为耳后及枕部臖核肿大。若邪毒炽盛,内传入里,燔灼气营,或迫伤营血,则可并见壮热、烦渴、尿赤、便秘等症,皮疹鲜红或深红,疹点分布较密。

12.3.2 诊断与鉴别诊断

12.3.2.1 诊断要点

1)风疹初起类似感冒,发热1~2天后,皮肤出现淡红色斑丘疹,从头面开始,一日后布满全身,出疹1~2日后,发热渐退,疹点逐渐隐退,疹退后无脱屑及色素沉着。
2)一般全身症状轻,耳后及枕部臖核肿大。
3)本病在流行期间有接触史。
4)外周血白细胞总数可减少,淋巴细胞相对增多。

12.3.2.2 鉴别诊断

风疹应与麻疹、奶麻、丹痧相鉴别。详见9.4丹痧节。

12.3.3 辨证论治

12.3.3.1 辨证要点

风疹的辨证主要是辨别轻重。轻微发热,精神安宁,疹色淡红,分布均匀,病程在3~5天之内者为轻;壮热烦渴,疹色鲜红或紫暗,分布密集,出疹持续5~7天才见消退,病程较长者为重。

12.3.3.2 治疗原则

风疹的治疗原则为疏风清热解毒。邪郁在表者,治以疏风清热;邪毒内盛者,治以清热解毒;少数入营犯血者,治以清营凉血。

12.3.3.3 分证论治

(1)邪郁肺卫
证候 发热,恶风,喷嚏,流涕,咳嗽,精神倦怠,胃纳欠佳。疹色淡红,先起于头面,继则躯干四肢,分布均匀,疹点稀疏细小,有瘙痒感。2~3日消退,耳后枕部臖核肿大。舌质偏红,舌苔薄黄,脉浮数。
证候分析 外感风热时邪,由口鼻而入,邪郁肺卫,故见发热,恶风,喷嚏,流涕,咳嗽等症。肺主皮毛,邪从外泄,故全身出现淡红色皮疹。皮肤瘙痒,为风盛之象。舌质偏红,舌苔薄黄,脉浮数为风热之征。
治法 疏风清热。
方药 银翘散加减。
方中银花、连翘、竹叶等清热宣解,牛蒡子疏风清热,与桔梗、甘草相配清利咽喉,荆芥、薄荷、豆豉解表发汗、祛邪外出。

(2) 邪毒内盛

证候　高热,口渴,烦躁不宁,疹色鲜红或紫暗,疹点较密,小便短赤,大便秘结。舌红、苔黄糙,脉洪数。

证候分析　邪热炽盛,内传入里,燔灼气分,故见高热、口渴、烦躁。风热时邪内灼营分,血热较甚,故疹色鲜红或紫暗,疹点较密。舌红、苔黄糙,脉洪数为邪入气营之象。

治法　清热解毒。

方药　透疹凉解汤加减。

该方由桑叶、菊花、薄荷、连翘、牛蒡子、赤芍、蝉蜕、黄连、紫花地丁等组成。方中桑叶、菊花、薄荷、牛蒡子、蝉衣疏风清热,连翘、黄连、紫花地丁清热解毒,与赤芍、红花相配凉血活血。

12.3.4　西医疗法

1) 加强护理:发热时卧床休息,给予易消化饮食。
2) 对症治疗:高热、头痛、咽痛应给予对症治疗,口服维生素 C。

12.3.5　预防与护理

1) 风痧患儿,应隔离至出疹后 5 天。
2) 风痧流行期间,不带易感儿童去公共场所,避免与风痧患儿接触。保护孕妇,尤其妊娠初期 2~3 个月内,避免接触风痧患儿,若有接触,应于接触患者 5 天内肌内注射胎盘球蛋白做被动免疫。
3) 患儿应卧床休息,避免直接吹风,防止受凉后复感新邪,加重病情,发热期间,多饮开水,饮食宜清淡和易消化,忌吃煎炸和油腻之物。
4) 防止搔破皮肤,引起感染。

　　风痧是感受风热时邪引起的急性肺系时行疾病。以轻度发热、咳嗽,周身出现淡红色细小皮疹,伴耳后、枕部臀核肿大为其特征,因其疹点细小如沙,故称为"风痧"。病因为外感风热时邪,病机为邪毒与气血相搏,外泄肌肤。治疗原则为疏风清热解毒。邪郁肺卫者银翘散加减。邪热炽盛者透疹凉解汤加减。病后可获持久免疫,但妇女妊娠3 个月内患本病,容易影响胎儿正常发育。

目标检测

一、名词解释

　　风痧

二、填空题

1. 风痧发病的原因为_____病机为_____。妇女妊娠 3 个月内患本病,容易_____发育。

2. 风痧的治疗原则为疏风清热解毒,邪郁在表者,治以_____;邪毒内盛者,治以_____少数入营犯血者,治以_____。

三、简答题

1. 临床上如何鉴别风痧与麻疹?
2. 风痧对孕妇及胎儿有何影响?

四、病案

患儿,8岁。患儿来诊前1日发热、流涕、咳嗽,次日周身出现红色皮疹来诊。就诊时患儿精神尚可,颜面躯干散见红色斑丘疹,四肢未见,伴咽痛、咳嗽、纳差,舌红苔薄,脉浮数。查体:面部及躯干部散在红色斑丘疹,疹色浅红,分布均匀,耳后枕部淋巴结肿大,咽充血,扁桃体Ⅰ度肿大,双肺呼吸音粗。试就本例患儿,作出中医病、证诊断,辨证分析,提出治法、方药,开出处方。

12.4 丹 痧

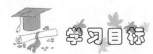

1. 简述丹痧的病因病机和临床特征
2. 叙述丹痧的辨证和治疗

丹痧是因感受痧毒疫疠之邪所引起的急性肺系时行疾病。以发热、咽喉肿痛或伴腐烂、全身布有猩红色皮疹、杨梅舌、疹后脱皮为特征。任何年龄均可发病,但以3~7岁小儿多见。痧毒疫疠之邪由口鼻而入,病势较急骤,一经发热,便见烂喉,故又称"烂喉痧",或"烂喉丹痧"。由于本病具有强烈的传染性,所以又有"疫喉"、"疫喉痧"及"疫疹"等名称。预后多较良好,但也有少数在病程中或病后并发心悸、水肿、痹证等。

本病相当于现代医学猩红热。

猩 红 热

猩红热是由A族溶血性链球菌引起的急性呼吸道传染病,有较强的侵袭力,能产生致热性外毒素,又称红疹毒素。全年均可发病,冬春季节多见。传染源为患者和带菌者,主要通过呼吸道飞沫传播,也可经破损的皮肤传播,引起"外科型"猩红热;偶见细菌污染玩具、食物、生活用品等经口传播。感染后可获得较长久的抗菌和抗红疹毒素能力。由于红疹毒素有型特异性,型间无交叉免疫,故可再次罹患本病。婴儿通过胎盘从母体获得的被动免疫可持续到1岁末。

12.4.1 病因病机

丹痧的主要原因,为痧毒疫疠之邪,乘时令不正,寒暖失常,机体脆弱时,从口鼻而侵入,蕴于肺胃,上蒸咽喉,内迫营血,外发肌肤而发病。

痧毒疫疠之邪侵袭人体,由口鼻而入,邪束于表,正邪纷争而壮热骤起。邪毒化火,上攻咽喉,则咽喉红肿疼痛,或起白腐糜烂。疫毒之邪,以外透为顺,内陷为逆。肺主皮毛,脾主肌肉,毒从肌表而透,则发痧疹,色红如丹,毒重者,丹疹可融合成片。舌为心之苗,邪毒内炽,心火上炎,灼津耗血,故本病常见舌生芒刺,状如杨梅,故有"杨梅舌"之称。若邪毒进一步化火入里,燔灼营血,则痧疹色呈紫红或瘀点,甚则壮热烦渴,神昏谵语,舌质紫绛。邪毒炽盛,内陷心肝,则可出现抽风、昏迷等重症。温邪多从火化,最易伤阴耗液,故后期常见肺胃阴伤之证。肺阴不足者,皮肤干糙、脱屑,时有咽干,出汗,面呈潮红。若胃阴伤者,则见食欲不振、口唇干燥、大便秘结、神疲乏力等症。

此外,丹痧在病程中或恢复期,因邪毒炽盛而伤及心气时,则可出现心慌、心悸,脉来结代。若毒热未清,流窜筋骨关节,可引起骨节痹痛和红肿灼热。烂喉丹痧余邪未清,内归肺脾肾,水液通调失职,导致水湿内停,外溢肌表,可酿成水肿等证。

12.4.2 诊断与鉴别诊断

12.4.2.1 诊断要点

1) 起病急,突然高热,咽峡红肿疼痛,并可化脓。
2) 在起病 12~36 小时内,开始出现皮疹,先于颈、胸、背及腋下、肘弯等处,迅速蔓延全身,其色鲜红细小,并见环口苍白圈、皮肤线状疹和杨梅舌。
3) 皮疹出齐后 1~2 天,身热,皮疹渐退,伴脱屑或脱皮。
4) 血白细胞总数及中性粒细胞增高。
5) 咽拭子培养有溶血性链球菌。

12.4.2.2 鉴别诊断

丹痧应与麻疹、奶麻、风痧相鉴别,参见表 12-1。

表 12-1 四种发疹性疾病鉴别表

	麻疹	风痧	奶麻	丹痧
发热与出疹关系	发热 3~4 天出疹;出疹时发热更高	发热 1/2~1 天出疹	发热 3~4 天,热退出疹	发热数小时~1 天出疹
初期特点	发热,咳嗽流涕,眼泪汪汪	发热,咳嗽流涕,枕后瘰核肿大	突然高热,一般情况好	发热,咽痛红肿,糜烂
皮疹特点	暗红色斑丘疹,疹间有正常皮肤,发疹有一定顺序,约 3 天左右出齐	淡粉红色斑丘疹,较麻疹为稀少,发疹无一定顺序,24 小时后布满全身	玫瑰红色斑丘疹,较麻疹细小,发疹无一定顺序,24 小时布满全身	鲜红点状,密集成片,皮疹见颈、胸、腋下,继而遍及全身,颜面部潮红,而无皮疹,2~3 天遍及全身
特殊体征	麻疹黏膜斑	无	无	环口苍白圈,杨梅舌,皮肤皱折处呈线状疹
恢复期	糠麸状脱屑,有色素沉着	无脱屑及色素沉着	无脱屑及色素沉着	可有脱皮,无色素斑痕

12.4.3 辨证论治

12.4.3.1 辨证要点

1) 辨轻重:发热有汗,痧色红润,外透顺利为轻证;壮热无汗,痧隐神昏,痧色深紫夹有瘀点瘀斑,喉烂气秽为重证。

2) 辨病程:病之初期,邪在肺卫,以发热、恶寒、咽喉肿痛为主症。痧点透出,热毒已盛,则壮热,烦渴,舌光红起刺。病之后期,邪衰正虚,阴津已损,则口渴,唇燥,皮肤脱屑,舌红少津。

12.4.3.2 治疗原则

丹痧的治疗原则为清热解毒,凉血利咽。病初邪在肺卫,治以辛凉宣透,清热利咽。邪毒深入,病在气营治以清气凉营,泻火解毒。病之后期,痧后阴伤,治以养阴生津,清热润喉。

12.4.3.3 分证论治

(1) 邪侵肺卫

证候 发热骤起,头痛畏寒,灼热无汗,咽部红肿疼痛,可影响吞咽,或见乳蛾红肿,上有白腐,皮肤潮红,可见隐约细小红点。舌质多红,舌苔多见薄白或薄黄,脉浮数有力。

证候分析 邪毒入侵肺胃,初起在表,故发热畏寒,头痛无汗。咽喉为肺胃之门户,疫毒内蕴,循经熏灼,故见咽喉红肿疼痛,影响吞咽或乳蛾红肿,上有白腐。此时痧毒将由里出表,所以皮肤潮红,痧隐不显。因邪毒尚在卫表,故舌质红,舌苔可见薄白或薄黄,脉浮数有力。

治法 辛凉宣透,清热利咽。

方药 解肌透痧汤加减。

该方主要由荆芥、牛蒡子、蝉蜕、浮萍、僵蚕、射干、桔梗、前胡、连翘、葛根等组成。本方辛凉解肌,透痧利咽,适用于丹痧初起,或发而未透者。方中甘草、桔梗、射干、牛蒡利咽宣肃,蝉衣、浮萍、豆豉、荆芥解肌透表,使邪从汗泄,毒随痧出。

(2) 邪入气营

证候 壮热不解,面赤口渴,咽喉肿痛,伴有糜烂白腐,皮疹密布,色红如丹,甚则色紫如瘀点。皮疹由颈、胸开始,继而弥漫全身,压之退色。见疹后的1~2天,舌苔黄糙、舌红起刺,3~4天后舌苔剥脱,舌面光红起刺、状如杨梅,脉数有力。甚则出现高热昏迷,烦躁谵语,或有抽风。

证候分析 邪在气营,毒从外泄,故见壮热、烦渴、咽喉肿痛糜烂,透发丹痧。初透时邪在气分,故舌苔黄糙。如毒热化火,内逼营血,则疹色紫红或瘀点。津液被劫,胃阴已伤,故舌红起刺,舌质暗红。若邪炽盛,可进一步内陷心肝,出现神昏谵语、惊搐躁动等症状。脉数有力,为邪毒内盛之象。

治法 清气凉营,泻火解毒。

方药 凉营清气汤加减。

方中犀角、生石膏、黄连清气凉营,泻火解毒、鲜生地、鲜石斛、鲜芦根、鲜竹叶、玄参、连翘等重在甘寒清热,护阴生津,适用于丹痧虽布,壮热烦躁,咽喉肿痛腐烂,甚则谵言妄语,舌苔黄糙无津,或舌尖红起刺,痧毒化火伤阴之证。

(3) 肺胃阴伤

证候 丹痧布齐后1~2天,皮肤开始脱屑,身热渐退,咽部糜烂疼痛亦渐减轻,或留有低热,唇口干燥,或伴有干咳,食欲不振。舌红少津,苔剥脱,脉细数。

证候分析 丹痧为疫毒之邪,化火伤阴最速。阴津耗伤,阴虚内热,或因余热未净,故见低热、口干、舌红少津、干咳、大便秘结等,均为疹后肺胃阴伤之证。

治法 养阴生津,清热润喉。

方药 沙参麦冬汤加减。

本方有甘润养阴,润喉生津之功。方中沙参、麦冬、玉竹清热润燥而滋养肺胃之阴,天花粉生津止渴,甘草泻火和中,扁豆健脾和胃,桑叶清疏肺中燥热。

12.4.4 外治法

1) 锡类散、冰硼散、珠黄散、双料喉风散吹喉,日2~3次,用于治疗咽肿腐烂。
2) 颈肿者可外敷阳和膏或紫金锭。

12.4.5 西医疗法

(1) 一般治疗

急性期患儿应卧床休息,较大儿童用温淡盐水含漱;饮食以流质、半流质为宜;皮肤保持清洁,可予炉甘石洗剂以减轻瘙痒。

(2) 抗生素治疗

青霉素是治疗链球菌感染的首选抗生素,青霉素80~160万 U/d,分2次肌内注射,疗程7~10天。对青霉素过敏者可用红霉素,每天20~30mg/kg,或头孢菌素类药物,疗程不得少于7天。重者可静脉给药或两种抗生素联合应用。

12.4.6 预防与护理

1) 患儿及疑似者,均应隔离治疗7天。
2) 对已接触本病的健康儿童,应检疫观察7~12天。
3) 保护易感儿,冬春流行季节,不到公共场所。
4) 保证患儿充分休息,以防并发症。保护皮肤、口腔清洁。用淡盐水或七叶一枝花煎液含漱,1日2~3次。

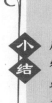
小结

丹痧是因感受痧毒疫疠之邪所引起的急性肺系时行疾病。以发热、咽喉肿痛或伴腐烂、全身布有猩红色皮疹、杨梅舌、疹后脱皮为特征。本病的主要原因,为痧毒疫疠之邪,从口鼻而侵入,蕴于肺胃,上蒸咽喉,内迫营血,外发肌肤。治疗原则为清热解毒,凉血利咽。邪侵肺卫者,解肌透痧汤加减;邪入气营者,凉营清气汤加减;疹后阴伤者,沙参麦冬汤加减。

目标检测

一、名词解释

1. 丹痧 2. 杨梅舌 3. 线状疹 4. 环口苍白圈

二、填空题

1. 丹痧发病的主要原因,为感受_____。病程中或病后可并发_____、_____、_____。
2. 丹痧的治疗原则为_____,_____。病初邪在肺卫,治以_____。邪毒深入,病在气营治以_____。病之后期,疹后阴伤,治以_____。

三、简答题

1. 丹痧与麻疹、奶麻、风疹如何鉴别?

2. 丹痧临床分为哪几型？如何治疗？
3. 丹痧有何特殊体征？
4. 丹痧的临床特征是什么？常见什么并发症？

四、病案

患儿，女，10岁。以发热1天，伴皮疹半天来诊，伴头痛、咽痛、恶心，大便未解，小便黄少。查体：精神委靡，全身皮肤发红，有较密集的丘疹，呈猩红色，压之退色，咽充血明显，扁桃体Ⅱ度肿大，并见脓性分泌物，舌质红绛起刺，无苔。心肺未闻异常。查血常规：WBC $20×10^9$/L，N 0.85，L 0.15。试就本例患儿，作出西医疾病诊断，中医病证诊断，病机分析，提出治法、主方，开出处方。

12.5 水 痘

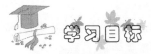

1. 简述水痘的临床特征
2. 叙述水痘的证治

水痘又称水疱、水花、水喜、水疮，是由外感时行邪毒引起的急性时行疾病。临床上以发热，皮肤分批出现斑丘疹、疱疹、结痂为其特征。一年四季都有发生，但多见于冬、春两季。儿童时期任何年龄皆可发病，而以10岁以内为多见。因其传染性强，容易造成流行。水痘一般预后良好，愈后不留瘢痕。但免疫缺陷，应用皮质激素，免疫抑制剂者及患有恶性疾病者，如患本病则较重，可以侵犯内脏，甚至危及生命。患病后可获持久免疫。

水痘-带状疱疹

水痘病原体为水痘-带状疱疹病毒，即人类疱疹病毒3型。儿童初次感染时引起水痘，恢复后病毒可长期潜伏在脊髓后根神经节或脑神经的感觉神经节内，少数人在青春期或成年后，受冷、热、药物、创伤、恶性病或放射线等因素作用，病毒被激活导致带状疱疹。一次感染水痘可获终身免疫，但在免疫功能受损或已接受过水痘疫苗者，也可有第2次感染，症状轻微。

12.5.1 病因病机

水痘的病因为外感时行邪毒，由口鼻而入，蕴郁肺脾。外邪袭肺，宣肃失常，故见发热、流涕、咳嗽等肺卫症状。脾主肌肉，邪毒与内湿相搏，外发肌表，故有水痘布露。少数患儿因毒热炽盛，内犯气营，而见痘点稠密、色红赤、紫暗、壮热口渴、神志昏惚，甚则抽搐。

12.5.2 诊断与鉴别诊断

12.5.2.1 诊断要点

1) 初起有发热、流涕、咳嗽、不思饮食等症，发热大多不高。在发热1~2日内即于头、面、发际及全身其他部位出现红色斑丘疹，以躯干部较多，四肢部位较少，很快变为疱疹，大小不一，内含水液，壁薄易破，周围有红晕，可伴有痒感，继而结成痂盖脱落，不留瘢痕。

2) 皮疹分批出现,此起彼落,同时丘疹、疱疹、干痂往往并见。
3) 起病2~3周前有水痘接触史。

12.5.2.2 鉴别诊断

1) 脓疱疮:多见于面部及四肢,分布局限,初为疱疹,很快成为脓疱。以夏天炎热季节多见。
2) 水疥:即丘疹样荨麻疹,好发于下肢伸面,呈风团样丘疹,疹上可有针尖大小水泡,扪之坚实,不易破损,不结痂,伴有瘙痒,多反复发作。
3) 手足口病:多见于1~5岁的小儿,疱疹多见于手、足皮肤及口腔黏膜,疱疹浆液混浊,壁厚不易破溃。

12.5.3 辨证论治

12.5.3.1 辨证要点

水痘的辨证要点为辨别轻重。一般症状轻,皮疹稀疏,疱顶较薄,皮薄如水泡,晶亮如露珠,根盘红晕不明显。赤痘为水痘之重证,皮疹密,疱顶较厚,浆液较混,根盘红晕明显,范围较大。

12.5.3.2 治疗原则

水痘的治疗以清热解毒利湿为总的原则。轻证以肺卫受邪为主,治以疏风清热解毒,佐以利湿;重证气营受累,治以清热凉营,解毒渗湿。

12.5.3.3 分证论治

(1) 风热犯表

证候　发热轻微,鼻塞流涕,偶有喷嚏及咳嗽,疹色淡红而润,疱浆清亮,点粒稀疏,躯干为多,二便如常。舌苔薄白,脉浮数或略数。

证候分析　外感风热时邪,从口鼻而入伤及肺卫,故见发热、鼻塞流涕、喷嚏、咳嗽。舌苔薄白,脉浮数为风热犯表之象。时邪透于肌表,故水痘显露。

治法　疏风清热解毒。

方药　银翘散加减。

方中银花、连翘、竹叶清热解毒,薄荷辛凉解表,配以牛蒡子、桔梗、甘草宣肺解毒,利咽祛痰。因水痘为时邪夹湿,可加滑石等利水渗湿之品。

(2) 热毒炽盛

证候　壮热烦渴,面赤唇红,便秘溲赤,痘大而密,疹色红赤或紫暗,疱浆较混,根脚较硬,口、眼等处亦可见疱疹或溃疡,舌苔黄糙而干,脉数。

证候分析　毒热炽盛,故见痘布较密,壮热烦躁,面红目赤,口舌生疮,小便短赤等证。邪毒内犯,营热内炽,故见疹色紫暗,疱浆混浊。舌苔黄糙而干,质红绛,脉数,均为毒热之象。

治法　清热凉营解毒。

方药　清胃解毒汤加减。

本方由升麻、黄连、丹皮、生地、黄芩、石膏组成。方中升麻、黄连、黄芩清热解毒,石膏清气分之热,丹皮、生地凉营滋阴。

12.5.4 西医疗法

1) 一般疗法：局部涂擦炉甘石洗剂，有止痒作用。有继发感染者，可用抗生素。
2) 抗病毒：用于重症。阿昔洛韦 10~12mg/（kg·d），分 3 次口服或静脉滴注，连用 5 天；阿糖腺苷 10mg/（kg·d），静脉滴注，连用 5 天。

12.5.5 预防与护理

1) 发现病儿应立即隔离，直至全部痘疹结痂。
2) 在集体儿童单位发现患者，应将居室消毒通风，并将被褥用品曝晒、煮沸。
3) 饮食宜清淡易消化，常用绿豆煎汤代饮料，有良好的清热解毒作用。
4) 勿使抓破皮肤，以防继发感染，如已抓破可用蚕茧散、青黛散撒布患处。

> **小结** 水痘是由外感时行邪毒引起的急性时行疾病，以发热，皮肤分批出现丘疹、疱疹、结痂为其特征，愈后不留瘢痕。病因为外感时行邪毒，由口鼻而入，蕴郁肺脾，与内湿相搏，外发肌肤。治疗原则为清热解毒利湿。风热犯表者银翘散加减；热毒炽盛者清胃解毒汤加减。患病后可获持久免疫。

目标检测

一、名词解释
　　水痘
二、填空题
　　1. 水痘临床以_____，皮肤分批出现_____、_____、_____为特征。
　　2. 水痘的治疗以_____为总原则，风热犯表证的代表方是_____。
三、简答题
　　1. 简述水痘皮疹的临床特点？
　　2. 水痘与脓疱疮如何鉴别？
四、病案
　　患儿，男，6 岁。发热 1 天，疱疹半天来诊。伴有轻咳、流涕、纳差；查体头角发际，胸背部见疱疹，大者如黄豆，小者如粟米。舌尖微红，苔薄黄，脉滑数。有水痘接触史。试就本例患儿，作出中医病、证诊断，病机分析，提出治法、主方，开出处方。

12.6 手足口病

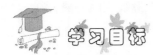

1. 列出手足口病的临床表现
2. 叙述手足口病的辨证论治

手足口病是感受时行邪毒引起的急性出疹性时行疾病,临床以发热,手掌、足跖皮肤及口腔黏膜疱疹为特征。

本病现代医学认识为柯萨奇病毒 A 组(CoxA)及新肠道病毒(EV_{71}型)感染所致,一年四季均可发生,但以夏秋季节多见。各年龄组均可发病,但以 1~5 岁为高发人群,据统计 4 岁以内占发病数的 85%~95%。手足口病地区分布极为广泛,幼托单位是本病流行的主要场所。本病预后一般良好,多在 1 周痊愈,少数重证可因邪毒犯心或邪陷心肝,病情危重,甚或危及生命。

手足口病为西医病名,一般将其归为中医学"温病"、"湿温"等范畴。

手足口病重症病例

少数病例(尤其是小于 3 岁者)病情进展迅速,在发病 1~5 天左右出现脑膜炎、脑炎(以脑干脑炎最为凶险)、脑脊髓炎、肺水肿、循环障碍等,极少数病例病情危重,可致死亡,存活病例可留有后遗症。应早期识别重症病例,其特征为:①持续高热不退;②精神差、呕吐、易惊、肢体抖动、无力;③呼吸、心率增快;④出冷汗、末梢循环不良;⑤高血压;⑥外周血白细胞计数明显增高;⑦高血糖。

12.6.1 病因病机

本病由时行邪毒由口鼻而入,上犯于肺,内侵于脾,肺脾受伤,水湿内停,与时邪相搏,蕴蒸于外,外透肌肤,则见手足红斑、疱疹;咽喉为肺胃之门户,时邪与内蕴湿热相搏,上蒸口、咽喉,故口、咽见疱疹。邪毒初起首犯肺卫,正邪交争则发热;肺气失宣,上逆则咳嗽。若感邪较重,邪盛正衰,湿热郁蒸,内燔气营,外灼肌肤,则见壮热、口渴、面赤心烦,或疱疹稠密;若邪毒炽盛,内陷心肝,蒙蔽心窍,引动肝风,则神昏、抽搐;湿热滞留,邪毒犯心,气阴耗损,则心悸、气短、胸闷、乏力等,若耗损心阳,心阳虚衰,则危及生命。

12.6.2 诊断与鉴别诊断

12.6.2.1 诊断要点

1) 易感儿童,病前 1 周左右有手足口病接触史。

2) 多数患儿突然起病,于发病前 1~2 天或发病同时有发热,可伴有咳嗽、口痛、纳差、泄泻等症;主要表现为口腔及手足部发生疱疹。口腔黏膜多见于硬腭、唇内、颊部,疱疹破溃后成溃疡,疼痛较剧,年幼儿可见烦躁、哭闹、流涎、拒食。手足部疱疹呈圆形或椭圆形,质地较硬,内有混浊液体,周围绕以红晕,不伴瘙痒,一般不破溃。少数患儿臀部也可见,但颜面躯干极少,呈离心性分布。疱疹一般 1 周左右消退,疹退后无瘢痕及色素沉着。

3) 实验室检查:外周血象提示白细胞计数正常,淋巴细胞和单核细胞比值相对增高。

12.6.2.2 鉴别诊断

(1) 水痘

本病以 6~9 岁小儿多见,皮疹特点为皮肤黏膜分批出现丘疹、疱疹、结痂。疱疹多呈椭圆形,较大,呈向心性分布,以躯干、头面多,内有浆液,壁薄易破,同一部位斑丘疹、疱疹、结痂同时并见为特点。

(2) 疱疹性咽峡炎

起病急,突发高热、咽痛、流涕,查见软腭、悬雍垂、舌腭弓、扁桃体等口腔部见白色小疱疹,周围绕有红晕,1~2 天疱疹破溃成溃疡,疼痛明显,伴流涎、拒食、呕吐等。

12.6.3 辨证论治

12.6.3.1 辨证要点

本病辨证以脏腑辨证结合卫气营血辨证。根据病程、疱疹特点及临床伴随症状判定病情轻重,区别病变脏腑。

辨病情轻重。轻者,病在卫分或气分,病程短,疱疹分布稀疏,疹色红润,全身症状轻微;若重症,病及气分、营分,病程长,疱疹分布稠密,疹色紫暗,全身症状较重,甚至出现内陷心肝证候。

12.6.3.2 治疗原则

本病治疗以清热解毒祛湿为原则,轻证治以宣肺解表,清热化湿;重证治以清气凉营,解毒祛湿。出现毒邪内陷或邪毒犯心者,当配清心开窍、息风镇惊,或益气养阴、活血祛瘀等法。

12.6.3.3 分证论治

(1) 邪犯肺脾

证候 发热,流涕,咳嗽,咽红,或纳差,呕吐,口腔疱疹,疼痛,不欲进食,随病情进展手足掌部见红色斑丘疹。舌红,苔薄黄或腻,脉浮数。

证候分析 风热之邪侵犯肺卫,肺气失宣,故发热、流涕、咳嗽。风热循经上犯咽喉,故咽红。风热夹湿邪犯于中焦,脾胃升降失常,运纳失司,故纳差、呕吐。时邪与正气相搏结,熏蒸咽喉,外泄肌表,则手足口见红色疱疹。舌红,苔薄黄或腻,脉浮数,皆为风热湿毒之象。

治法 宣肺解表,清热化湿。

方药 甘露消毒丹加减。

该方由滑石、茵陈、黄芩、石菖蒲、川贝、连翘、藿香、射干、白蔻仁、薄荷组成。方中金银花、连翘、黄芩、薄荷宣肺清热解毒,白蔻仁、藿香、石菖蒲芳香化湿,滑石、茵陈蒿清热利湿,板蓝根、射干、浙贝母解毒利咽。

(2) 湿热郁蒸

证候 身热持续,或高热,烦躁口渴,疱疹分布稠密,疹色紫暗,咽部灼热疼痛,甚拒食,小便黄赤,大便秘结。舌质红绛,苔黄厚腻或黄燥,脉滑数。

证候分析 邪毒炽盛,燔灼气营,故高热。湿热毒盛内犯气营,熏灼咽喉、外泄肌肤,故疱疹稠密,颜色紫暗。热毒炽盛,伤津灼液,上蒸口舌,故拒食、小便黄赤、大便秘结。舌质红绛、苔黄厚腻、脉滑数皆为热灼气营之象。

治法 清热凉营,解毒祛湿。

方药 清瘟败毒饮加减。

方中黄连、黄芩、栀子、连翘等清热解毒燥湿,生石膏、知母清气泄热,生地、赤芍、丹皮清热凉血,板蓝根、紫草解毒透疹,石菖蒲、茵陈、车前草清热化湿。

若邪毒炽盛，内陷心肝，见壮热、神昏、抽搐者，宜羚角钩藤汤合安宫牛黄丸或紫雪丹清心开窍，平肝息风；若邪毒犯心，见心悸、胸闷、气短者，当以炙甘草汤合生脉散加减以益气养阴，活血通脉。

12.6.4 其他疗法

12.6.4.1 中成药

1）双黄连口服液：每服 5~10ml，每日 2~3 次，用于邪犯肺脾证。
2）清开灵滴丸：每服 4~5 丸，每日 2 次，用于湿热郁蒸证。

12.6.4.2 药物外治

1）西瓜霜、冰硼散、锡类散，任意 1 种，涂搽口腔患处，每日 3 次。
2）青黛散、金黄散，任选 1 种，麻油调，敷于手足疱疹患处，每日 3 次。
3）浮萍 15g、蒲公英 15g、金银花 15g、黄柏 10g。水煎外洗手足疱疹处。

12.6.5 西医疗法

1）抗病毒治疗：利巴韦林，每天 10mg/kg，分 2~3 次口服或肌内注射；重症可予阿昔洛韦，每天 15~20mg/kg，每日 1 次，静脉滴注，连用 3 天。
2）对症治疗：高热者给予退热，可选择药物如美林退热口服液；皮肤瘙痒者可予炉甘石洗剂外涂；疱疹破溃者，可予碘伏外涂；口腔疱疹破溃者可予 2% 碳酸氢钠液漱口，疼痛明显亦可口服维生素 B_2、维生素 C，或辅以超声雾化吸入，以减轻疼痛。
3）密切监测病情变化，尤其是脑、肺、心等重要脏器功能重症病例，住院给予相应治疗。

12.6.6 预防与调护

1）加强本病的流行病学监测，发现病例，及早治疗，并予隔离。
2）患病期间，注意休息，保持室内空气流通。
3）清淡饮食，给予富含维生素的饮食，清洁口腔。
4）注意保持皮肤清洁，切勿搔抓皮肤疱疹处。
5）密切观察病情变化，及早发现并发症。

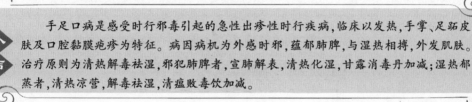

小结　手足口病是感受时行邪毒引起的急性出疹性时行疾病，临床以发热、手掌、足跖皮肤及口腔黏膜疱疹为特征。病因病机为外感时邪，蕴郁肺脾，与湿热相搏，外发肌肤。治疗原则为清热解毒祛湿。邪犯肺脾者，宣肺解表，清热化湿，甘露消毒丹加减；湿热郁蒸者，清热凉营，解毒祛湿，清瘟败毒饮加减。

目标检测

一、名词解释

手足口病

二、填空题

1. 手足口病以_____、_____为临床特征。
2. 手足口病的邪犯肺脾证治疗首选_____方。

三、简答题

1. 手足口病与水痘如何鉴别？
2. 简述手足口病的分证论治？

四、病案

患儿，4岁。以发热2天，手足疱疹1天来诊。2天前开始发热，体温37.5~38.3℃，伴咳嗽、流涕、纳差、恶心、呕吐，今起流涎，拒食，口腔黏膜出现疱疹，偶见溃疡，手足见散在米粒大小丘疹，间有疱疹，疹色红润，质地较硬，疱疹液尚清亮，舌质红，苔薄黄腻，脉浮数。血常规示白细胞计数$5.7×10^9$/L，淋巴细胞0.61，中性粒细胞0.36。试就本例患儿，作出西医疾病诊断、中医证候诊断，病机分析，提出治法、主方，开出处方。

12.7 痄 腮

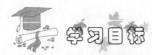

1. 说出痄腮的临床特征
2. 叙述痄腮及其变证的治疗

痄腮是因感受风温邪毒，壅阻少阳经脉引起的时行疾病，以发热、耳下腮部漫肿疼痛为临床主要特征，一年四季都可发生，冬春易于流行，学龄儿童发病率较高。一般预后良好，年长儿童可并发睾丸肿痛等症，病情严重者，可见神昏、抽搐变证。本病患病后可获持久免疫。

本病相当于现代医学流行性腮腺炎。

12.7.1 病因病机

痄腮的病因为外感风温邪毒，从口鼻而入，壅阻少阳经脉，郁而不散，结于腮部。

风温邪毒从口鼻肌表而入，侵犯足少阳胆经。邪入少阳，经脉壅滞，气血运行受阻，凝滞腮颊，故耳下腮颊漫肿而痛，热甚化火，故见高热不退，烦躁头痛。经脉失和，机关不利，故张口咀嚼困难。

少阳与厥阴互为表里，病则相互传变。足厥阴之脉循少腹络阴器，若受邪较重，较大儿童可并发少腹痛、睾丸肿痛。若温毒炽盛，热极生风，扰乱神明，则可出现高热、神昏、抽搐等变证。

12.7.2 诊断与鉴别诊断

12.7.2.1 诊断要点

1) 起病时可有发热，1~2天后可见以耳垂为中心漫肿，边缘不清，皮色不红，压之有痛感及弹性，通常先见于一侧，而后见于另一侧。

2）腮腺管口可见红肿，腮腺肿胀约持续4~5天开始消退，整个病程约1~2周。
3）病前有痄腮接触史。
4）血白细胞总数可正常，或稍有增高和降低，淋巴细胞可相对增加。
5）并发脑膜炎或脑炎者，脑脊液压力增高，细胞数增加，以淋巴细胞为主，氯化物、糖正常，蛋白轻度增高。
6）尿和血淀粉酶可增高。

12.7.2.2 鉴别诊断

1）痰毒：以颌下疼痛，可扪及花生或鸽蛋大小肿块，边缘较清楚，有触痛为主症。发病无季节性，无传染性。
2）发颐：一般以单侧发病，少数有双侧同时发病。肿胀部位边缘清楚，局部红肿，压痛明显，多见于成人，继发于伤寒、丹痧等急性传染病，无传染性。

12.7.3 辨证论治

12.7.3.1 辨证要点

1）辨轻证与重证：病程中无发热或发热不甚，腮肿轻微，无明显张口困难为轻证。高热不退、腮肿明显、胀痛拒按、张口困难为重证。
2）辨常证与变证：虽有发热腮肿，但神志清楚，无抽风，无睾丸肿痛及少腹疼痛为常证。高热不退、神昏、反复抽风、或睾丸肿痛、少腹疼痛为变证。

12.7.3.2 治疗原则

痄腮治疗原则为清热解毒，消肿散结。病初或轻证温毒在表，应配以疏风解表，重证应解毒软坚，消肿止痛。毒陷心肝者，用清热解毒，息风镇痉。毒窜睾腹者，应清肝泻火，活血止痛。此外，还宜配合外治法，有助于局部消肿。

12.7.3.3 分证论治

（1）常证
1）温毒袭表
证候　轻微发热恶寒，一侧或两侧耳下腮部漫肿疼痛，咀嚼不便，或有咽红。舌苔薄白或薄黄，舌质红，脉浮数。
证候分析　疾病初起，温毒在表，故轻微发热恶寒。邪郁少阳经脉，与气血相搏，凝滞耳下腮部，故腮部肿胀疼痛。经脉受阻，关节不利，故咀嚼不便。舌红、苔薄白或薄黄，脉浮数为温毒在表之象。
治法　疏风清热，散结消肿。
方药　银翘散加减。
方中牛蒡子、荆芥、桔梗、甘草疏风利咽，连翘、银花清热解毒。

2)热毒蕴结

证候 壮热烦躁,头痛,口渴欲饮,食欲不振,或伴呕吐,腮部漫肿,胀痛,坚硬拒按,咀嚼困难,咽红肿痛。舌红、苔黄,脉洪数。

证候分析 热毒炽盛,则见壮热烦躁,口渴欲饮。热毒上乘咽部,则见咽红肿痛。热毒上扰清阳,则见头痛。热毒蕴结少阳经脉,气血凝滞不通,则见腮肿,坚硬拒按。经脉受阻,则见张吸咀嚼困难。舌红苔黄,脉洪数为温毒入里之象。

治法 清热解毒,软坚散结。

方药 普济消毒饮加减。

本方由黄芩、黄连、连翘、玄参、马勃、板蓝根、牛蒡子、升麻、僵蚕、陈皮、桔梗、柴胡等组成。方中黄连、黄芩、连翘、板蓝根清热解毒,牛蒡子、薄荷、僵蚕疏散风热,玄参、马勃、甘草、桔梗清利咽喉,消肿。

睾丸炎与卵巢炎

睾丸炎是男孩患流行性腮腺炎的并发症之一,最小年龄3岁,青春发育期后的男性发病率高达14%~35%。早期症状为发热、寒战、头痛、恶心、下腹疼痛,患侧睾丸有明显疼痛、肿胀、触痛,邻近皮肤水肿、发红,30%~40%受累睾丸发生过萎缩,13%患者生育力受损,但不育者少见。常伴有附睾炎,后者也可单独出现。

7%青春期后女性患者患流行性腮腺炎后可并发卵巢炎,临床见发热、呕吐、下腹疼痛及压痛,但不影响日后生育功能。

---

(2)变证

1)毒陷心肝

证候 腮部肿胀,高热不退,嗜睡,颈强,呕吐,甚则昏迷,抽风。舌质红绛,苔黄糙,脉洪数。

证候分析 热毒炽盛,内陷心肝,扰乱心神,引动肝风,则高热、嗜睡、昏迷、抽搐。热郁经络,筋脉拘急,故头痛、颈强、抽搐。舌质红绛,脉洪数为邪入营分之象。

治法 清热解毒,息风开窍。

方药 凉营清气汤加减。

方中山栀、黄连、连翘清热解毒,水牛角、生地黄、生石膏、丹皮清热凉营,竹叶、玄参、芦根清热生津,薄荷辛凉透表。

2)毒窜睾腹

证候 腮部肿胀,发热,男性睾丸肿痛,女性少腹疼痛。舌质偏红、苔黄,脉弦数。

证候分析 足厥阴肝经循少腹络阴器,邪毒内窜厥阴,蕴结不散,故睾丸肿胀疼痛,或少腹疼痛。舌红、苔黄、脉数,为邪毒未散之象。

治法 清肝泻火,活血止痛。

方药 龙胆泻肝汤加减。

方中龙胆草泻肝胆实火,山栀、黄芩清热泻火,木通引湿热下行,从小便而出,柴胡疏肝胆,畅其条达,当归、赤芍、桃仁活血化瘀,延胡索、川楝子舒肝泻热,理气止痛。

12.7.4 外治法

1）青黛散以醋调敷腮部，每日3~4次。
2）鲜蒲公英、鲜马齿苋、鲜芙蓉花叶，任选一种，捣烂外敷患处。
3）鲜仙人掌，去刺后捣烂，外敷患处。

12.7.5 西医疗法

1）一般治疗：卧床休息，饮食以半流或软食为宜，保证足够液量，避免刺激性食物。
2）对症治疗：高热降温，头痛或腮肿痛明显者用解热镇痛药。保持口腔清洁，可用复方硼酸溶液漱口。并发睾丸炎者，可用镇痛药，并用棉花及丁字带托起，置冷水袋以减轻疼痛。也可短期应用激素；并发胰腺炎时应禁食，胃肠减压，补液；并发脑炎时，控制惊厥，降低脑内压等治疗。

12.7.6 预防与护理

1）发现患者隔离至腮肿消退5天左右。
2）有接触史的易感儿童，可用板蓝根15~30g煎服，或板蓝根冲剂口服，连服3~5天。
3）患儿发热期间应卧床休息，饮食以流质、半流质为主，禁食肥腻及不消化食物。

痄腮是因感受风温邪毒，壅阻少阳经脉引起的时行疾病。以发热、耳下腮部漫肿疼痛为其临床主要特征。病因病机为风温邪毒，壅阻足少阳胆经，凝滞耳下腮部而发病，重者可出现邪窜睾腹、邪陷心肝的变证。治疗原则为清热解毒，消肿散结。温毒袭表者，银翘散加减；热毒蕴结者，普济消毒饮加减；毒陷心肝者，凉营清气汤加减；毒窜睾腹者，龙胆泻肝汤加减。同时还宜配合外治法，有助于局部消肿。本病患病后可获持久免疫。

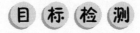

一、名词解释
　1. 痄腮　2. 发颐
二、填空题
　1. 痄腮病变主要侵犯_____经。
　2. 痄腮热毒蕴结证的治法是_____，代表方是_____。
三、简答题
　1. 简答痄腮的典型临床特征。
　2. 简述痄腮的常见并发症。
　3. 痄腮和发颐怎样鉴别？

四、病案

患儿,男,5岁。发热2天,耳下肿痛1天。症见:壮热持续,双耳下腮部漫肿疼痛,咀嚼痛增,局部皮色不红,按之作痛,烦闹不安,舌质红,舌苔黄,脉滑数。查体:体温39.2℃,两侧耳下腮部肿胀,皮色光亮,边缘不清,触痛,咀嚼困难。血常规:WBC $6.9×10^9$/L,L 0.353,N 0.629。试就本例患儿,作出西医诊断、中医病、证诊断,病机分析,提出治法、方药,开出处方。

12.8 顿 咳

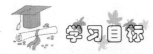

1. 简述顿咳的病因病机和临床表现
2. 叙述顿咳初咳、痉咳、恢复期的治疗法则

顿咳是时行疫气疫邪引起的肺系时行疾病。临床以阵发性痉挛性咳嗽,咳后有特殊的吸气性吼声,即鸡鸣样的回声,最后倾吐痰沫而止为特征。四季都可发生,但冬春季节尤多。患病年龄以5岁以下小儿为多见,年龄愈小则病情愈重。病程较长,可持续2~3个月以上。近年来,由于计划免疫保健工作的加强,发病率已大为下降。

本病相当于现代医学的百日咳。

> **慢性咳嗽**
>
> 咳嗽持续1个月以上,通常称为慢性咳嗽,常见于:①反复呼吸道感染:表现为反复咳嗽,病程长,多见于营养不良、佝偻病、免疫功能低下的小儿;②咳嗽变异性哮喘:见哮喘链接内容;③反鼻道分泌物下滴:夜间咳嗽为重,可伴鼻塞、流涕、夜间张口呼吸等症,常继发于鼻炎、鼻窦炎之后;④百日咳综合征:由副百日咳杆菌、腺病毒等病原引起,临床症状与百日咳相似,但较轻,主要依靠细菌培养、病毒分离鉴别。

12.8.1 病因病机

顿咳由外感时行疫气侵入肺系,夹痰交结气道,导致肺失肃降,肺气上逆。

病初邪毒侵犯肺卫,肺气失宣,故先见肺卫表证,与伤风感冒咳嗽相似,继则疫邪化火,痰火胶结,深伏气道,气道阻塞,肺失清肃,气冲上逆,则咳嗽阵作,甚则连咳数十声。痰随气升,必待痰涎吐出后,气道才得通畅,咳嗽暂时缓解。痉咳发作时,由于气机失调,除肺气受损外,常常影响他脏,犯胃则胃失通降,而见呕吐乳食。肺与大肠相表里,肺为水之上源,肺气宣降失常,大肠、膀胱亦随之失约,故咳剧则二便失禁。若引动心、肝之火,乘肺则衄血、咯血,甚则七窍血溢。心主舌本,咳则引动舌本,心火上炎则舌下生疮。

婴幼儿体禀不足,肺气娇弱,痰热蕴阻,肺热叶举,可兼见肺气闭郁,产生咳喘气促之肺炎喘嗽。若痰浊内阻,痰盛生惊,则可见昏迷、抽搐之变证。

邪正交争,病至后期,邪气渐退,气阴耗伤,可见肺脾气虚或肺阴亏损。

12.8.2 诊断与鉴别诊断

12.8.2.1 诊断要点

1）典型者呈阵发性痉咳伴有回声,舌系带溃疡,目睑浮肿。
2）本病早期可有类似感冒的表现。如咳嗽逐渐加重,呈日轻夜重趋势,并有接触史者,应考虑本病。
3）发病1周后,血白细胞总数及淋巴细胞显著增高。
4）采用咳喋法,可培养出百日咳杆菌。

12.8.2.2 鉴别诊断

1）感冒咳嗽:以发热、鼻塞流涕、咳嗽为主症,无日轻夜重,经治表证解后,咳嗽也渐止。
2）支气管异物:突然发生阵发性痉咳,白细胞计数不高,有异物吸入史,无其他典型的百日咳症状。

12.8.3 辨证论治

12.8.3.1 辨证要点

1）辨实证与虚证:痉咳期咳声高亢而响亮,咳毕有回吼,多为实证;恢复期病程已久,咳声低弱或咳声嘶哑,多为虚证。
2）辨脏腑:初咳期、痉咳期病在肺;咳嗽伴呕病及胃;两胁疼痛,目睛红赤病及肝;小便失禁病及肾与膀胱;舌系带溃疡病及心。

12.8.3.2 治疗原则

顿咳的治疗原则为化痰降逆,清热泻肺。按初咳期、痉咳期、恢复期不同,分别给予宣肺化痰、泻肺涤痰、润肺养阴之法。

12.8.3.3 分证论治

（1）初咳期
证候　发热、喷嚏,咳嗽逐渐加重,昼轻夜重。偏于风寒者,伴恶寒,痰稀色白,舌苔薄白,脉浮紧。偏于风热者,伴咽红,痰稠不易咯出,舌苔薄黄,脉浮数。
证候分析　疫毒之邪由口鼻入侵,故本病初起先见喷嚏、流涕、咳嗽或伴有发热等肺卫症状。肺失宣肃,引动伏痰,二三天后咳嗽逐渐加剧。若时行疫邪夹有风寒者,则舌苔薄白,痰呈稀白。如因风热者,则痰呈黏稠,咽红,苔见薄黄。
治法　疏风宣肺。
方药　桑菊饮或杏苏散加减。
风热轻证者,用桑菊饮加减。方中桑叶、菊花、牛蒡子、杏仁、甘草、桔梗疏风宣肺,连翘、薄荷疏泄风热之邪。
风寒轻证者,用杏苏散加减。方中杏仁、苏叶、荆芥、橘红、半夏、桔梗、生姜、百部等辛温发散,温肺化痰。

(2) 痉咳期

证候 阵发性痉咳伴吸气性鸡鸣样吼声,吐出痰涎及食物而止,入夜尤甚,痰液黏稠,可伴呕吐、胁痛、舌下生疮、目睛出血、咯血、衄血、二便失禁等。小婴儿可伴窒息、神昏、抽搐。舌红、苔黄腻,脉滑数。指纹紫滞。

证候分析 火热熏灼肺津炼液为痰,阻塞气道。气逆于上而致连声痉咳,必待气道之痰涎咯出而暂得缓解。肺为贮痰之器,痰聚则阵咳反复发作。肺病及肝,肝火随之上逆,所以剧咳时常伴有呕吐、胁痛。咳伤血络,血从外溢,故见双目出血、鼻衄、痰中带血等症。

小婴儿肺本娇弱,无力咳痰,痰闭气道,呼吸不得而呈憋气窒息,甚则痰动风生而出现抽搐等危象。舌红、苔黄腻,脉滑数均为痰热之象。

治法 泻肺镇咳。

方药 桑白皮汤加减。

本方由桑白皮、半夏、苏子、杏仁、贝母、黄芩、黄连、山栀组成。方中桑白皮、黄芩、川贝母清泄肺热,化痰止咳,半夏、苏子、杏仁降逆化痰止咳,黄连、山栀泻火泄热。

(3) 恢复期

顿咳症状开始好转,咳嗽逐渐减轻。如因感冒,可重新出现特殊长吸气的咳嗽,有的长达半年到一年,其病程的长短与病情的轻重也有很大关系。常见肺脾气虚证及肺阴亏虚证。

证候 形体虚弱,咳声低微,痰多稀白,纳呆便溏,神疲乏力。舌质偏淡,苔薄白,脉沉无力。或见形体虚弱,干咳少痰,两颧发红,手足心热,夜寐盗汗。舌质偏红,舌苔薄净或光剥,脉细数无力。

证候分析 痉咳期火热熏肺,肺之阴津耗损,阴虚肺燥,故咳呈干咳少痰。营属阴,卫属阳,营虚卫弱则津液泄越,所以容易出汗。阴虚则两颧发红,手足心热。舌苔薄净或光剥,舌质红,皆为肺阴耗伤之证。痉咳日久,伤气则咳声无力、精神委顿、食欲不振、舌质较淡、形体消瘦等。

治法 润肺健脾。

方药 沙参麦门冬汤或人参五味子汤加减。

沙参麦门冬汤适用于肺阴耗损证。方中沙参、麦冬、玉竹、桑叶、天花粉、生甘草,养肺润肺,生津润燥。加桔梗、杏仁清肃肺气,化痰止咳。

人参五味子汤适用于久咳后伤损脾胃之气者。方中党参、茯苓、白术、甘草、生姜、红枣益气补中,健脾养胃,五味子收敛肺气,纳气益肾,麦冬甘润养肺。

顿咳初愈,肺气已弱,卫外不固,常因外感而致咳嗽增剧,状如顿咳,并非本病之复发。

12.8.4 其他疗法

痉咳期单方验方:

1) 胆汁疗法:用新鲜鸡胆汁,加白糖适量,调成糊状,蒸熟内服。1岁以内,3天服1个,1岁以上每天服1个。如无鸡胆,猪、牛、羊胆均可,亦可用干燥粉制剂(如胆汁制剂,每岁每次服1片)。

2) 大蒜糖浆:以紫皮大蒜制成50%糖浆,每次5~10ml,1日3次,5岁以上可加量,疗程7天。

3) 蜈蚣、生甘草等份,研为细末,每次1~2g,1日3次,用蜜水调服,连服1周。

4) 白前、百部各10g,白梨(连皮洗净,切碎)1个,同煮,加少量白糖,去渣饮汤,日2~3次,连服5~6天。

12.8.5 西医疗法

1) 一般疗法:注意休息,易消化饮食;痰液黏稠可用祛痰剂或雾化吸入湿化气道。痉咳严重或伴惊厥者应适当给镇静剂。

2) 抗生素:早期应用可以清除鼻咽部的百日咳杆菌,已发生痉咳后主要因毒素所致,抗生素作用不大。敏感抗生素为红霉素,每天30~50mg/kg,疗程7~14天;阿奇霉素,每天10mg/kg,1次顿服,3天为1个疗程。

12.8.6 预防与护理

1) 发现顿咳患儿及时隔离4~7周。
2) 顿咳流行期间,可每日用生大蒜汁和糖水口服1~2次,连服5~7天。
3) 保护易感儿,凡出生3个月后,即按期接种百日咳菌苗。
4) 要注意患儿休息,尤其保证夜间睡眠,如因阵发性咳嗽而致精神不安,严重影响睡眠时,可适当给予镇咳之品。
5) 对幼小患儿在阵咳时要抱起,轻拍背部,但不要紧抱,以防引起窒息。

顿咳是感受时行疠气疫邪引起的肺系时行疾病。以阵发性痉挛性咳嗽,咳后有特殊的吸气性吼声,即鸡鸣样的回声,最后倾吐痰沫而止为特征。病程较长,可持续2~3个月以上。病因病机为外感时行疠气侵入肺系,夹痰胶结呼吸道,导致肺失肃降肺气上逆,痰火阻肺为病机演变中心。治疗原则为化痰降逆,清热泻肺。初咳期桑菊饮或杏苏散加减;痉咳期桑白皮汤加减;恢复期沙参麦冬汤或人参五味子汤加减。

目标检测

一、名词解释

顿咳

二、填空题

1. 顿咳病因病机为_____,导致肺失肃降。本病相当于现代医学的_____。本病治疗原则是_____。按初咳、痉咳、恢复期不同,分别给予_____、_____、_____。_____应贯穿本病治疗始终。

2. 顿咳恢复期包括_____,_____。

三、简答题

1. 顿咳应同哪些疾病相鉴别?
2. 试述顿咳痉咳期的辨证论治。

四、病案

患儿,2岁。着凉后发热、流涕、咳嗽,家长予服感冒药治疗。3天后热退,但咳嗽日重,渐发展为阵发性痉挛性咳嗽,咳嗽末发出鸡鸣样回声,并出现眼睑浮肿,眼结合膜下出血,舌质红,苔薄黄,脉数。血白细

胞计数 $25×10^9/L$,淋巴细胞 0.65,中性粒细胞 0.35。试就本例患儿,作出西医诊断,中医证候诊断,病机分析,提出治法、主方,开出处方。

12.9 小儿暑温

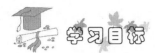

1. 说出小儿暑温的概念和范围
2. 简述暑风、暑痉、暑厥的病机转归及其证候特点
3. 叙述高热、抽风、昏迷与"热"、"痰"、"风"证及卫气营血的关系

小儿暑温为感受暑温邪毒所引起的时行疾病,以高热、神昏、抽搐为主症,在病程中可突然发生内闭外脱危象,重症病例常因持续高热、抽风而留下后遗症,导致终身残疾。本病好发于7~9月,10岁以下,尤以2~6岁小儿最为常见。近年来,由于普遍进行预防接种,发病率明显下降。

本病尚有"暑风"、"暑厥"、"暑痉"之名,皆由夏令发热,热邪闭塞孔窍所致。"暑风"为手足搐搦而动;"暑痉"以颈强或角反弓张为名;"暑厥"则必见手足逆冷,盖暑为阳邪,易从火化,热盛动风,名虽不同,其病机转归是一致的。

本病相当于现代医学流行性乙型脑炎。

流行性乙型脑炎是怎样被传入人体的

流行性乙型脑炎简称"乙脑",是动物源性传染病,人畜共患。猪的感染率高达100%,幼猪是乙脑病毒传播环节中最重要的中间宿主或扩增宿主。由于蚊体可携带病毒越冬并可经卵传代,故蚊虫不仅是传播媒介,还可能是病毒的长期宿主。人感染乙脑病毒后,可发生显性或隐性感染,两者之比为1:1000~2000。无论是隐性还是显性感染,在人体内发生病毒血症的期限不超过5天,所以患者不是主要的传染源。因为需要蚊虫作为媒介将病毒传入人体,所以乙脑有明显的发病季节。每年5、6月份,乙脑病毒的感染先在猪群中流行,蚊吸猪血后病毒在蚊体内繁殖,带有乙脑病毒的蚊虫叮咬人时,病毒即经皮肤进入人体。

12.9.1 病因病机

小儿暑温的病因有外因和内因两方面,外因为感受暑温邪毒,内因为小儿肌肤薄弱,经络脏腑娇嫩,不能耐受暑、温、热三气的发泄,一旦感受,容易发病。

夏秋季节,暑气行令,暑邪暴烈,易化火、生痰、生风、生惊,传变迅速。一旦发病,按卫气营血传变,且卫气营血之间的界限,难以严格划分,常卫气同病,气营同病,营血同病,热、痰、风充斥。如正气尚盛,感受邪毒较轻者,早期邪在表在卫,以发热头痛、头项强直为主证。邪毒化热入里,病在阳明气分,则高热口渴、烦躁、有汗不解,或卫分与气分同时发病,入营则神昏痉厥,入血则伤津劫液,耗血动血,往往卫分未解,已传气分,出现卫气同病,气分之热未解,又窜营分,而致气营两燔,甚至营病及血,营血同病。若正气虽盛,但感染邪毒较深,病来急暴,可迅即出现高热、抽风、昏迷等热陷心营、内闭的证候。在正不敌邪时,又易猝然发生呼吸不整,脉微肢厥的阳气外脱证候。其突出的病理演变是:暑温为阳热之邪,热盛生风,风盛动痰,所以本病临床表现高热、昏迷、抽风、痰鸣等四证并见,且相互转化,互为因果。若暑邪夹湿,湿性黏滞,则病程较长,出现深度昏迷,并见胸闷、呕吐、泛恶等症。

病至后期,正虚邪恋,表现为余热未尽,身热起伏,或阴虚风动,风痰入络,血不养筋而见抽风不止,肢体强直,吞咽困难,或痰阻心窍,见昏迷不醒或失语、失聪、妄言、谵语。若日久不愈,脏腑、经络难以恢复功能,延至终身病残的后遗症。

总之,暑温邪毒按卫、气、营、血规律传变,热、痰、风相互转化为主要病因病机。由于邪毒传变迅速,常卫气同病、气营同病、营血同病,甚则内闭外脱。气营同病,热、痰、风充斥为病机病变中心。后期邪恋正虚,或余热未尽、或痰蒙清窍、或内风扰动,亦为热、痰、风不尽之病机变化。

12.9.2　诊断与鉴别诊断

12.9.2.1　诊断要点

1) 发病大多急骤,初起发热无汗、头痛呕吐、颈项抵抗感或强直,嗜睡或烦躁不安,偶有惊厥。
2) 发病后持续高热、嗜睡、昏迷、惊厥,起病急暴者,可突然出现闭证、脱证。
3) 病程至2周左右,一般可逐渐向愈,但部分重症患儿可有不规律发热,意识障碍,失语,吞咽困难,肢体瘫痪等恢复期症状。
4) 本病有明显的季节性,多发生于盛夏季节。
5) 神经系统检查,有不同程度的脑膜刺激征及病理反射阳性等。
6) 血白细胞总数一般在发病5日内增高,以中性粒细胞为主。
7) 脑脊液压力增高,细胞计数多为$(50\sim500)\times10^6/L$,以淋巴细胞为主(早期以中性粒细胞为主),蛋白稍高,糖、氯化物均正常。

12.9.2.2　鉴别诊断

1) 疫毒痢:较小儿暑温来势更为凶猛,发病后迅速出现高热、抽风、昏迷,可不见痢下脓血。一般无脑膜刺激征,必要时用肛拭子取大便送镜检和培养。
2) 小儿麻痹症:初期症状较轻,类似感冒,有双峰热,肢体疼痛,拒绝抚抱,继则肢体萎软,发生迟缓性瘫痪,可见肌肉萎缩,骨骼畸形。

12.9.3　辨证论治

12.9.3.1　辨证要点

(1) 辨痰、热、风之证

1) 痰:分有形之痰和无形之痰。有形之痰为喉间痰声辘辘,引起呼吸不利;无形之痰即痰阻心窍,神志不清。
2) 热:发热是小儿暑温的必有症状,病情愈重发热愈高。初期,神志大多清晰,随着发热加重,嗜睡或烦躁亦随之加重,一般在发病3~4天发热达高峰,热势多呈稽留不退,可迅速出现昏迷、抽风等症状。在病程的6~9天以后热势渐降而进入恢复期。恢复期如见低热不退,心烦口渴,倦怠无力,容易出汗多为余热未清,气阴已伤。
3) 风:抽风是风证的主要表现,在发病的初期和极期均可发生。初期可因热盛动风而发生惊厥,此属外风。极期多因邪陷心肝而引起,发生前往往有体温急剧升高,剧烈头痛,烦躁不安,抽风表现为四肢抽搐,颈项强直,角弓反张。进入恢复期的抽风,往往表现为震颤样抖动和不自主动作,伴低热,汗出为虚风内动。

(2) 辨卫气营血

邪在卫气,则发热恶寒,头痛,项部强急。邪在气分则高热口渴,烦躁不安,谵语。邪在营分则昏迷,抽风,身热夜甚。邪在血分则衄血,皮肤出现斑疹。但暑温为阳邪,化火化热,伤人最速,加之小儿患病易于传变,故临证往往卫分未解,已传气分,气分未解,又窜营分,而致气营两燔,甚至营病及血,或营血同病,卫气营血之间的界限,难以严格划分。

12.9.3.2 治疗原则

小儿暑温的治疗原则以清热、豁痰、开窍、息风为主。邪在卫气,宜清暑透表。邪在气营,宜清气凉营,息风开窍。邪在营血,宜凉血清心,增液潜阳。出现内闭外脱及呼吸不整等险逆证候,则宜开闭救逆,扶正祛邪。

12.9.3.3 分证论治

(1) 邪在卫气

证候 突然发热,微恶风寒或但热不寒,较大儿童,常自诉头痛,项部强急。全身灼热,伴恶心,呕吐,嗜睡或烦躁。舌红、苔薄白或黄,脉浮数或滑数。

证候分析 暑邪初袭,邪在卫分,皮毛开合失常,可见发热恶寒、头痛、项部强急。迅速化热入里,阳明热盛,而见发热不恶寒,全身灼热。暑热上扰清阳,故见头痛。热扰神明,可见烦躁不安或嗜睡,邪在阳明胃腑,通降失常,故见恶心呕吐。舌红、苔薄白或黄,脉浮数均为邪在卫气之象。

治法 清热解毒,辛凉透表。

方药 新加香薷饮或白虎汤加减。

新加香薷饮辛凉透表,清解暑热,适用于暑邪在表,卫分症状偏重者,由香薷、银花、鲜扁豆花、厚朴、连翘组成。方中香薷解表透暑,银花、连翘清热解毒,厚朴、扁豆花化湿和中。

白虎汤清热泻火生津,适用于暑邪偏里气分热重者,由石膏、知母、甘草、粳米组成。方中石膏、知母清热润燥,甘草、粳米调胃和中。

(2) 邪在气营

证候 持续高热,神志昏迷或烦躁不安,颈项强直,四肢抽搐,甚则痰鸣气粗,口渴引饮,大便秘结,小便短赤。舌红绛,或舌尖起刺,苔灰糙,脉洪大或弦大。

证候分析 邪毒化火入营,气营同病,故临床可同时见到高热、抽风、昏迷。气分热盛则高热不退,热极生风,风火相煽,炼液为痰,蒙蔽清窍则神志昏迷。痰随风动,阻塞气道则痰鸣气粗。邪陷厥阴,引动肝风则见颈项强直,四肢抽搐。邪热充斥则见烦躁不安,口渴引饮,大便秘结,小便短赤。舌红绛,或舌尖起刺,苔灰糙,脉洪大或弦大为邪入气营,燥热内结之象。

治法 清气凉营,泻火涤痰。

方药 清瘟败毒饮加减。

本方由石膏、生地、犀角、黄连、栀子、桔梗、黄芩、知母、赤芍、玄参、连翘、甘草、丹皮、鲜竹叶组成。方中石膏、知母清气分之热,犀角、地黄、芍药、丹皮清营分之毒,黄连、黄芩、栀子、大青叶清心泻火。

(3) 邪在营血

证候 发热起伏,朝轻暮重,尤以夜间为甚,神志昏沉,两目上视,瞳孔反应迟钝,颈项强直,角弓反张,四肢抽搐,肢端厥冷,或有衄血、便血、皮肤斑疹。舌质紫绛或光滑少津,甚则舌体蜷缩僵硬,状如猪肝色,脉沉伏而细。

证候分析 暑热炽盛,内陷营血,故见发热朝轻暮重,夜间为甚。心神被蒙,神志无主,故神志昏沉。阴伤血燥风动,故两目上视,颈项强直,角弓反张,四肢抽搐。邪热内闭,阳气不能达于四末,故肢端厥冷。心开窍于舌,心阴亏损或瘀阻舌根,则舌体僵硬。邪在血分,灼伤血络,故衄血、便血、皮肤斑疹。舌质紫绛,光滑少津,脉沉伏而细,为邪入营血,阴分受伤,血分伏热之象。

治法 凉血清心,增液潜阳。

方药 犀角地黄汤合增液汤加减。

本方由犀角、生地、丹皮、芍药、玄参、麦冬组成。方中犀角、地黄清血分之热,丹皮、赤芍清热凉血,活血散瘀,玄参、麦冬合生地增液清热。

(4) 内闭外脱

证候 高热、昏迷、抽风之际突然大汗淋漓,面色灰白,四肢厥冷,呼吸微弱。舌绛、脉沉细欲绝。

证候分析 此为小儿暑温的变证,多见于邪在气营,或邪在营血阶段,邪热炽盛,正不敌邪而见内闭外脱之证。内闭表现为高热、抽风、昏迷,气阳外脱则面色灰白,大汗淋漓,四肢厥冷,呼吸微弱。

治法 开闭固脱。

方药 独参汤合至宝丹加减。

独参汤回阳救逆固脱,至宝丹开窍醒神。

(5) 邪恋正虚

1) 余热未尽

证候 低热或不规则发热,两颧潮红,盗汗,心烦,偶有惊惕,口干喜饮。舌红、苔光净,脉细数。或汗出不温,面色㿠白,精神倦怠,小便清长,大便稀溏。舌淡、苔薄白,脉细软。

证候分析 病后正气已虚,而留邪未净,阴液耗伤,阴亏阳亢,故见两颧潮红,低热,盗汗。心血不足,虚火内化,故见虚烦不宁。阴虚易见风动,故惊惕。舌红、苔光净,脉细数为阴虚内热之象。若素体气阳不足,营卫不和,则见不规则发热。阳虚则面色㿠白。汗出不温,精神倦怠,大便稀溏,小便清长,舌淡、苔薄白,脉细软均为气阳虚弱之象。

治法 养阴清热,或调和营卫。

方药 青蒿鳖甲汤或桂枝汤加减。

青蒿鳖甲汤养阴清热,适用于阴虚发热证,本方由青蒿,鳖甲,生地,知母,丹皮组成。方中青蒿、鳖甲、生地配丹皮、知母滋阴清热。

桂枝汤调和营卫,用于营卫不和的发热。

2) 痰蒙清窍

证候 意识不清,或痴呆,失语,失聪;或狂躁不宁,吞咽困难,喉间痰鸣。舌红绛、苔黄腻或无苔。

证候分析 痰浊内蒙心窍,神明无主,则痴呆、失聪、意识不清。痰阻舌根夹有内风,则见舌謇语言不利,吞咽困难。痰随气逆则见喉间痰鸣。痰火扰心则狂躁不宁。舌红绛、苔黄腻或无苔为痰火内蕴之象。

治法 开窍泄浊,豁痰清心。

方药 苏合香丸或龙胆泻肝汤或黄连阿胶汤加减。

苏合香丸芳香开窍,用于深度昏迷,痴呆状的痰浊内蒙者。

龙胆泻肝汤清泻肝胆之火,用于狂躁,属实火、痰火者。

黄连阿胶汤用于阴虚火旺,虚烦不宁者。

3) 虚风内动

证候 形体消瘦,两颧潮红,虚烦不安,肢体震颤或强直性瘫痪。舌红、苔薄白,脉细数。

证候分析 热病后期，阴液耗损，肌肤失养，故形体消瘦。心阴不足，虚火扰心，故虚烦不安。肝肾阴亏，血不养筋，筋脉失养，故肢体震颤。风窜脉络，气血痹阻，则见强直性瘫痪。舌红、苔薄白、脉细数，为阴虚内热之象。

治法 滋阴息风。

方药 止痉散或大定风珠加减。

止痉散由全蝎、蜈蚣、僵蚕、天麻组成。本方祛风镇痉，宣通经络，适用于虚中夹实者。

大定风珠由白芍、阿胶、龟板、生地、大麻仁、五味子、牡蛎、麦门冬、鳖甲、鸡子黄组成。本方养阴息风，适用于虚风内动者。

12.9.4 西医疗法

12.9.4.1 急性期的治疗

1) 抗病毒治疗：无特效的抗病毒药物。

2) 对症治疗

降温：通过用综合性的降温措施，物理降温与退热药配合应用。

控制惊厥：常用的解痉药有苯巴比妥钠、地西泮、水合氯醛、氯丙嗪等。

降低颅高压：常用20%甘露醇，每次1~2g/kg，在30分钟内静脉注射或快速静脉滴注，必要时4~6小时重复应用。

纠正呼吸衰竭：给予氧气吸入，并可以雾化吸入，可予呼吸中枢兴奋剂，包括山梗菜碱、尼可刹米(可拉明)等交替注射；病情无纠正时，行气管插管，使用机械通气。

改善脑营养代谢：应用能量合剂、脑活素等。高压氧有利于脑功能恢复。

12.9.4.2 恢复期及后遗症的治疗

对恢复期的患儿要耐心护理，加强营养，防止压疮，避免继发感染，并进行必要的功能锻炼。

12.9.5 预防与护理

1) 积极消灭蚊虫。按时进行乙脑疫苗预防接种。

2) 密切观察病情，注意神志、体温、呼吸、脉搏、血压、瞳孔等变化，注意保持口腔清洁。经常变换体位，清洁皮肤，防止压疮。

3) 急性期给予流质食物，供给充足水分，必要时鼻饲，恢复期逐渐增加营养。

小儿暑温为感受暑温邪毒引起的时行疾病。以发热、神昏、抽搐为主症。发病急骤，传变迅速，在病程中可突然发生内闭外脱危象，重症病例常因持续高热，抽风而留下后遗症，导致终身残疾。病因病机为暑温邪毒入侵，按卫、气、营、血规律传变，热、痰、风相互转化。治疗原则以清热、豁痰、开窍、息风为主。邪在卫气者新加香薷饮或白虎汤加减；邪在气营者清瘟败毒饮加减；邪在营血者犀角地黄汤合增液汤加减；内闭外脱者独参汤合至宝丹加减。余热未尽者青蒿鳖甲或桂枝汤加减；痰蒙清窍者苏合香丸或龙胆泻肝汤或黄连阿胶汤加减。内风扰动者止痉散或大定风珠加减。

目标检测

一、名词解释
1. 小儿暑温 2. 暑风 3. 暑痉 4. 暑厥

二、填空题
小儿暑温为感受_____所引起的时行疾病，以_____为主证，按_____、_____、_____、_____规律传变。发病急骤，传变迅速，在病程中可突然发生_____危象。

三、简答题
1. 小儿暑温的病因及病理机制是什么？
2. 小儿暑温有何临床表现？
3. 小儿暑温应同哪些疾病相鉴别？

四、病案
患儿，女，6岁。就诊时间2010年8月12日。患儿于昨日中午突然发热、头痛，体温高达40℃，伴全身乏力，恶心呕吐，在家服用对乙酰氨基酚热退后今复升，且伴烦躁不安，遂来院就诊。症见：壮热面赤，头痛以前额为甚，口渴烦躁，哭闹，恶心呕吐，胸闷不舒，小便短赤，大便燥结。查体：体温40.2℃，热性病容，神志尚清，颈项强直，心肺正常，腹软，无压痛。舌质红，苔黄腻，脉滑数。布氏征(±)，克氏征(±)。脑脊液检查：压力不高，常规检查(-)，培养(-)。血常规检查：白细胞$10.8×10^9$/L，中性0.82，淋巴0.15。试就本例患儿，作出西医诊断，中医病、证诊断，病机分析，提出治法、主方，开出处方。

（张 焱）

13 小儿杂病

13.1 紫癜

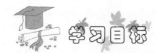

1. 简述紫癜的病因病机
2. 叙述紫癜的临床表现及治则

紫癜又称紫斑,是小儿常见的一种出血性疾病,临床以血液流溢于皮肤、黏膜之下,出现瘀点、瘀斑,压之不退色为主要特征,且常伴有鼻衄、齿衄,甚则呕血、便血、尿血。本病一年四季均可发生,多见于学龄前期儿童。一般患病后及时治疗,可控制症状或痊愈。若反复发作且出血严重者,往往迁延难愈,甚则危及生命,预后较差。

中医古代医籍中虽无紫癜病名,但在"肌衄"、"斑毒"、"葡萄疫"等病证中却有许多相似的记载,故紫癜属中医学"血证"范畴,主要包括现代医学所称的"过敏性紫癜"和"原发性血小板减少性紫癜"。

13.1.1 病因病机

紫癜的发病的原因,有虚实两类。实证为外感风邪,湿热夹毒蕴阻于肌表血分,迫血妄行,外溢于皮肤孔窍。虚证为气血虚弱,脏腑功能失调,血不归经所致。

其病机主要有以下几方面:

1) 风热伤络:小儿卫外不固,外感四时不正之气,尤以风热邪毒入侵,酿成热毒,郁于皮肤,血络受损,血液外溢而形成紫癜。若风热夹湿,痹阻关节,可见关节肿痛。邪郁肠间,气血凝滞,脉络受伤,可见腹痛、便血。邪伤肾与膀胱之络,可见尿血。

2) 血热妄行:外感之热毒或内伤之郁热,均可使血脉受到熏灼,热迫血行,血溢脉外,现于肌肤,而发紫癜。甚则血随火升,上出清窍,而见衄血,或热移下焦,灼伤肠道或肾与膀胱之络,而见便血、尿血。

3) 气不摄血:先天禀赋不足,后失调护失当或疾病影响,致气血亏损,心脾两虚。心主血,脾统血,心气虚则血失其主,脾气虚则血失统摄,血液不循常道,溢于脉外,发为紫癜。

4) 阴虚火旺:素体阴虚,或久病伤阴,阴血亏虚,水不制火,虚火灼络,络脉受损,血溢肌肤而发为紫癜。

无论由上述何种原因均可致出血过多,阴竭阳脱,而出现面色苍白、四肢厥冷、汗出脉微等气阳衰脱之证。

13.1.2 诊断与鉴别诊断

13.1.2.1 诊断要点

1) 过敏性紫癜：①发病前有上呼吸道感染，或有以某些药物、食物等为诱发因素的病史；②紫癜皮疹多见于下肢及臀部，以近关节伸面为多，常对称分布，多为高出皮面的鲜红或深红色丘疹及斑点，形态大小不一，压之不退色；③可伴有鼻衄、齿衄、便血、尿血等症；④血小板计数、出血时间、凝血时间、血块收缩时间都正常。

2) 血小板减少性紫癜：①皮肤黏膜可见瘀点、瘀斑，四肢、面部多见，瘀点多为散在针尖样大小，色红或青紫，压之不退色；②可伴有鼻衄、齿衄、尿血、便血等，严重者可并发颅内出血；③血小板计数明显减少，出血时间延长，血块收缩不良，束臂试验阳性。

13.1.2.2 鉴别诊断

主要是鉴别过敏性紫癜和血小板减少性紫癜，见本章节诊断要点。

13.1.3 辨证论治

13.1.3.1 辨证要点

1) 辨虚实：起病急，病程短，紫癜颜色较鲜艳者，多属实证，以风热伤络，血热妄行为主。起病缓慢，病程缠绵，且反复发作，紫癜颜色较淡者，多属虚证，以气不摄血，阴虚火旺为主。

2) 辨轻重：仅有皮肤黏膜瘀点、瘀斑，无其他伴随症状，病情较轻。除皮肤黏膜有瘀点、瘀斑外，还伴有尿血、便血，关节疼痛，腹痛，脑内出血，或出血量较大，病情较重。

13.1.3.2 治疗原则

紫癜总属出血之证，以皮肤、黏膜等处出血为主症，治疗原则应以止血为主，但需辨其表里寒热虚实阴阳而治之，不能单纯止血。一般来说，外有风热者，宜疏风清热；里热炽盛者，宜清热解毒；气虚不摄者，宜益气摄血；阴虚火旺者，宜滋阴降火。若虚实可见，寒热夹杂者，则兼而治之。若见虚脱危证者，宜回阳固脱救逆为主。

13.1.3.3 分证论治

(1) 风热伤络

证候　起病较急，紫癜以下肢伸侧及臀部多见，常呈对称性分布，颜色鲜红。或瘀点、瘀斑，压之不退色，时有瘙痒，反复发作。或伴腹痛，关节肿痛，便血、尿血等症。舌质红，苔薄黄，脉浮数。

证候分析　感受风热之邪，内窜血络，灼伤脉络，血液流溢于肌肤发为紫癜，热为阳邪，故其色鲜红。风性善行数变，故伴瘙痒，反复发作。风热与湿邪相搏，郁于肠间，结于关节，故腹痛，关节肿痛。风热之邪灼伤肠道与下焦血络，而见便血、尿血。舌质红、苔薄黄，脉浮数均为风热之象。

治法　疏风散邪，清热解毒。

方药　连翘败毒散加减。

该方由荆芥、防风、银花、连翘、柴胡、川芎、枳壳、桔梗、薄荷、茯苓、前胡组成。方中薄荷、牛蒡子、防风疏风散邪,连翘、黄芩、山栀、升麻清热解毒,当归、芍药、红花活血行血,以达祛风之目的。皮肤瘙痒者,加白鲜皮、蝉衣等祛风止痒。腹痛者,加芍药、甘草缓急止痛。关节肿痛者,加防己、牛膝祛风除湿。便血者加地榆炭、槐花清热凉血,尿血者加大小蓟、白茅根以凉血止血。

(2) 血热妄行

证候 起病急骤,皮肤出现瘀点或瘀斑,大小不等,斑色鲜红,或伴鼻衄、齿衄、呕血、便血、尿血,血色鲜红或紫红。同时可见发热,心烦,口渴,腹痛便秘。舌质红绛,苔黄,脉细数有力。

证候分析 热毒壅盛,迫血妄行,灼伤络脉,血液外渗,故出现瘀点、瘀斑,斑色鲜红。血随火升,上出清窍者则鼻衄,胃络受损者则齿衄。邪郁胃肠,损伤脉络,则腹痛、便血。热毒下注膀胱者则尿血,血色鲜红或紫红。发热、心烦、口渴、便秘,都是热毒内盛,血分有热之象。舌质红绛,脉细数有力,也是营分热盛之征。

治法 清热解毒,凉血止血。

方药 犀角地黄汤加减。

本证是因血分热盛,迫血妄行所致,故首当清血分之热,用大剂凉血止血之品。方中犀角可用水牛角10倍量代替以清心凉血,生地凉血养阴,丹皮、赤芍活血散瘀,使血止而不留瘀。如突然出现面色苍白,四肢厥冷,气息微弱,汗出不温,脉细弱者,此气阳欲脱,急用独参汤或参附汤回阳固脱。若气阴两衰者,则用生脉散,以救阴生津,益气复脉。

(3) 气不摄血

证候 紫癜反复发作,日久不愈,瘀点、瘀斑淡紫,常见鼻衄、齿衄、面色苍黄,口唇色淡,神疲乏力,头晕心慌,食欲不振。舌质淡,苔少,脉沉细无力。

证候分析 本证是紫癜较常见的一种,多因先天禀赋不足,后天调护失当,或疾病影响,致心脾两伤,气血受损。气虚则统摄无权,紫癜反复发作,日久不愈。血不足,则其色不红;气不足,则血流不畅,故瘀点、瘀斑色淡不活。气血虚亏,无以充养肌肤四肢,故见面色苍黄,口唇色淡,神疲乏力。血虚不养心脑,故头晕心慌,脾虚不运则食欲不振。舌淡苔少脉沉细均为气血不足之象。

治法 健脾养心,益气摄血。

方药 归脾汤加减。

该方由白术、当归、茯苓、黄芪、远志、龙眼肉、木通、酸枣仁、木香、人参、甘草组成。方中重用黄芪旨在益气摄血,四君子汤健脾益气,配伍远志、酸枣仁、龙眼肉、茯神养血宁心,木香醒脾,当归补血,两者辛香走窜,对出血多者,用量宜轻。若出血不止者,可加云南白药、蒲黄炭、阿胶以活血、止血、养血。

(4) 阴虚火旺

证候 紫癜时发时止,下肢多见,伴鼻衄、齿衄,迁延不愈,或见低热盗汗,手足心热,心烦不宁、头晕耳鸣、口燥咽干。舌红少津脉细数。

证候分析 阴虚火旺,虚火上炎,络脉受损,故紫癜时发时止,鼻衄、齿衄。阴虚内热,故见低热盗汗,手足心热。虚热上扰心神,则心烦不宁。阴虚则肝肾不足。髓脑空虚,津不上承,故头晕耳鸣,口燥咽干。舌红少津,脉细数,为阴虚火旺之象。

治法 滋阴降火,凉血止血。

方药 知柏地黄丸加减。

方中用六味地黄丸滋补肾阴,加黄柏、知母兼清相火,有滋阴降火之功。临床使用时,可生地、熟地同用,生地滋阴凉血,熟地滋阴填精,协同应用可加强滋阴降火止血之力。还可选加女贞子、旱莲草、茜草根、侧柏炭等滋阴降火,凉血止血之品。

13.1.4 其他疗法

13.1.4.1 中成药

1) 三七胶囊:具有活血化瘀,生血止血,使血小板显著上升的功效,适用于原发性血小板减少性紫癜,每次6~8粒,每日2次,温开水送服,小儿酌减。

2) 乌鸡白凤丸:适用于气不摄血及阴虚火旺证,每次半粒,每日2次,温开水送服。

13.1.4.2 经验方

银花、蒲公英、紫花地丁各15g,土茯苓30g,丹参、赤芍、蝉蜕、防风、泽泻各9g,白鲜皮、地肤子、萆薢各12g,白芷、生甘草各6g,每日1剂,水煎服,用于紫癜证属风热伤络者。

13.1.4.3 食疗法

1) 红枣10枚,煮后食枣饮汤,每日3次,或每日煮50g,煎后随意食之,用于病程较久,脾虚血少者。

2) 花生5g,红枣20g,水煎服,用于紫癜证属气不摄血者。

13.1.5 西医疗法

什么时候输血小板

因急性血小板减少性紫癜患者血循环中有大量血小板相关抗体IgG(PAIgG),输入的血小板会很快破坏,故通常不予输血小板。只有在发生颅内出血或急性内脏大出血,危及生命时才采用输注血小板,但需同时予以大剂量的肾上腺皮质激素,以减少输入血小板被破坏。

13.1.5.1 过敏性紫癜

1) 一般疗法:急性期应卧床休息,饮食宜少渣半流食。注意寻找和避免过敏原,控制感染,补充维生素。有荨麻疹或血管神经性水肿者,应给予抗组胺药物和钙剂。发热、关节肿痛可给予解热镇痛剂。腹痛者给予解痉药,有消化道出血时应禁食,必要时输血。

2) 肾上腺皮质激素及免疫抑制剂治疗:肾上腺皮质激素可以缓解血管神经性水肿,减轻关节症状,尤其对解除痉挛性腹痛,控制胃肠道出血效果显著,但对皮肤紫癜及肾损害无效。免疫抑制剂如环磷酸胺、硫唑嘌呤可单独或与泼尼松联合应用,常用于重症肾炎或肾病综合征和对肾上腺皮质激素治疗不敏感者。

3) 抗凝治疗:用阿司匹林或双嘧达莫可阻止血小板聚集和血栓形成。

13.1.5.2 血小板减少性紫癜

1) 一般疗法:急性发作出血或血小板过低时应卧床休息,注意保护,避免外伤。不必卧床者也应限制活动量。注意防止感染。忌用具有抑制血小板功能的药物,如阿司匹林等。

2) 肾上腺皮质激素:目前仍主张在发病1个月内(特别是2周内)病情为中度以上或发病时间虽长,但病情属重度以上患者应给予激素治疗。用药原则是早期、大量、短程。

3) 大剂量丙种球蛋白：对于急性严重出血或早期脑内出血者可以采用，作用与激素相似。

4) 输血或血小板：输新鲜血可补充血小板达到暂时止血的目的，并治疗休克与贫血。必要时输注血小板。

5) 脾切除：远期有效率达70%。

13.1.6　预防与护理

1) 积极寻找引起本病的各种原因如药物、食物、体内寄生虫等。
2) 防治各种感染，如上呼吸道感染、扁桃体炎等。
3) 急性期或出血量多者应卧床休息。
4) 避免跌仆碰撞外伤，以免引起出血。
5) 密切观察紫癜及出血等情况，及时测量血压，出血严重者，应及时进行抢救。
6) 饮食宜清淡易消化，忌辛辣油腻之品。

紫癜是小儿常见的一种出血性疾病，临床以血液流溢于皮肤、黏膜之下，出现瘀点、瘀斑，压之不退色为主要特征。其主要病因为风热伤络、血热妄行、气不摄血及阴虚火旺，血液不循常道而外溢肌肤。其治则分别采用疏风散邪、清热解毒、健脾益气摄血、滋阴降火、凉血止血等法。可分别选用连翘败毒散、犀角地黄汤、归脾汤及知柏地黄丸等加减治疗。

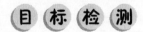

一、名词解释

　　紫癜

二、填空题

　　1. 紫癜血热妄行证的治法_____，选方_____。
　　2. 紫癜包括现代医学中_____和_____。

三、简答题

　　1. 紫癜的临床表现有哪些？
　　2. 如何区分过敏性紫癜和血小板减少性紫癜？

四、病案

　　患者张某，女，12岁。2010年6月10日就诊。患儿2周前曾患感冒，昨日发现双下肢出现紫斑，今晨起紫斑增多，并伴腹痛，故来就诊。症见下肢及臀部散在斑疹，色红紫相间，伸侧尤多，斑疹高出皮肤，压之不退色，舌红，苔白，脉数有力。实验室检查：血、尿、便常规正常，出凝血时间均正常。该小儿为何病何证？如何治疗？

13.2　维生素D缺乏性佝偻病

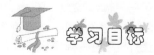

1. 简述维生素D缺乏性佝偻病的病因病机
2. 叙述维生素D缺乏性佝偻病的临床表现及辨证论治

维生素 D 缺乏性佝偻病简称佝偻病,是由于儿童体内维生素 D 不足,导致钙磷代谢失常的一种慢性营养性疾病,以正在生长的骨骺端软骨板不能正常钙化,造成骨骺病变为其特征。本病多发于冬、春季,多见于 3 岁以下小儿,而以 6~12 个月婴幼儿发病率较高。北方地区冬季时间较长,户外活动时间较短,因此,佝偻病的发病率较南方高。该病预后一般良好,病情严重者可致骨骼畸形,且易罹患其他疾病,使病程迁延。

本病属于中医"五迟"、"五软"、"鸡胸"、"龟背"等范畴。

儿童常见的胸廓畸形——鸡胸、漏斗胸

鸡胸是胸骨外凸畸形,两侧胸肋骨凹陷,形似鸡的胸部,故名鸡胸,多由小儿佝偻病引起。长期维生素 D 缺乏和钙磷代谢障碍,使肋骨软化和肋软骨发育不全而内陷,胸骨柄前凸形成鸡胸。

漏斗胸是胸骨凹陷,胸骨体自胸骨柄下缘开始向后倾斜,至剑突上缘达最深。两侧肋软骨连同胸骨后弯,形似漏斗,故名漏斗胸,多为先天性畸形。佝偻病也可见到漏斗胸。

13.2.1 病因病机

维生素 D 缺乏性佝偻病的病因病机是由于先天禀赋不足,后天调养失宜,脾肾虚亏所致。

13.2.1.1 先天禀赋不足

胎儿的生长发育全赖孕母的气血濡养。孕妇起居不常,营养失调,或疾病影响,均可造成胎儿失养,先天肾气不足。

13.2.1.2 后天调养失宜

多与喂养不当和光照不足有关。如母乳不足乏乳早断,或人工喂养,未及时添加辅食,或辅食的质和量不能满足小儿生长发育的需要,气血虚弱,脏腑失其所禀,脾肾虚亏。或居处阴暗,户外活动少,日照不足,脏腑柔弱,气血虚弱,影响脾肾功能。

总之,本病病机主要是脾肾虚亏,常累及心、肝、肺等脏。肾气不足,骨髓不充,筋骨不坚而且生长发育迟缓,囟门迟闭,出牙延迟,甚至骨骼畸形;脾不运,土不生金,肺气虚弱故见表虚不固,多汗易于外感;脾虚失抑,肝木亢盛,故见烦躁夜啼;脾虚肌肤毛皮失养,则见肌肉松弛,毛发稀疏;心气不足,心神不宁,则睡眠不安,易于惊醒;脾虚气弱,故见面色少华,便溏纳呆等。

13.2.2 诊断与鉴别诊断

13.2.2.1 诊断要点

1) 多见于婴幼儿,好发于冬春季。
2) 发病初期有烦躁夜啼,表情淡漠,纳呆、多汗、发稀、枕秃、囟门迟闭,牙出迟或少出,肌肉松软。血生化轻度改变或正常。
3) 发病激期,除初期表现外,还可见方颅、乒乓头(颅骨软化)、肋串珠、肋外翻、肋膈沟、手镯、鸡胸、漏斗胸、"O"或"X"形腿、脊柱畸形。血清碱性磷酸酶增高,血清磷下降明显,钙磷乘积小于30。腕骨 X 线摄片检查示干骺端有毛刷状或杯口状改变,也可见骨质疏松,皮质变薄。

4) 恢复期,上述症状经治疗后改善,体征减轻,X线片示临时钙化带重现,血生化恢复正常,但可遗留骨骼畸形。

5) 后遗症期,多见于2岁以上的儿童。临床症状消失,理化检查正常。仅留有不同程度的骨骼畸形。

出汗多是不是病

出汗是体内的水分通过皮肤上的毛孔排出的过程,毛孔就是表皮汗腺的开口处,人体头、胸、背和腋下分布最密。汗液不久与皮脂一起防止皮肤干燥,而且通过它在皮肤表面的蒸发散热来调节体温,因此,出汗对人体有利,如炎热天气或剧烈运动后出汗增加,这是一种自我调节反应。

婴幼儿由于体内代谢旺盛,活动量大,交感神经兴奋性高,所以年龄越小,汗越多。特别多汗的部位是一半身,有的是头部。有的孩子白天一切正常,入睡时满头大汗,经1~2小时后汗液才减少,逐渐消失,这是由于刚入睡时交感神经兴奋性较高,汗液就减少了,这种现象属于生理性多汗,随着年龄的增大,汗多也会改善,一般不需特殊治疗。

链接

13.2.2.2 鉴别诊断

(1) 呆小病

呆小病亦称克汀病,是由于甲状腺功能减退所致,不仅坐迟、立迟、出牙迟及囟门迟闭,还可见患儿智力明显低下,表情呆滞,皮肤粗糙,血钙、血磷正常,骨骼X线摄片骨龄出现较迟,但钙化正常。

(2) 脑积水

生后数日,前囟及头颅进行性增大,且前囟饱满、紧张、骨缝分离,两目下凹呈落日状。X线片示颅骨穹窿膨大,颅骨变薄,囟门与骨缝宽大等。

13.2.3 辨证论治

13.2.3.1 辨证要点

(1) 辨病之轻重

症见烦躁、多汗、夜惊、枕秃、囟门迟闭,未见骨骼变化者为轻。症见表情淡漠,汗出淋漓,肌肉松弛,头颅软化,鸡胸,下肢弯曲,脊柱畸形者为重。

(2) 辨病之在脾在肾

症见肌肉松弛,形体虚胖、纳呆便稀者,为病在脾,及脾气虚弱所致。症见头颅骨软、头方囟大,齿生迟缓,鸡胸,下肢弯曲,脊柱畸形者,以及运动功能发育迟缓,表现为坐迟、立迟、行迟,为病在肾,由肾气亏损所致。

13.2.3.2 治疗原则

维生素D缺乏性佝偻病初期以肺脾气虚,脾虚肝旺为主治以健脾益气,健脾平肝。激期以脾肾亏虚为主,治以补肾填精。有严重下肢畸形者,可行外科矫形手术治疗。

13.2.3.3 分证论治

(1) 肺脾气虚

证候 初期多以非特异性神经精神症状为主,多汗夜惊,烦躁不安,发稀枕秃,囟门宽大,伴有轻度骨骼改变,或形体虚胖,肌肉松软,大便不实,食欲不振,反复感冒。舌质淡、苔薄白,脉软无力。

证候分析 本证以脾虚为本,症见肌肉松软,大便不实,食欲不振等。脾虚及肺,卫外不固,则见多汗、反复感冒。脾虚及肝,见烦躁、夜惊等症。

治法 健脾益气。

方药 人参五味子汤加减。

方中以黄芪健脾补肺益气,党参、白术、茯苓、甘草健脾益气,五味子、酸枣仁、煅牡蛎敛表止汗安神,陈皮、神曲调脾助运。

(2) 脾虚肝旺

证候 面色少华,神情烦躁,夜寐不安,发稀枕秃,纳呆盗汗,肌肉松弛,囟门迟闭。舌淡苔薄,脉细弦,指纹淡青。

证候分析 本证的特点是骨骼的变化不著,而精神症状较为突出,属于脾虚肝旺之证。脾虚气弱则纳呆,肌肉松弛,多汗。脾虚化源不足,则见面色少华,发稀枕秃。肝旺则烦躁夜啼,睡眠不安。脾病及肾,骨骼发育迟缓,而见囟门闭迟,齿生也晚。舌苔脉象及指纹为脾虚肝旺之象。

治法 健脾平肝。

方药 益脾镇惊散加减。

该方由四君子汤加朱砂、钩藤、灯心草组成。方中以人参大补元气,白术、茯苓健脾助运,朱砂、钩藤镇惊息风。

(3) 脾肾亏虚

证候 见于发病激期。面色虚浮,多汗肢软,神情呆钝,语言迟发,齿生过缓,立迟行迟,头颅方大,肋骨串珠,甚至鸡胸、龟背、下肢弯曲等。舌质淡白、少苔,脉细无力。

证候分析 肾主骨髓,脾主肌肉,脾肾亏虚,肾气亏虚则见方颅,肋骨串珠,五迟五软,甚则鸡胸、龟背。脾虚气弱则见面色虚浮,多汗肢软。肾主脑髓,久病肾虚,则神情呆钝,智力不充。舌淡少苔,脉细无力为脾肾亏虚之象。

治法 补肾填精。

方药 补天大造丸加减。

本方由人参、白术、茯苓、当归、枣仁、黄芪、远志、白芍、山药、枸杞子、紫河车、龟板、熟地、鹿角组成。

方中以紫河车补肾填精,黄芪补益元气,四君子汤健脾益气,当归、熟地、芍药、龟板滋阴养血,鹿角、枸杞补益肝肾,枣仁、远志养血安神。

13.2.4 其他疗法

中成药:龙牡壮骨冲剂,每次 1 包(15g),1 日 2~3 次,开水冲服,连服 1 个月为 1 个疗程,用于气血不足,脾肾亏虚者。

13.2.5 西医疗法

(1) 维生素 D 制剂

初期患儿给维生素 D 25~100μg(1000~4000 U/d)口服,持续 1 个月后改为预防量维生素 D 10μg(400 U/d)。

维生素 D 大量突击疗法仅适用于重症佝偻病,有并发症或不能口服者。通常同时补充钙剂,初期用维生素 D_3 750μg(30 万 U)肌内注射,一般注射 1 次即可。2~3 个月后再给预防量口服。

(2) 钙剂

每次 0.5~1g,每日 2~3 次。当患儿并发手足搐搦症或使用大剂量维生素 D 突击治疗时,不合理喂养、骨骼畸形、缺钙者,应同时应用钙剂(应按钙含量计算)。常用钙剂有:葡萄糖酸钙、乳酸钙。

(3) 矫形疗法

轻度骨骼畸形者在治疗后自行恢复或在生长过程中自行矫正。轻度鸡胸可通过俯卧撑或扩胸动作使胸部扩张,逐渐纠正。

13.2.6 预防与护理

1) 加强户外活动,多晒太阳,增强小儿体质。
2) 提倡母乳喂养及时添加辅食,多食含维生素 D 及钙磷较丰富的食物。
3) 按时进行体格检查,及早发现,及时预防。
4) 人工喂养或在冬春季节出生的新生儿,每日口服维生素 D 及钙剂。
5) 避免呼吸道感染,积极治疗慢性病。

佝偻病以多汗、夜啼、烦躁、枕秃、肌肉松弛、囟门迟闭甚至鸡胸肋翻龟背、下肢弯曲等为主要特征。其病因病机为先天禀赋不足,后天调养失宜,脾肾虚亏所致,后期常可累及心、肝、肺等脏。临床可分为肺脾气虚、脾虚肝旺、脾肾亏虚三型,治法以健脾益气,健脾平肝,补肾填精为主,可分别选用人参五味子汤、益脾镇惊散、补天大造丸等加减治疗。有严重下肢畸形者,可行外科矫形手术治疗。

目 标 检 测

一、名词解释

1. 枕秃　　　　　　2. 鸡胸

二、填空题

1. 佝偻病是_____时期常见的慢性营养缺乏性疾病。
2. 根据佝偻病的临床表现,将其分为_____、_____、_____三型。

三、简答题

1. 简述佝偻病发病特点和临床特征。
2. 简述佝偻病的诊断要点。
3. 如何预防佝偻病?

四、病案

患者李某,男,11 个月。患儿足月顺产,混合喂养,以牛乳为主。近 1 个月余出现睡眠不安,夜间啼哭,纳食减少,症状逐渐加重。查患儿面白,肌肉松弛,发稀枕秃,囟门约 2.0cm×2.0cm 大小,无牙齿萌出,方颅,胸廓无畸形。查血钙正常,血磷降低,血清碱性磷脂酶升高。该小儿患何病何证? 如何治疗?

13.3 夜 啼

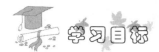

简述小儿夜啼的病因及治则

夜啼是指1岁以内的哺乳婴儿,因寒、热、受惊等而致的夜间定时啼哭,甚则可通宵达旦的疾病。本病多见于初生婴儿,入夜啼哭,而白天安静,一般愈后良好,随着年龄的增长及通过合理的调治可以痊愈。

因夜间饥饿或尿布潮湿而夜啼,以及伤乳、发热或因其他疾病而突然引起啼哭者,则不属本证范围。

孩子为什么哭

(1) 饥饿性啼哭常发生在喂奶前1小时,特点是开始哭声不太紧迫,哭哭停停,啼哭间隙常有啜啜欲食的吸吮动作。

(2) 生长发育快。母乳中的维生素D不能满足孩子的需要,造成维生素D缺乏,影响了钙的吸收利用,钙的缺乏影响神经的稳定性,因而发生夜啼。

(3) 因感冒鼻塞,妨碍其呼吸和吃奶。

(4) 寄生虫感染。寄生虫在肠内可分泌毒素,刺激神经系统,造成孩子厌食、消瘦、夜间磨牙、啼哭等症状;蛲虫有夜间出没于肛周活动的习性,肛周黏膜、皮肤瘙痒难忍,引起夜啼。

13.3.1 病因病机

夜啼的发病原因主要为脾寒、心热、惊恐。

1) 脾寒:孕母素体虚寒,或贪凉饮冷,或小儿生后护理不当,致腹部中寒,寒邪凝滞,气机不利,夜属阴,脾为至阴,喜温而恶寒,腹中有寒,入夜腹中作痛而啼,故寒痛而啼者皆属于脾。

2) 心热:孕母性情急躁,或平素恣食香燥炙煿之物,火伏热郁,移于胎儿,婴儿出生后又吮母乳,致内有蕴热,心火上炎,积热上扰,则心神不安,入夜烦躁啼哭。

3) 惊恐:小儿神志怯弱,若闻特异声响,或见异常之物,引起突然惊恐,惊则伤神,恐则伤志,致使心神不宁,神志不安,故在睡眠中发生惊啼。

总之,寒则痛而啼,热则烦而啼,惊则神不安而啼,夜啼以寒、热、惊为主要发病原因,病位在心、脾。

13.3.2 诊断与鉴别诊断

13.3.2.1 诊断要点

1) 入夜定时(多在子时左右)啼哭不止,轻重表现不一,但白天安静。
2) 多无发热、呕吐、泄泻、口疮、疖肿、外伤等表现。

13.3.2.2 鉴别诊断

1) 疾病引起啼哭,除有疾病的特殊体征外,啼哭表现为无明显昼夜之分。
2) 拗哭。入睡熄灯则哭,燃灯则止,以往有燃灯睡眠习惯所致。

13.3.3 辨证论治

13.3.3.1 辨证要点

1) 辨生理性与病理性啼哭:婴儿时期尚没有语言表达能力,"哭"就是表达要求和痛苦的方式,啼哭一般是新生儿的本能性反应,多数属于生理性的,如饥饿、口渴、过冷、过热、尿湿、衣带过紧、习惯燃灯睡眠引起等。而一些器质性疾病,如发热、咳喘、吐泻、口疮、聤耳、肠套叠等引起啼哭者,不在本证讨论范围之内。

2) 辨寒、热、惊夜啼:夜啼多因寒、热、惊引起,由寒引起者,哭声多低弱,肢冷蜷卧,面白神疲,舌淡苔白。由热引起者,哭声响亮,身热面赤,烦躁不安,舌红苔黄。由惊引者,哭声尖锐,夜间突然啼哭,面色青灰,表情惊恐,时作惊惕。

13.3.3.2 治疗原则

夜啼的治疗原则应祛除病因。因脾脏虚寒者,治以温脾散寒;因心经积热者,治以导赤清心;因暴受惊恐者,治以镇惊安神。

13.3.3.3 分证论治

(1) 脾阳亏虚

证候 哭声低微,睡喜弯曲,腹部喜温喜按,四肢欠温,食少便溏,小溲清长,面色青白。唇舌色淡,舌苔薄白,指纹淡红。

证候分析 此证为脾阳亏虚,脾寒内生,腹部中寒等原因引起。夜属阴,脾为至阴,夜则阴盛而脾寒更甚,寒邪凝滞,则腹痛而夜啼不安。脾虚,气阳不足,故哭声低弱,四肢欠温。脾虚,运化失司,故吮乳无力,大便溏薄,虚寒内盛,故睡喜蜷卧,腹喜按摩、小便较清,面色青白。唇舌色淡,舌苔薄白,指纹淡红,为脾阳亏虚之象。

治法 温脾散寒。

方药 乌药散加减。

本方由乌药、香附、高良姜、白芍组成。方中乌药、高良姜温中散寒,行气止痛;白芍、香附疏肝和脾,祛寒止痛。

(2) 心经积热

证候 哭声响亮,面赤唇红,烦躁不安,身暖多汗,大便秘结,小溲短赤。舌尖红、苔黄,指纹紫。

证候分析 心主火,热伏于内,扰动神明,故入夜心烦而啼。火热内伏,故面赤唇红,身腹俱暖,大便秘结。心经有热,故舌尖红,小便短赤。舌苔黄,指纹紫,均为热象。

治法 清心导赤。

方药 导赤散加减。

本方由木通、生地、生甘草梢、灯心、竹叶组成。方中生地清热凉血;竹叶、木通清心降火,甘草梢泻火清热,灯心入心经为引,诸药配伍,清心导赤,泻火安神。

(3) 惊恐伤神

证候 夜间突然惊而啼哭,哭声尖锐,如见异物状,紧偎母怀,面色青灰。舌苔正常,指纹青紫,脉来急数。

证候分析 心主惊,藏神,小儿神志怯弱,暴受惊恐,心神受惊,故睡中惊悸而突然啼哭,精神不安,时作惊惕。神志不安,心胆虚怯,故面色青灰。脉来急数。

治法 镇惊安神。

方药 朱砂安神丸加减。

本方由黄连、生地、当归、朱砂、甘草组成。方中朱砂镇惊安神;黄连清心除烦,当归、生地养血宁心,甘草调和诸药,共达镇惊安神之功。

13.3.4 西医疗法

积极寻找病因,治疗原发病。消化不良者,给予多酶片、乳酸菌素片等。低钙者,给予葡萄糖酸钙、鱼肝油制剂。有急腹症者,外科治疗。

13.3.5 预防与护理

1) 养成良好生活习惯,合理喂养,睡眠规律。
2) 孕妇及乳母注意合理饮食,少食辛辣厚味不易消化之食物。
3) 密切观察小儿,排除器质病变的发生。
4) 消除病因,除药物治疗外,脾寒者注意保暖,心热者勿过暖,惊恐者注意保持室内安静。

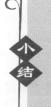

夜啼是指1岁以内的哺乳婴儿,因寒、热、受惊等而致的夜间定时啼哭,甚则可通宵达旦的疾病。以寒、热、惊为主要发病原因。寒则痛而啼,热则烦而啼,惊则神不安而啼。病位在心、脾。治疗应祛除病因,因脾脏虚寒者,治以温脾散寒,乌药散加减;因心经积热者,治以导赤清心,导赤散加减;因暴受惊恐者,治以镇惊安神,朱砂安神丸加减。

目标检测

一、名词解释

夜啼

二、填空题

1. 夜啼的发病原因为_____、_____、_____。
2. 夜啼的治疗应祛除病因,因脾脏虚寒者,治以_____;因心经积热者,治以_____;因暴受惊恐者,治以_____。

三、简答题

夜啼有何临床表现?如何治疗夜啼?

四、病案

患者孙某,女,12天。患儿足月顺产,第一胎,母乳喂养,原因不明起病1周,症见夜间啼哭不安,哭声响亮,面赤唇红,烦躁不宁,舌尖红,指纹色紫。该小儿患何病何证?如何治疗?

13.4 奶 癣

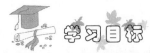

1. 说出奶癣的临床特征
2. 列出奶癣的辨证分型与治疗

奶癣又称婴儿湿疹,是婴儿时期常见的皮肤病。临床以皮肤红斑、粟粒状丘疹、丘疱疹或水疱、疱破后出现点状糜烂、渗液、结痂并伴剧烈瘙痒为特征。

古代文献中又称"胎瘑疮"、且有"干瘑"、"湿瘑"的区别。

本病相当于西医的湿疹。

湿疹的分类

①急性湿疹:剧烈瘙痒,皮损多形性、红斑、丘疹、丘疱疹或水疱密集成片,易渗出,常伴糜烂、结痂,如继发感染,可出现脓痂。②亚急性湿疹:急性湿疹炎症减轻后,仍有剧烈瘙痒,皮损以丘疹、结痂和鳞屑为主,可见少量丘疱疹,轻度糜烂。③慢性湿疹:可继发于急性、亚急性湿疹之后,或首发即为本型,表现为患处皮肤浸润肥厚,表面粗糙,伴色素沉着,皮损多为局限性斑块,边缘清楚。病程可长达数月或数年,也可因刺激而急性发作。

13.4.1 病因病机

本病的发生,多由内蕴湿热,外感风热,风、湿、热邪相互搏结,发于肌肤而成。

1) 禀赋不足,胎火湿热内留:小儿先天禀赋不足,加之孕母喜食辛辣香燥之物,或感受湿热邪毒,母体胎火湿热遗于小儿,蕴于肌肤则发为奶癣。

2) 风、湿、热邪入侵:小儿肌肤薄嫩,易感外邪。风为百病之长,可夹湿热而入。风湿热邪相互搏结,发于肌肤,风性善行而数变,湿性黏滞,故见皮肤红斑、水疱、糜烂、渗液、瘙痒变幻无常,缠绵难愈。

3) 乳食不当,调护失宜:小儿脾常不足,若乳食不当,脾胃受损,运化失司,乳食积滞,郁而聚湿生热,发于肌肤;或因调护失宜,肥皂等洗洁之物刺激及衣物摩擦,均可诱发。

总之,本病的发生,内为母体胎火湿热遗于小儿,外为风、湿、热邪入侵,并因乳食不当,调护失宜而诱发。

13.4.2 诊断与鉴别诊断

13.4.2.1 诊断要点

1) 本病皮损发于颜面,先自两颊开始,继而延及额部、头皮,亦可泛发于全身。常有剧烈瘙痒,因瘙痒使患儿睡卧不安,神情烦躁,且迁延日久。

2) 皮损有干性、湿性之分。湿性者以红斑、水疱、糜烂、渗液为主要表现,多见于3个月之内的肥胖婴儿;干性者以皮肤潮红、干燥、脱屑为主,无渗液,多见于1岁以上的消瘦小儿。

3) 皮损时轻时重,时愈时发,常在发热、腹泻时证候突然消失,待热退,腹泻停止后皮损又现。

4) 部分患儿和其家族中有哮喘等病史。

13.4.2.2 鉴别诊断

天疱疮为暑邪湿热入侵所致,多发于夏季,皮损初为孤立性红斑,水疱较大,可自颜面迅速及他处,并很快破溃,干燥结痂而愈,具有传染性。

13.4.3 辨证论治

13.4.3.1 辨证要点

辨属性:本病为风、湿、热邪搏结,其皮损有干湿之别,应根据皮损特点辨其属性。
1) 湿癣:皮损为红斑、水疱、糜烂、渗液为主,瘙痒剧烈,风、湿、热三证俱存。
2) 干癣:皮肤潮红、干燥、脱屑、剧烈瘙痒为主,反复发作,以风热居多。

13.4.3.2 治疗原则

治法为疏风清热除湿。

13.4.3.3 分证论治

(1) 湿热蕴阻

证候 形体肥胖,颜面、头皮可见红斑、水疱、糜烂、渗液,可延及颈部、躯干及四肢,瘙痒,缠绵难愈,或伴有烦躁不安。舌红,苔黄腻,指纹浮紫。

证候分析 风湿热搏结,发于肌肤,湿热蕴结,发于颜面而见红斑、水疱、糜烂、渗液;风性善行数变,故瘙痒难忍,湿性黏滞,则缠绵难愈。舌红,苔黄腻,指纹浮紫,为湿热之象。

治法 疏风清热利湿。

方药 消风导赤汤加减。

本方由生地、黄连、银花、赤茯苓、薄荷、牛子、白鲜皮、生地、灯心草、甘草组成。生地、黄连、银花清热解毒,赤茯苓、白鲜皮、薄荷、灯心草祛风利湿。

(2) 风热留恋

证候 形体消瘦,皮肤潮红,干燥,或见红色丘疹,烦躁瘙痒,搔之起屑而无渗液,反复发作。舌红苔薄,指纹浮紫。

证候分析 风热留恋肌肤,故皮肤潮红、干燥。因风性善行数变,故瘙痒干燥起屑而反复发作。舌红,苔薄,指纹浮紫为风热之象。

治法 疏风清热。

方药 银翘散加减。

本方中银花、连翘、淡竹叶清热解毒,淡豆豉、薄荷、荆芥以疏风清热。

13.4.4 其他疗法

1) 二妙散麻油调敷,适用于湿性有渗液者。
2) 冰硼散、青黛散调敷患处。
3) 黑豆馏油软膏 适量外涂患处。

13.4.5 西医疗法

(1) 一般治疗

避免外界各种刺激和易过敏与刺激性食物,保持皮肤清洁。

(2) 药物治疗

1) 抗组胺类药物:常用酮替芬、赛庚啶、氯雷他定片等。
2) 非特异性脱敏治疗:10%葡萄糖酸钙,加维生素C等。
3) 氧化锌软膏、丁酸氢化可的松乳膏(尤卓尔):局部外用,均匀涂于患处。

13.4.6 预防与护理

1) 急性者忌用热水烫洗和肥皂等刺激物洗涤。
2) 无论急、慢性湿疮,均应避免搔抓,并忌食辛辣、牛、羊肉等发物。
3) 急性湿疮或慢性湿疮急性发作期间,不宜进行预防接种。
4) 患儿衣着以棉质为主,不宜太厚,忌穿毛织,化纤类衣物。
5) 皮损处防止搔抓和摩擦。

奶癣又称婴儿湿疹,是婴儿时期常见的皮肤病。临床以皮肤红斑、粟粒状丘疹、丘疱疹或水疱、疱破后出现点状糜烂、渗液、结痂并伴剧烈瘙痒为特征。本病的发生,多由内蕴湿热,外感风热,风、湿、热邪相互搏结,发于肌肤而成。治法以疏风清热利湿为主,湿热蕴阻者,治以疏风清热利湿,选用消风导赤汤加减治疗;风热留恋者,治以疏风清热,选用银翘散加减治疗。

目 标 检 测

一、名词解释

1. 奶癣 2. 胎敛疮

二、填空题

1. 奶癣病变为_____、_____、_____邪互相搏结。
2. 奶癣的皮损有_____、_____之分。

三、简答题

简述奶癣临床分型和治疗?

四、病案

患者李某,男,2岁。患儿自幼反复出现皮疹,以面部为甚,多见红斑、瘙痒,甚则出现水疱、糜烂、渗液,口干舌燥,小便频数,舌红,苔薄黄,脉数。该小儿患何病何证?如何治疗?

13.5 皮肤黏膜淋巴结综合征

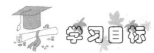

1. 简述皮肤黏膜淋巴结综合征的病因病机及临床表现
2. 叙述皮肤黏膜淋巴结综合征辨证论治

皮肤黏膜淋巴结综合征又称川崎病,是一种以全身血管炎病变为主要病理改变的急性发热性小儿疾病。1967年日本川崎富作医生首次报道。本病临床特点为发热伴皮疹,指、趾红肿和脱屑,口腔黏膜和眼结膜充血及颈淋巴结肿大,故又名皮肤黏膜淋巴结综合征。以5岁以内的婴幼儿发病为主,男孩多见(男女之比为2~3∶1)。四季均可发病。该病容易并发心血管病变,死亡原因多为心肌炎、冠状动脉瘤破裂及心肌梗死。

中医根据其急性发热伴皮疹的临床特点,将其归为"温病"范畴。

13.5.1 病因病机

本病外因责之于感受温热毒邪,内因为小儿脏腑娇嫩,形气未充。

小儿脏腑娇嫩,抵抗力较弱,外界时令不正,温热毒邪易于侵袭机体而发病。初起犯表,但为时短暂,迅速入里,化热为火,阳热亢盛,表现为卫气同病、气营两燔证候,其证属实,病在肺胃。邪正交争,郁蒸肌表,则持续发热;邪毒化火,由气及营,燔灼血络,则遍发红疹;口颊咽喉为肺胃通道,热邪壅遏上蒸,则咽红,口唇燥裂;肺火上炎则两目红赤;温毒郁遏经脉,足阳明胃经、手太阴肺经气血运行不畅,血脉瘀滞,故淋巴结肿痛,手足红肿,关节疼痛。邪热久羁,阴津损耗,内生虚热。后期气阴两伤,表现为低热乏力、自汗盗汗、斑疹消退等。

13.5.2 诊断及鉴别诊断

13.5.2.1 诊断要点

(1) 发热

发热为最早出现的症状,常为不规则热或弛张热,可高达40℃以上,一般持续1~3周。高热时可有烦躁不安或嗜睡。

(2) 皮肤黏膜表现

1) 球结合膜充血:多于起病3~4天出现,双眼结膜明显充血,无脓性分泌物,热退时消散。

2) 唇及口腔表现:唇干裂鲜红,有时带血痂。舌乳头突起,充血,似杨梅舌。口腔及咽黏膜弥漫性充血,呈鲜牛肉色。

3) 多形性红斑或猩红热样皮疹:以躯干最多,常在第1周出现,偶有瘙痒,不发生疱疹或结痂。

4) 肢端变化:急性期手足呈坚实性肿胀,掌跖及指、趾端潮红。至体温下降,疾病恢复期,手足硬肿及红斑消退时,在指、趾末端沿指、趾甲与皮肤交界处出现薄片或膜样脱屑。这一症状为本症较特征性的表现。

(3) 颈淋巴结肿大

单侧或双侧颈淋巴结肿大,坚硬有触痛,表面不红,不化脓。病初出现,热退时消散。有时亦伴枕后、耳后淋巴结肿大。

(4) 外周血象检查

白细胞可增高,以中性粒细胞增加为主,有核左移现象。血小板早期正常,第2~3周显著增高,血沉增快,C反应蛋白阳性。

此外,尚有心血管症状,表现为心肌炎、心包炎,其中约15%~20%发展为冠状动脉瘤,多侵犯左冠状动脉。偶见吐泻、腹痛及关节痛,肺部感染少见。

冠状动脉病变

冠状动脉病变,心血管的病变,既是本病自身的症状,又是可致死亡的并发症。应用二维超声心动图检查发现冠状动脉扩张在发病第3天即出现,多于3~6个月内消退。发病第6天即可测得冠状动脉瘤,第2~3周检出率最高,第4周之后很少出现新的病变。冠状动脉瘤的发生率为15%~30%。大多数冠状动脉瘤呈自限性经过,多数于1~2年内自行消退。患者无任何症状;其余病例可残留动脉瘤、血管壁不规则、狭窄或闭塞,患者有不同程度心血管症状,有的发生心肌梗死或心功能不全。

附 皮肤黏膜淋巴结综合征诊断标准

日本川崎病研究委员会(1984年)提出此病诊断标准应在下述6条主要临床症状中至少满足5条才能确诊:

(1) 不明原因的发热,持续5天或更久。

(2) 双侧结膜充血。

(3) 口腔及咽部黏膜弥漫充血,唇发红及干裂,并呈杨梅舌。

(4) 发病初期手足硬肿和掌跖发红,以及恢复期指、趾端出现膜状脱屑。

(5) 躯干部多形红斑,但无水疱及结痂。

(6) 颈淋巴结的非化脓性肿胀,其直径达1.5cm或更大。

如二维超声心动图或冠状脉造影查出冠状动脉瘤或扩张,则4条主要症状阳性即可确诊。

13.5.2.2 鉴别诊断

(1) 猩红热

病后1~2天出现皮疹,为粟粒状弥漫性均匀皮疹,疹间皮肤潮红,指、趾肿胀不明显,有口周苍白圈、帕氏线、杨梅舌等特殊症状,青霉素治疗有效。

(2) 幼年类风湿关节炎

持续低热反复发作,皮疹时隐时现(热退疹隐),关节肿痛,无手指、足趾末端红肿,无掌跖潮红、球结膜充血、口唇潮红、口咽黏膜充血及杨梅舌,无冠脉损害等症状。

(3) 传染性单核细胞增多症

持续发热、淋巴结肿大与川崎病有相似之处,但无球结膜充血及口腔黏膜改变,四肢末端无硬肿及脱皮。外周血白细胞分类以单核淋巴细胞为主,占70%~90%,异常淋巴细胞达10%。

13.5.3 辨证论治

13.5.3.1 辨证要点

主要根据疾病的不同阶段辨证,温热毒邪侵袭机体,初起犯表,迅速入里,化热为火,表现为卫气同病、气营两燔证候,邪热久羁,阴津损耗,内生虚热。后期气阴两伤,表现为低热乏力、自汗盗汗等。

13.5.3.2 治疗原则

以清热解毒凉血为总的治疗原则,活血化瘀法应贯穿疾病治疗始末。病初佐辛凉解表,气营两燔时配合凉血、活血,热退宜益气养阴。

13.5.3.3 分证论治

(1) 卫气同病

证候 突然高热、无汗、烦渴不安、轻咳、目赤、皮肤散在皮疹,手足肿胀,潮红,或有呕吐、腹痛腹泻。舌质红,苔薄白或黄,脉数。

证候分析 温热毒邪从口鼻而入,郁于肺卫。表卫失和,肺气失宣,故发热、咳嗽、目赤咽红。脾胃受累,故呕吐、腹痛腹泻。舌质红,苔薄白或黄,脉数为卫气同病之象。

治法 疏风解表,清热解毒。

方药 银翘白虎汤加减。

该方由银花、连翘、豆豉、牛子、荆芥、板蓝根、玄参、黄芩、射干、薄荷、芦根、桔梗、竹叶、甘草、生石膏等组成。方中银翘散疏风清热、清热解毒,白虎汤清气生津、板蓝根、黄芩、射干、玄参以加强清热解毒利咽之效。

(2) 气营两燔

证候 壮热不已,烦躁口渴,两目红赤,全身散布皮疹,疹色鲜红,唇红燥裂,手足红肿。舌质红绛,苔黄燥或见杨梅舌,脉细数。

证候分析 邪入气分,热邪炽盛,故壮热汗出;邪毒由气及营,熏蒸营血,流注络脉,故全身散布皮疹,疹色鲜红。热扰心神,故烦躁不安。舌质红绛,苔黄燥或见杨梅舌,脉细数,为邪入气营之象。

治法 清热解毒,凉营活血。

方药 清营汤加减。

该方由犀角、生地、玄参、竹叶、麦冬、丹参、黄连、银花、连翘组成。方中黄连、连翘、银花清热解毒,生地、玄参、麦冬清热凉血。

(3) 气阴两伤

证候 身热已退,或有低热,疲乏少力,自汗盗汗,心烦口干,斑疹消退,手掌脱皮。舌红少润,少苔或无苔,脉细弱。

证候分析 热病后期,身热已退,气阴两伤。气虚则疲乏少力,自汗。阴虚则低热,盗汗,心烦口干,手掌脱皮。

治法 益气养阴,清解余热。

方药 生脉散加减。

该方由人参、麦冬、五味子组成。方中人参益气,麦冬、五味子以养阴,身热未净,加白薇、生地、地骨皮清退余热,食欲不振,加陈皮、炒谷芽消食开胃。

13.5.4 其他疗法

13.5.4.1 中成药

1) 生脉饮:每次 5~10ml,1 日 3 次。适用于气阴两伤证。
2) 丹参滴丸:每次 1~3 粒,1 日 3 次。适用于瘀血证者。

13.5.4.2 食疗法

1) 西瓜汁:西瓜取瓤,去籽,用清洁纱布绞挤汁液,代水饮用。适用于卫气同病,而偏于气分热盛者。
2) 紫草茸糖水:紫草茸 3~5g,清水适量,煎成 100ml,去渣后加白砂糖适量饮服,每日 1 剂,分次频饮。适用于本病发热,疹点隐隐,热在气营者。

13.5.5 西医治疗

1) 阿司匹林:为本病首选,早期口服阿司匹林可控制急性炎症过程,减轻冠状动脉病变,亦能降低冠状动脉瘤的发生率。
2) 丙种球蛋白:近年研究已证实早期静脉输入丙种球蛋白可降低川崎病冠状动脉瘤的发生率。
3) 抗凝血制剂:如并发急性心肌梗死或心绞痛,可静脉滴注或经皮穿刺冠状动脉导管腔内滴注尿激酶 10 000U/kg 或肝素 300~400U/kg,心绞痛可加用 β-受体阻滞剂、钙阻滞剂或硝酸甘油等。
4) 其他:发生心源性休克、心力衰竭及心律失常者,必要时需考虑做冠状动脉搭桥手术。

13.5.6 预防与护理

1) 因病因未明,尚无针对病因的特异性预防措施。
2) 补充足够的水分,饮食宜清淡、新鲜。注意起居,限制活动,清洁口腔。

皮肤黏膜淋巴结综合征又称川崎病,是一种以全身血管炎病变为主要病理改变的急性发热性小儿疾病。临床特点为发热伴皮疹,指、趾红肿和脱屑,口腔黏膜和眼结膜充血及颈淋巴结肿大。本病按温热病卫气营血传变,分卫气同病、气营两燔、气阴两伤三证,治法以疏风解表、清热解毒,清热解毒、凉营活血,益气养阴、清解余热为主,可分别选用银翘白虎汤、清营汤、生脉散加减治疗。

目标检测

一、名词解释

川崎病

二、填空题

1. 川崎病的治疗原则是_____，_____法应贯穿治疗始末。
2. 川崎病容易并发_____病变，死亡原因多为_____、_____及_____。

三、简答题

1. 川崎病的诊断标准有哪些？
2. 简述川崎病气营两燔证的证候、治法、方药？

四、病案

患者李某，男，3岁。1周前突然高热、咳嗽，按感冒治疗无效，现体温38.5℃，烦渴不安，轻咳，目赤，皮肤散在皮疹，手足肿胀，潮红，伴有呕吐、腹痛腹泻，舌质红，苔黄，脉数。该小儿患何病何证？如何治疗？

(薛 征)

14 新生儿病证

14.1 胎 黄

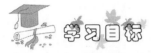

1. 叙述胎黄的病因病机及辨证论治
2. 试述生理性胎黄与病理性胎黄的区别

胎黄是指婴儿出生后全身皮肤、面目出现黄色为特征的一种病证,因与胎禀因素有关,故称"胎黄"或"胎疸"。

本病有生理性与病理性的区别:凡婴儿出生后2~3天出现黄疸,足月儿于出生10~14天自行消退,禀赋虚弱的早产儿持续较长,一般情况良好,食欲尚可,二便正常,且无其他临床症状者,此为生理性胎黄。若于生后24小时内即出现黄疸,2~3周后仍不消退,甚至继续加深,或黄疸退而复现,或于生后1周甚至数周始出现黄疸,临床症状较重、精神委靡、食欲不振者,为病理性胎黄,一般病情较重,预后欠佳。

本病相当于现代医学新生儿黄疸。

14.1.1 病因病机

胎黄的发病原因主要为感受湿热,寒湿阻滞,瘀积发黄。病机为脾胃湿邪内蕴,肝失疏泄,胆汁外溢,而致发黄,病位在肝、胆、脾、胃。

1) 湿热熏蒸:孕母内蕴湿热,传于胎儿,或婴儿于胎产之时,出生之后,感受湿热邪毒而发,湿热之邪郁结于里,熏蒸肝胆,以致胆液外泄,透发于外,而为皮肤面目发黄。湿热相郁,热为阳邪,故黄色鲜明如橘皮,属阳黄之候。热毒炽盛,黄疸可迅速加深。若湿热化火,邪陷厥阴,则会出现神昏、抽搐等急黄之险象。

2) 寒湿阻滞:由于婴儿先天禀赋不足,脾阳虚弱,于胎内、产时或生后为寒湿所侵,蕴蓄脾胃,脾阳受困,寒湿阻滞,气机不畅,以致肝失疏泄,胆汁外溢,而致发黄,因黄色晦暗,精神疲乏,故属阴黄之候。

3) 瘀积发黄:由于小儿禀赋虚弱,湿热或寒湿内阻日久,气机不畅,肝胆疏泄失常,以致气血郁滞,脉络瘀积而发黄。其黄色晦暗而滞,面色无华,肚腹胀满,右胁下结为包块,也属阴黄范畴。

此外,亦有因胎儿先天缺陷,胆道不通,或有阻塞。胆液不能循经疏泄,瘀积于里,横溢肌肤,因而发黄。

14.1.2 诊断与鉴别诊断

14.1.2.1 诊断要点

1) 黄疸出现早(出生24小时内),发展快,黄色明显,可消退后再次出现,或黄疸出现迟,持续不退,肝脾常见肿大,精神倦怠,不欲吮乳,大便或呈灰白色。

2) 血清胆红素,黄疸指数显著增高。

3) 肝炎综合征应做相关抗原抗体系统检查。

14.1.2.2 鉴别诊断

虚黄:乳婴儿多见,只见肌肤萎黄,但巩膜无黄染,小便不黄。

14.1.3 辨证论治

14.1.3.1 辨证要点

1) 辨阳黄与阴黄:由湿热熏蒸导致,黄色鲜明如橘皮者,为阳黄。由寒湿阻滞或气滞血瘀,经脉瘀积引起者,黄色晦暗,为阴黄。

2) 辨生理性与病理性胎黄:生理性胎黄一般在婴儿出生 2~3 天出现,能自行消退,一般无其他症状,眠食良好。血清总胆红素低于 205.2μmol/L(12mg/dl)。病理性胎黄,黄疸出现时间或早或迟,程度较重,持续时间长,伴精神委靡,纳呆,黄疸一般不会自行消退。血清总胆红素超过 205.2μmol/L。

母乳性黄疸

大约 1% 母乳喂养的婴儿可发生母乳性黄疸,其特点是非溶血性未结合胆红素增高,常与生理性黄疸重叠且持续不退,血清胆红素可高达 20mg/dl,婴儿一般状态良好,黄疸于 4~12 周后下降,无引起黄疸的其他原因可发现。停止母乳喂哺后 3 天,如黄疸下降即可确定诊断。目前认为是此种母乳内 β-葡萄糖醛酸酶活性过高,使胆红素在肠道重吸收增加而引起黄疸;亦有学者认为是此种母乳喂养患儿肠道内能使胆红素转变为尿、粪胆原的细菌过少所造成。

【链接】

14.1.3.2 治疗原则

生理性胎黄能自行消退,无须治疗。病理性胎黄以利湿退黄为治疗原则,湿热熏蒸治以清热利湿,寒湿阻滞治以温中化湿,瘀积发黄治以化瘀消积。

14.1.3.3 分证论治

(1) 湿热熏蒸

证候 面目周身皮肤发黄,鲜明如橘皮,精神疲倦,不欲吮乳,大便秘结或灰白,小便短赤。重者,可见烦躁不安,口渴、呕吐、腹胀,甚或神昏、抽搐等症。舌红、苔黄腻,指纹紫。

证候分析 湿热之邪蕴阻脾胃,肝胆疏泄失常,胆汁外溢,浸淫肌肤面目而发黄,黄色鲜明如橘皮。热扰心神,故见烦躁不安。湿热内壅,气机郁滞,胃失和降,故见大便秘结。湿热下注膀胱,则见小便短赤。舌红、苔黄腻,指纹紫为湿热熏蒸之象。

治法 清热利湿。

方药 茵陈蒿汤。

本方由茵陈、栀子、大黄组成。方中茵陈清热化湿,利胆退黄;山栀清三焦之湿热,大黄泻下解毒,行瘀活血,有加速黄疸消退之功。

(2) 寒湿阻滞

证候 面目皮肤发黄、颜色晦暗或黄疸持续不退,神疲体倦,四肢欠温,纳呆恶心欲吐,小便短少,大便灰白而稀。舌淡苔白腻,指纹色淡。

证候分析 患儿多先天不足,脾阳虚弱,致湿从寒化,寒湿内阻,肝胆疏泄失常,胆液不循常道而外侵肌肤,故见面目皮肤发黄、颜色晦暗。寒属阴邪,湿性黏滞,寒湿相郁,故神疲体倦,四肢不温,纳呆,恶心欲吐,大便稀溏。舌淡苔白腻,指纹色淡为寒湿内阻之象。

治法 温中化湿。

方药 茵陈理中汤加减。

本方由茵陈、党参、白术、干姜、甘草组成。方中茵陈化湿利胆退黄,干姜温中散寒,党参、白术、茯苓、甘草健脾益气。

(3) 瘀积发黄

证候 面目皮肤发黄,色较深而晦暗无华,日渐加重,右胁下痞块质硬,腹部胀满,纳呆神疲,食后易吐,小便黄短,大便灰白,或见瘀斑、衄血。唇舌暗红,舌见瘀点,舌苔黄,指纹紫滞。

证候分析 湿热内蕴,气机阻滞,血行不畅,而渐成瘀积。湿瘀交阻,肝胆疏泄失常,胆汁流溢肌肤,故面目皮肤发黄,黄色较深而晦暗无华。气血凝滞,久瘀则成痞块,瘀阻脉络,则痞块较硬。气机郁滞,脾失运化,胃失和降,故见腹部胀满,纳呆神疲,食后易吐。瘀血内阻,血不循经而妄行,故有衄血、瘀斑。唇舌暗红,舌见瘀点,指纹紫滞,亦为瘀积之象。

治法 化瘀消积。

方药 血府逐瘀汤加减。

本方由当归、生地、牛膝、红花、桃仁、柴胡、枳壳、赤芍、川芎、桔梗、甘草组成。方中柴胡、桔梗、枳壳、甘草调理气机,桃仁、当归、川芎、生地、红花、牛膝活血化瘀。

14.1.4 其他疗法

茵陈、栀子、大黄、甘草煎汤,保留灌肠,每日或隔日1次。

14.1.5 西医疗法

14.1.5.1 对因治疗

1) 感染性黄疸:如新生儿败血症,给予抗生素治疗,用药要掌握早期、足量、足程(一般10~14天)、联合、静脉给药的原则。

2) 肝细胞性黄疸:如新生儿肝炎,以保肝治疗为主,供给充分的热量及维生素。禁用对肝脏有毒的药物。

3) 溶血性黄疸:及早进行光照疗法,肝酶诱导剂,输注血浆或白蛋白,减少胆红素脑病的发生。严重时给予换血疗法。

4) 阻塞性黄疸:如先天性胆道闭锁等,强调早期诊断,早期治疗。

14.1.5.2 对症治疗

1) 光照疗法:是降低血清未结合胆红素简单而有效的方法。血清胆红素值>205μmol/L(12mg/dl)时即可用光疗。持续光照24~72小时不等,黄退为止。

2）药物治疗：①肝酶诱导剂，常用苯巴比妥提高葡萄糖醛酸转移酶活性，使未结合胆红素转化为结合胆红素，剂量为每日 5mg/kg，分 2 次口服，共 4~5 天。或尼可刹米每日 100 mg/kg。②白蛋白，输注血浆 25ml/次或白蛋白 1g/kg，减少胆红素脑病的发生。③应用 5% 碳酸氢钠 3~5ml/kg，以利于未结合胆红素与白蛋白联结。

14.1.5.3 其他治疗

注意防止低血糖、低体温，纠正缺氧、贫血、水肿和心力衰竭。

14.1.6 预防与护理

1）妊娠期间，注意饮食卫生，忌酒和辛热之品，不滥用药物。

2）如孕母有黄疸史或肝病史，或曾娩出有病理性黄疸婴儿者，均应积极做好孕产期保健和预防工作。

3）婴儿出生后密切观察黄疸情况，注意过早出现或过迟消退，或黄疸逐渐加深，或黄疸退后复现等情况，以便及早考虑病理性胎黄的诊断。

4）注意观察胎黄婴儿的全身证候，有无精神委靡、嗜睡、吮乳困难、惊惕不安、两目斜视、四肢强直或抽搐等症，以便对重症患儿及早发现和及时治疗。

5）注意保护婴儿皮肤，脐部及臀部的清洁，防止破损感染。

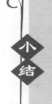

小结

胎黄是以婴儿出生后全身皮肤、面目出现黄色为特征的一种病证，因与胎禀因素有关，故称"胎黄"或"胎疸"。发病原因主要为感受湿热，寒湿阻滞，瘀积发黄，病机为脾胃湿邪内蕴，肝失疏泄，胆汁外溢，而致发黄。病位在肝、胆、脾、胃。本病有生理性与病理性的区别。生理性胎黄能自行消退，无须治疗。病理性胎黄治疗原则以利湿退黄为主，湿热内蕴者茵陈蒿汤加减；寒湿阻滞者茵陈理中汤加减；瘀积发黄者血府逐瘀汤加减。

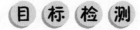

目标检测

一、名词解释

　　胎疸

二、填空题

　　1. 胎黄是指婴儿出生后＿＿＿＿、＿＿＿＿为特征。

　　2. 胎黄临床分＿＿＿＿、＿＿＿＿、＿＿＿＿证型。

三、简答题

　　1. 如何鉴别生理性胎黄和病理性胎黄？

　　2. 简述胎黄的病因病机？

四、病案

　　患者李某，男，5 天。患儿足月顺产，第 1 胎，患儿 2 日前双目见黄，今日渐及周身皮肤，黄色鲜明，哭声响亮，纳差，大便秘结，小便深黄，舌红，苔黄腻，指纹色紫。该小儿患何病何证？如何治疗？

14.2 硬肿症

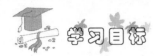

1. 简述硬肿症的病因病机
2. 叙述硬肿症的辨证论治

硬肿症是新生儿时期特有的疾病,是由多种原因引起的局部甚至全身皮肤和皮下脂肪硬化及水肿,常伴有低体温及多器官功能低下的综合征。临床以头项、胸腹和腰背等处紧张强硬而不柔,伴以手足冰凉,身体不温,或伴哭声低微,吸吮困难为特征。本病在寒冷季节发病率较高,常见于出生后1周以内的初生儿,好发于早产体弱或伴有其他疾患之小儿。如果及早服药治疗,并配合复温保暖等措施,可使病情渐趋好转,若硬肿面积较大,全身症状重者,预后多不良。

新生儿为什么会发生硬肿

新生儿神经系统功能不完善,体温调节中枢功能较差。因体表面积相对较大,皮下脂肪层较薄,特别是早产儿体内棕色脂肪含量少,产热贮备力不足,加上新生儿的脂肪中不饱和脂肪酸含量比成人低,容易发生凝固。如若护理不当,受到长时间的寒冷刺激,体内热量就会大量散失。当体温降到35℃以下时,皮下脂肪组织就会发生凝固,皮肤变硬。这种病对新生儿威胁极大,可因并发肺炎、败血症、DIC或肺出血等病而死亡,死亡率达35%~50%。

【链接】

本病在古医籍中与"胎寒"、"五硬"相似,五硬指小儿头项硬、口硬、手硬、足硬和肌肉硬而言。现代医学称为新生儿硬肿症。

14.2.1 病因病机

硬肿症的病因有内因和外因两方面。内因主要为先天不足,元阳不振;外因为生后护理不当,感受寒冷,或感受他病,以致阳气不运,气血运行不畅,肌肤失其温煦濡养而成。

1) 先天不足,元阳不振:多见于早产、体弱、双胎及异常分娩小儿,先天禀赋不足,气血未充,元阳不振,阳气不能温煦肌肤,营于四末,故见肌肤不温,苍白肿亮,压之凹陷。头项缺乏气血濡养,则显板硬不灵活,难以伸屈俯仰。

2) 感受寒邪,寒凝血涩:气候寒冷,生后护理不当,保暖较差,或因感受他病,气血运行失常,以致寒凝血涩,出现肌肤拘急,肿硬发凉,患处皮色暗发紫,犹如冻伤。

14.2.2 诊断与鉴别诊断

14.2.2.1 诊断要点

1) 寒冷季节,新生儿尤其是早产儿发生皮肤硬肿而冷,或伴不吃、不哭、反应低下。

2）体温不升或低下（35℃以下），四肢或躯干皮肤冰冷，皮肤肿硬，呈对称性，先从小腿、大腿外侧开始，继而累及臀部、面颊、上肢甚至及全身，皮肤紫暗不能用手捏起。

3）硬肿多局限于患处，一般不涉及眼睑阴囊等皮下组织松弛处。

14.2.2.2 鉴别诊断

1）新生儿水肿：症状出现早，多在生后1～2天内发生，水肿涉及范围较广，眼睑、头皮、四肢、阴囊都可发生。

2）皮下坏疽：多见于冬春寒冷季节，常有难产或用产钳史，在身体受压部位（背及臀部）易于发生，局部皮肤变硬，发红略肿，迅速蔓延，病变中央先硬结后转为软化，暗红色，逐渐坏死，形成溃疡，可融合成大片坏疽。

14.2.3 辨证论治

14.2.3.1 辨证要点

辨阳虚与寒实：凡早产儿、体弱儿反应迟钝，哭声低怯，气息微弱，属于阳虚；体质尚好，皮肤硬肿，色暗发紫，有冷冻史者属于寒实。

14.2.3.2 治疗原则

硬肿症的治疗原则应以益气温阳、活血通络为主，兼以外治法复温。

14.2.3.3 分证论治

（1）阳气虚衰

证候　体质虚弱，全身冰冷，僵卧少动，昏昏多睡，气息微弱，哭声低怯无力，仰头取气，关节不利，头身难以动摇，局部皮肤板硬如木，苍白肿亮，按之凹陷，硬肿范围较广。唇舌淡白，指纹淡红或隐伏不现。

证候分析　禀赋不足，体质虚弱，元阳不振，故哭声低怯无力，气息微弱，昏昏多睡。阳气不振，气血运行不畅，不能温煦肌肤，故全身冰冷，板硬如木，皮肤苍白，关节不利。唇舌淡白，指纹淡红或隐伏不现，为阳气虚衰之象。

治法　益气温阳。

方药　参附汤加减。

方中人参、附子大补元气，温阳祛寒。

（2）寒凝血涩

证候　全身欠温，四肢发凉，皮肤肿硬，不能捏起，硬肿多见于小腿、臀臂、面颊等部位，患处皮肤色暗发紫，或红肿如冻伤，面色晦暗。唇舌暗红，苔薄白，指纹沉滞。

证候分析　感受寒邪，寒凝血涩，气血运行被阻，不能温煦肌肤，故全身欠温，手足发凉，皮肤肿硬，不能捏起。寒邪凝滞，血脉瘀阻，故肌肤色暗发紫，或红肿更为明显，面色晦暗。唇舌暗红，指纹沉滞，为寒凝血涩之象。

治法　温经通络。

方药　当归四逆汤加减。

方中当归、赤芍养血活血,细辛、桂枝温经通脉,木通通其阴阳,生姜、甘草和其营卫。

14.2.4 西医疗法

14.2.4.1 常规治疗

1) 复温:是治疗的首要措施。轻症患者,在温水浴后用预暖的棉被包裹,置24~26℃的暖室中,外加热水袋。中度和重度患儿可先安放在远红外线开放型保暖床上,将温度调节到高于小儿体温1.5~2℃,约每30分钟能使体温升高1℃,随患儿体温的上升继续提高保温床的温度,当体温达34℃时,可移至封闭式保暖箱中,保持箱温在35℃左右。复温还可用温水浴,温盐水灌肠等方法。

2) 热量和液体供给:保证供应足够的热卡,复温阶段热量开始按50kcal/(kg·d)给予,以后迅速增至100~120kcal/(kg·d)。因低温时心肾功能减低,输液量不宜过多,对低血糖患儿适当提高葡萄糖进入量。

3) 控制感染:抗生素的应用对感染性疾病引起的硬肿症尤为重要,应选择有效抗生素静脉给药,慎用对肾脏有毒性副作用的药物。

14.2.4.2 对症治疗

针对循环障碍、DIC、肺出血等进行相应治疗。

14.2.5 预防与护理

1) 做好孕产妇保健工作,尽量避免产伤、窒息、受凉。
2) 新生儿注意保温,调节产房内温度为20℃左右,尤其注意早产儿及低体重儿的保暖工作。
3) 新生儿淋浴,不要把胎脂拭得太净。
4) 耐心喂养,对吸吮力差的新生儿,可用滴管喂奶,必要时鼻饲,或静脉点滴葡萄糖注射液等,供给足够营养。

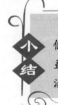
硬肿症是以头项、胸腹和腰背等处紧张强硬而不柔,伴手足冰凉,身体不温,或哭声低微,吸吮困难为特征。由先天不足,元气虚弱,寒凝经脉,气滞血瘀而致。治疗原则为益气温阳,活血通络,兼以外治法复温。阳气虚衰者参附汤加减;寒凝血涩者当归四逆汤加减。

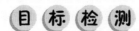

一、名词解释
    1. 硬肿症 2. 五硬
二、填空题
    1. 硬肿症临床以局部甚至全身皮肤和皮下脂肪_____、_____为特征。
    2. 硬肿症临床分_____、_____证型。

三、简答题

1. 什么是五硬？

2. 简述硬肿症的复温方法？

四、病案

患儿某男，生后2天，保温不当致下肢肌肉硬肿，面色苍白，手足微冷，吐乳，哭声低弱，舌苔白。该小儿患何病何证？如何治疗？

14.3 脐部疾病（脐湿、脐疮、脐血、脐突）

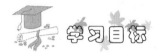

叙述常见脐部疾病的病因及证治

脐部疾病是指小儿出生后，由于断脐结扎不善，或脐部护理不当而发生的病证。其中脐部湿润不干者，称为脐湿。脐部红肿热痛或脓水溢出者为脐疮。血从脐中溢出者为脐血。脐部突起者称为脐突，亦称脐疝。脐部疾患多发生于新生儿期，一般预后良好，若脐血与全身血液疾病有关则预后较差。

脐湿、脐疮相当于现代医学新生儿脐炎；脐血相当于现代医学脐带出血；脐突相当于现代医学脐疝或脐膨出。

> **脐疝与脐膨出**
>
> 脐疝是由于脐环关闭不全或薄弱，腹腔脏器由脐环处向外突出到皮下而形成球形囊肿，易于压回，多见于低出生体重儿。脐膨出是部分腹腔脏器通过前腹壁正中的先天性皮肤缺损，突入脐带的基部，上覆薄而透明的囊膜，是一种先天性畸形，常伴有其他器官的畸形。

14.3.1 病因病机

1）脐湿、脐疮：因新生婴儿断脐后护理不当，如患儿洗浴时，脐部为水湿所侵，或为尿液浸渍或脐带未干，脱落过早，或为衣服摩擦损伤等，致水湿邪毒入侵脐部，邪毒浸淫皮肤，久而不干者，为脐湿；邪毒侵入脐部，气血凝滞，阻于肌肉，则发为脐疮。若邪毒与正气相搏，内陷厥阴可致神昏、抽搐。

2）脐血：由于断脐时，脐带结扎过松，血渗于内。或结扎过紧，伤及血脉，或啼叫过多，迫血外出，而致脐部出血。或因胎热内盛，迫血妄行。或因先天禀赋不足，中气虚弱，气不摄血而致脐血不止。

3）脐突：由于婴儿腹壁肌肉嫩薄松弛，或先天发育不足，脐孔未全闭合，留有脐环，又因出生之后，啼哭叫扰过多，不时用力努挣伸引，致小肠脂膜突入脐中，而成脐突。

14.3.2 诊断要点

1）多见于新生儿期。

2) 有脐部疾病的临床表现。

14.3.3 辨证论治

14.3.3.1 辨证要点

根据临床症状,辨别患儿所患何种脐部疾病。

1) 脐湿:脐带脱落后,脐部创面湿润不干,或微见红肿,但无明显红肿热痛及化脓,精神哺乳尚好。

2) 脐疮:脐带脱落后,脐部创面红肿热痛,或脓水流溢,伴恶寒发热,啼哭烦躁,不欲吮乳。

3) 脐血:断脐后脐部有血渗出,一般渗血量较少,重新结扎后渗血止,亦有出血量多,伴吐衄、便血、紫斑,或伴精神委靡,面色㿠白,手足不温。

4) 脐突:脐部呈囊状突起,虚大光浮,以指按之,可推回腹内,啼哭叫闹时明显。

14.3.3.2 治疗原则

脐部疾病应根据不同的类型采用不同的治疗原则。脐湿治宜收敛固涩,以外治法为主。脐疮治疗应清热解毒,内外分治。脐血根据出血原因的不同,分别采用重新结扎脐带,或清热凉血止血,或益气摄血法治疗。脐突用压脐外治法治疗。

14.3.3.3 分证论治

(1) 脐湿

证候 脐带脱落后,脐部创面渗出脂水,浸渍不干,或微见红肿。

证候分析 脐部为水湿或尿液浸渍,或为湿毒之邪侵袭,邪壅肌表,故见脐部脂水渗出,浸渍不干。

治法 收敛固涩。

方药 龙骨散加减。

方中龙骨、枯矾收敛燥湿,有助生肌,外用干撒脐部。

(2) 脐疮

证候 脐部红肿热痛,甚则糜烂,脓水流溢,甚伴见恶寒壮热,啼哭烦躁,唇红舌赤,口干或渴,脐部红肿波及脐部周围,严重者可见神昏、抽搐。

证候分析 水湿秽毒之邪侵入脐部,壅于肌肤,经络受阻,气血凝滞而发为脐疮,故见局部红肿热痛,渐而糜烂,溃则脓血流溢。风火交织,邪毒内攻则恶寒壮热,烦躁啼哭,唇红舌赤,口干或渴,红肿波及脐周。严重者,邪毒内陷厥阴,则神昏、抽搐。

治法 清热解毒,佐以疏风散邪。

方药 犀角消毒饮加减。

本方由犀角、牛蒡子、防风、荆芥、银花、甘草组成。方中银花、犀角(水牛角代)、甘草清热解毒,防风、荆芥、牛蒡子疏风散邪。

(3) 脐血

证候 断脐后脐部渗血,经久不止,或伴发热、面赤唇焦,舌红口干,甚或吐衄、紫斑、便血等,或伴面色苍白,精神委靡,四肢欠温等。

证候分析 断脐后结扎过松,可致血溢外出,渗于脐部。若胎热内蕴,迫血妄行,血循创面而外溢,伴见发热,面赤舌焦,舌红口干,甚或吐衄,肌肤紫斑,便血。若禀赋不足,中气虚弱,脾不统血,则血亦从脐带创口外溢,并伴见面色苍白,精神委靡,手足欠温。

治法 脐带结扎松脱者,应重新结扎脐带。胎热内盛者,应清热凉血止血。气不摄血者,应益气摄血。

方药 茜根散或归脾汤加减。

茜根散由茜根、地榆、生地黄、当归、栀子、黄芩、黄连、犀角组成。用于胎热内盛,迫血妄行者,方中生地、茜草、地榆凉血止血,当归活血散瘀,黄芩、黄连、山栀清热泻火。

归脾汤用于禀赋不足,脾不统血者,方中人参、黄芪、白术、甘草补脾益气,当归养血活血,茯神、枣仁、龙眼肉养心安神,木香理气醒脾。

(4) 脐突

证候 脐部呈半球或囊状突起,虚大光浮,大如胡桃,以手按之,肿物可推回腹内。啼哭叫闹时复出,脐部皮色如常,精神、食欲无明显改变。

证候分析 初生儿腹壁肌肉薄嫩松弛,或先天发育不全,脐孔未闭,留有脐环,又因婴儿啼哭叫扰较多,不时用力努挣伸引,致小肠脂膜突入脐中,故脐部光浮胀突。

治法 压脐法外治。

先将突出脐部的小肠脂膜推回腹内,再以纱布棉花包裹光滑质硬的薄片,厚垫脐部,外用纱布结扎,可逐步痊愈。若脐突过大,或不能回纳,并见哭闹不安,或年龄已逾2岁,仍未痊愈者,应考虑手术治疗。

14.3.4 西医疗法

1) 脐炎:轻者局部用碘附及酒精溶液清洗,每日2~3次;重者需用适当的抗生素治疗;如有脓肿形成,则需行切开引流。

2) 脐出血:结扎不当者可重新结扎;如有血液系统疾病,则根据检查结果给予相应治疗。

3) 脐疝:尽量减少患儿啼哭以减轻腹压。也可使用疝气带外治。疝囊较小者,直径为1cm左右,大多可于出生后1年内腹肌逐渐发达,脐环逐渐狭窄缩小,自然闭合,预后良好;疝囊较大者,直径超过3~4cm,4岁以上未愈合者可手术修补。脐膨出者应尽早手术治疗。

14.3.5 预防与护理

1) 注意保持初生儿脐部清洁、干燥,防止尿液浸渍及衣被摩擦。
2) 严密观察新生儿脐部状况,如发现异常,及时处理。
3) 初生儿啼哭过多,应及时检查原因,做出相应处理,防止脐突的发生。

小结 脐部疾病是指小儿出生后,由于断脐结扎不善,或脐部护理不当而发生的病证。脐部为水湿或邪毒所侵,脐部湿润不干者,称为脐湿。脐部红肿热痛或脓水溢出者为脐疮。结扎不固,或因胎热迫血妄行,或因先天不足,气不摄血,血从脐中溢出者为脐血。哭闹过多,气迫脐突,脐部突起者称为脐突,亦称脐疝。治疗原则:脐湿脐疮治宜收敛固涩,以外治法为主;脐血根据出血原因的不同,分别采用重新结扎脐带,或清热凉血止血,或益气摄血法治疗;脐突用压脐外治法治疗。

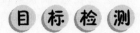

一、名词解释
　　1. 脐湿　2. 脐疮　3. 脐血　4. 脐突

二、填空题
　　小儿常见脐部疾病有_____、_____、_____、_____。

三、简答题
　　1. 简述小儿脐部疾病的病因病机？
　　2. 如何治疗小儿脐部疾病？

四、病案
　　患儿某男，2个月，出生不久啼哭时发现脐部有囊状突起，以手按之，可回腹内，啼哭叫闹时复出，脐部皮色如常，精神、食欲均好。该小儿患何病何证？如何治疗？

（范梅红）

方剂索引

一 画

一捻金(《医宗金鉴》) 大黄,槟榔,炒黑白丑,人参。各等份,研细末,蜜水调服。

二 画

二陈汤(《太平惠民和剂局方》) 陈皮,半夏,茯苓,甘草(原方有生姜、乌梅,今多不用)。

二味黑锡丹(《医门法律》) 黑锡,硫黄。

二豆散(《医宗金鉴》) 赤小豆,豆豉,天南星,白敛。

十全大补丸(《太平惠民和剂局方》) 人参,当归,川芎,白芍,熟地,白术,茯苓,炙甘草,黄芪,肉桂。

十味温胆汤(《世医得效方》) 人参,熟地,枣仁,远志,五味子,茯苓,半夏,枳实,陈皮,甘草。

人参五味子汤(《幼幼集成》) 党参,白术,茯苓,五味子,麦冬,炙甘草,生姜,大枣。

人参养荣汤(《太平惠民和剂局方》) 党参,黄芪,白术,当归,茯苓,炙甘草,白芍,熟地,陈皮,桂心,五味子,远志,生姜,大枣。

丁萸理中汤(《医宗金鉴》) 丁香,吴萸,党参,白术,干姜,炙甘草。

七味白术散(《小儿药证直诀》) 藿香,木香,葛根,人参,白术,茯苓,甘草。

七宝美髯丹(《医方集解》) 首乌,牛膝,当归,补骨脂,茯苓,菟丝子,枸杞子。

八正散(《太平惠民和剂局方》) 木通,萹蓄,车前子,瞿麦,滑石,甘草梢,大黄,山栀。

八珍汤(《正体类要》) 当归,川芎,白芍,熟地,人参,白术,茯苓,炙甘草。

三 画

三拗汤(《太平惠民和剂局方》) 麻黄,杏仁,甘草。

三妙丸(《医学正传》) 苍术,黄柏,牛膝。

三子养亲汤(《韩氏医通》) 苏子、莱菔子、白芥子。

三号止血粉(验方) 菊叶三七,竹节三七,地榆,小蓟,茜草。

三甲复脉汤(《温病条辨》) 炙甘草,生地,白芍,牡蛎,麦冬,阿胶,麻仁,鳖甲,龟板。

小青龙汤(《伤寒论》) 麻黄,桂枝,芍药,细辛,半夏,干姜,五味子,甘草。

小建中汤(《伤寒论》) 桂枝,白芍,甘草,生姜,大枣,饴糖。

小儿回春丹(验方) 牛黄,冰片,朱砂,羌活,僵蚕,天麻,防风,麝香,雄黄,胆南星,天竺黄,川贝母,全蝎,制白附子,蛇含石。研成细末和匀,用甘草,钩藤煎汁,取汁泛丸。

小承气汤(《伤寒论》) 大黄,厚朴,枳实。

小蓟饮子(《济生方》) 生地,小蓟,滑石,炒蒲黄,淡竹叶,藕节,当归,木通,山栀,炙甘草。

小续命汤(《千金方》) 人参,麻黄,川芎,黄芩,芍药,炙甘草,防风,肉桂,附子,杏仁,汉防己。

大补元煎(《景岳全书》) 人参,当归,熟地,山药,杜仲,杞子,甘草,山茱萸。

大青龙汤(《伤寒论》) 麻黄,桂枝,杏仁,炙甘草,生石膏,生姜,大枣。

大承气汤(《伤寒论》) 大黄,芒硝,厚朴,枳实。

大定风珠(《温病条辨》) 白芍,阿胶,龟板,地黄,麻仁,五味子,牡蛎,麦冬,炙甘草,鳖甲,鸡子黄。

大菟丝子丸(验方) 菟丝子,鹿茸,肉桂,石龙芮,附子,泽泻,熟地,牛膝,山茱萸,杜仲,茯苓,肉苁蓉,续断,石斛,防风,补骨脂,荜茇,巴戟天,茴香,川芎,五味子,桑螵蛸,覆盆子,沉香。一方无荜茇,有荜澄茄。

大补阴丸(《丹溪心法》)　熟地,龟板,知母,黄柏。
己椒苈黄丸(《金匮要略》)　防己,椒目,葶苈子,大黄。
己风丹(《证治准绳·幼科》)　天竺黄,防风,钩藤,白僵蚕,全蝎,白附子。
下虫丸(《医宗金鉴》)　苦楝皮,木香,桃仁,贯众,芜荑,槟榔,鹤虱,使君子,轻粉,干蛤蟆。

四 画

六君子汤(《医方考》)　人参,白术,茯苓,甘草,陈皮,半夏。
六味地黄丸(《小儿药证直诀》)　熟地,山药,山萸肉,茯苓,泽泻,丹皮。
六一散(《伤寒标本》)　滑石,生甘草。
六神丸(验方)　麝香,牛黄,冰片,珍珠,蟾酥,雄黄,制成水丸,百草霜为衣。
六神散(《奇效良方》)　党参,白术,茯苓,扁豆,黄芪,生姜,大枣,甘草。
五子补肾丸(《丹溪心法》)　枸杞子,菟丝子,覆盆子,车前子,五味子。
五虎汤(《医宗金鉴》)　麻黄,杏仁,石膏,甘草,细茶。生姜水煎。
五虎追风散(《晋南史全恩家传方》)　蝉衣,南星,天麻,全蝎,僵蚕。
五倍子泻心汤(验方)　大黄,黄芩,黄连,薄荷,五倍子。
五苓散(《伤寒论》)　白术,桂枝,猪苓,泽泻,茯苓。
五皮饮(《中藏经》)　桑皮,生姜皮,陈皮,大腹皮,茯苓皮。
五味消毒饮(《医宗金鉴》)　银花,野菊花,蒲公英,紫花地丁,青天葵。
木香肉桂逐寒方(验方)　木香,肉桂,乌药,砂仁,白芍,生姜,茯苓。
木香槟榔丸(《医方集解》)　木香,槟榔,青陈皮,枳壳,莪术,黄连,三棱,大黄,黄柏,香附,玄明粉,黑丑。
木通散(《医宗金鉴》)　车前子,萹蓄,瞿麦,木通,赤茯苓,栀子,滑石,黄芩,甘草,大黄,灯心。
木香大安丸(《证治准绳》)　木香,连翘,黄连,陈皮,白术,枳实,山楂,神曲,麦芽,砂仁,莱菔子。
少腹逐瘀汤(《医林改错》)　小茴香,炒干姜,延胡索,没药,当归,川芎,肉桂,赤芍,蒲黄,五灵脂。
止痉散(验方)　全蝎,蜈蚣,天麻,僵蚕。
止嗽散(《医学心悟》)　荆芥,桔梗,紫菀,百部,白前,陈皮,甘草。
化斑解毒汤(《外科正宗》)　玄参,知母,石膏,牛蒡子,人中黄,黄连,升麻,连翘,甘草,淡竹叶。
化斑汤(《温病条辨》)　石膏,知母,甘草,玄参,犀角,白粳米。
化毒丹(《小儿卫生总微论方》)　犀角,黄连,桔梗,玄参,薄荷,大黄,青黛,甘草。
无价散(《证治准绳》)　辰砂,轻粉,甘遂。
天麻丸(《幼幼集成》)　天麻,半夏,防风,羌活,胆星,僵蚕,全蝎。
巴豆朱砂膏(验方)　巴豆,朱砂,研末,取少许于膏药上。
仓廪汤(《幼幼集成》)　人参,桔梗,枳壳,川芎,甘草,茯苓,羌活,独活,前胡,柴胡,防风,荆芥穗,陈仓米。
牛黄抱龙丸(《明医杂著》)　天竺黄,胆星,辰砂,麝香,雄黄,牛黄,甘草,生姜。
牛黄清心丸(《痘疹世医心法》)　牛黄,黄芩,黄连,山栀,郁金,朱砂。
牛桔汤(《医门补要》)　牛蒡子,桔梗,薄荷,葛根,象贝,柴胡,甘草,枳壳。
牛黄夺命散(《幼幼集成》)　白牵牛,黑牵牛,大黄,槟榔。
乌药顺气汤(《太平惠民和剂局方》)　麻黄,白芷,川芎,桔梗,枳壳,僵蚕,乌药,炮姜,甘草,橘红,葱白。
乌梅丸(《金匮要略》)　乌梅,细辛,干姜,黄连,当归,附子,黄柏,桂枝,人参,川椒。
乌药散(《小儿药证直诀》)　乌药,白芍,香附,高良姜。
匀气散(《医宗金鉴》)　陈皮,桔梗,炮姜,砂仁,木香,炙甘草,红枣。

五 画

加味泻白散(《医宗金鉴》)　桑皮,地骨皮,生甘草,麦冬,知母,川贝母,桔梗,黄芩,薄荷。

加味消毒饮(《医宗金鉴》)　荆芥,防风,牛蒡子,升麻,甘草,连翘,赤芍,山楂。
加味金刚丸(验方)　萆薢,牛膝,木瓜,巴戟天,菟丝子,蜈蚣,僵蚕,全蝎,肉苁蓉,杜仲,天麻,乌贼骨,红钱子。
加味六味地黄丸(《医宗金鉴》)　熟地黄,山药,山萸肉,丹皮,茯苓,泽泻,鹿茸,五加皮,麝香。
加味温胆汤(《医宗金鉴》)　陈皮,姜半夏,茯苓,麦冬,枳实,竹茹,黄连,灯心。
加味导赤散(《证治准绳》)　生地,木通,防风,甘草,山栀,薄荷,麦门冬,灯心,竹叶。
加味六君子汤(《医宗金鉴》)　人参,白术,炮姜,陈皮,半夏,茯苓,炙甘草,升麻,肉桂,柴胡。
玉女煎(《景岳全书》)　石膏,熟地,牛膝,知母,麦冬。
玉屏风散(《世医得效方》)　黄芪,白术,防风。
玉枢丹(验方)　山慈姑,麝香,千金子霜,雄黄,红芽大戟,朱砂,五倍子。
玉钥匙散(《三因方》)　焰硝,硼砂,片脑,白僵蚕。
玉真散(《外科正宗》)　防风,南星,白芷,天麻,羌活,白附子。
四苓散(《明医指掌》)　猪苓,茯苓,白术,泽泻。
四神丸(《内科摘要》)　补骨脂,五味子,肉豆蔻,吴茱萸。
四君子汤(《太平惠民和剂局方》)　人参,白术,茯苓,甘草。
四物汤(《太平惠民和剂局方》)　当归,川芎,芍药,地黄。
四逆汤(《伤寒论》)　附子,干姜,甘草。
四逆加人参汤(《伤寒论》)　人参,附子,干姜,甘草。
归脾汤(《济生方》)　白术,黄芪,龙眼肉,茯神,酸枣仁,党参,当归,木香,远志,炙甘草,生姜,大枣。
龙胆泻肝汤(《兰室秘藏》)　龙胆草,黄芩,栀子,泽泻,木通,车前子,当归,柴胡,甘草,生地黄。
龙齿降热汤(验方)　生龙齿,糯稻根,青蒿,白皮参,麦芽,象牙丝,生苡仁,石斛,白薇,蝉衣,西瓜翠衣。
龙骨散(验方)　龙骨、枯矾等份,共研细末。
左归丸(《景岳全书》)　熟地,山药,枸杞,怀牛膝,山茱萸,菟丝子,鹿角胶,龟板胶。
左金丸(《丹溪心法》)　黄连,吴萸。
右归丸(《景岳全书》)　熟地,山药,枸杞,山茱萸,菟丝子,鹿角胶,附片,肉桂,杜仲,当归。
卢氏肾炎消肿丸(验方)　黑白丑各二两四钱,炒黄勿焦,研成细末,用生姜汁半斤,红枣或红糖500g制成枣泥或糖泥,调和后隔水蒸四小时,共蒸二次,分5~7日服用。
白虎汤(《伤寒论》)　石膏,知母,甘草,粳米。
白虎加人参汤(《伤寒论》)　人参,石膏,知母,甘草,粳米。
白虎承气汤(《验方》)　石膏,知母,甘草,粳米,大黄,芒硝。
白头翁汤(《伤寒论》)　白头翁,黄柏,黄连,秦皮。
白术散(《全生方》)　白术,陈皮,茯苓皮,姜皮,泽泻。
可保立苏汤(《医林改错》)　黄芪,党参,白术,当归,白芍,山茱萸,枣仁,枸杞子,破故纸,核桃肉,甘草。
石斛夜光丸(《原机启微》)　天冬,麦冬,人参,茯苓,熟地,生地,牛膝,杏仁,枸杞子,草决明,川芎,犀角,白蒺藜,羚羊角,枳壳,石斛,五味子,青葙子,甘草,防风,肉苁蓉,川连,菊花,山药,菟丝子。
甘桔汤(《小儿药证直诀》)　桔梗,甘草。
甘露消毒丹(《温热经纬》)　滑石,茵陈,石菖蒲,黄芩,川贝,连翘,藿香,射干,木通,白蔻仁,薄荷。
生脉散(《内外伤辨惑论》)　人参,麦门冬,五味子。
失笑散(《太平惠民和剂局方》)　蒲黄,五灵脂。

六　画

达原饮(《温疫论》)　槟榔,厚朴,草果,知母,芍药,黄芩,甘草。
朱砂安神丸(《内外伤辨惑论》)　川连,生地,当归,甘草,辰砂。

朱衣滚痰丸(《医宗金鉴》)　礞石,沉香,黄芩,大黄。水泛为丸,朱砂为衣。
华盖散(《太平惠民和剂局方》)　麻黄,杏仁,甘草,桑白皮,紫苏子,赤茯苓,陈皮。
红灵丹(验方)　麝香,朱砂,青礞石,银硝,雄黄,月石,冰片。
羊肝丸(《类苑方》)　羊肝(煮)四两,夜明砂(淘净),蝉衣,木贼(去节),当归各一两,共研细末,将羊肝去筋膜,水煮捣烂为丸。
导赤散(《医宗金鉴》)　木通、生地黄、生甘草梢,引用灯心、竹叶水煎服。加黄连、滑石、赤苓更妙。
导痰汤(《济生方》)　制半夏,陈皮,茯苓,甘草,枳实,南星。
导便法
(1)蜜煎导法(《伤寒论》):白蜜一两。制法和用法:微火煎热,候可丸,即捏作锭,如小儿小指大,每用一锭,纳谷道中。
(2)猪胆汁导法(《伤寒论》):猪胆1枚,取胆汁,和醋少许,以灌谷道内。
至宝丹(《太平惠民和剂局方》)　人参,朱砂,麝香,犀角,冰片,牛黄,琥珀,雄黄,玳瑁。一方有制南星,天竺黄。
安宫牛黄丸(《温病条辨》)　牛黄,郁金,犀角,黄连,朱砂,梅片,麝香,珍珠,山栀,雄黄,黄芩,金箔衣。
安神丸(《小儿药证直诀》)　人参,当归,茯神,酸枣仁,杏仁,赤芍,橘红,五味子,半夏,甘草,姜片汁。
防己黄芪汤(《金匮要略》)　防己,黄芪,白术,甘草,生姜,大枣。
巩堤丸(《景岳全书》)　熟地黄,菟丝子,白术,五味子,益智仁,补骨脂,制附子,茯苓,韭子。山药糊丸。
全蝎散(《保婴撮要方》)　全蝎,僵蚕,南星,白附子,防风,天麻,甘草,朱砂,川芎,薄荷。
地骨皮饮(《沈氏尊生书》)　地骨皮,知母,银柴胡,太子参,甘草,黄芩,赤苓,鳖甲。
地黄饮子(《丹溪心法》)　人参,黄芪,生地,熟地,天冬,麦冬,泽泻,石斛,枇杷叶,炙甘草。
曲麦枳术丸(《医学正传》)　神曲,麦曲,枳实,白术。
竹沥达痰丸(《医方集解》)　大黄,黄芩,半夏,橘红,金礞石,沉香,甘草,竹沥,姜汁。
竹叶石膏汤(《伤寒论》)　淡竹叶,生石膏,半夏,麦冬,人参,甘草,粳米。
行军散(《霍乱论》)　牛黄,麝香,珍珠,冰片,硼砂,雄黄,火硝,金箔。
血府逐瘀汤(《医林改错》)　当归,生地,牛膝,红花,桃仁,柴胡,枳壳,赤芍,川芎,桔梗,甘草。
如意金黄散(《外科正宗》)　天花粉,黄柏,大黄,白芷,姜黄,生南星,苍术,厚朴,陈皮,甘草。
冰硼散(验方)　煅硼砂,冰片。
当归四逆汤(《伤寒论》)　桂枝,细辛,白芍,当归,炙甘草,木通,大枣。
百合固金汤(《医方集解·赵蕺庵方》)　生地,熟地,麦冬,百合,白芍,当归,贝母,甘草,玄参,桔梗。
百部酊(验方)　生百部30g加入60%乙醇溶液150ml,浸3天。
异功散(《小儿药证直诀》)　人参,白术,茯苓,甘草,陈皮。
汤氏芎黄散(《幼科准绳》)　川芎,生地,山药,当归,甘草。

七　画

杏苏饮(《医宗金鉴》)　苦杏仁,紫苏,前胡,桔梗,枳壳,橘红,贝母,桑皮,甘草,黄芩,麦冬,生姜。
杏苏散(《温病条辨》)　杏仁,苏叶,橘红,半夏,桔梗,枳壳,前胡,茯苓,甘草,大枣,生姜。
沙参麦冬汤(《温病条辨》)　沙参,麦门冬,玉竹,甘草,桑叶,白扁豆,天花粉。
补中益气汤(《脾胃论》)　黄芪,人参,白术,甘草,当归,陈皮,升麻,柴胡,生姜,大枣。
补益地黄丸(《太平圣惠方》)　熟地,五味子,鹿角,远志,桂心,巴戟天,天门冬,菟丝子,肉苁蓉,石龙芮。
补肾地黄丸(《医宗金鉴》)　熟地,泽泻,丹皮,山萸肉,牛膝,山药,鹿茸,茯苓。
补肾益脾散(验方)　珍珠母,太子参,苍术,熟地,五味子,女贞子。
补阳还五汤(《医林改错》)　黄芪,当归,赤芍,川芎,地龙干,桃仁,红花。
连梅汤(《温病条辨》)　黄连,乌梅,麦冬,生地,阿胶。

连梅安蚘汤(《通俗伤寒论》)　胡黄连,炒川柏,雷丸,乌梅,槟榔,川椒。
连翘败毒散(《医方集解》)　黑荆芥,炒防风,银花,连翘,生甘草,前胡,柴胡,川芎,枳壳,桔梗,茯苓,薄荷,生姜,羌活,独活。
良附丸(《良方集腋》)　高良姜,香附。
远志丸(《济生方》)　远志,菖蒲,茯神,龙齿,人参,朱砂,茯苓。
苏合香丸(《太平惠民和剂局方》,《外台秘要》称吃力伽丸)　朱砂,青木香,苏合香,诃子肉,荜拨,沉香,生香附,麝香,犀角,檀香,丁香,冰片,白术,安息香,熏陆香。
杞菊地黄丸(《医级》)　熟地,山药,山萸肉,茯苓,泽泻,丹皮,菊花,枸杞。
牡蛎散(《太平惠民和剂局方》)　煅牡蛎,黄芪,麻黄根,浮小麦。
扶元散(《医宗金鉴》)　人参,白术,茯苓,熟地,茯神,黄芪,山药,炙甘草,当归,白芍,川芎,菖蒲,生姜,大枣。
麦门冬汤(《金匮要略》)　麦门冬,半夏,人参,甘草,粳米,大枣。
麦味地黄丸(《医级》)　麦冬,五味子,熟地,山萸,山药,泽泻,丹皮,白茯苓。
辰砂僵蚕散(《医宗金鉴》)　辰砂,僵蚕,蛇蜕皮,麝香。
还少丹(《洪氏集验方》)　熟地,牛膝,巴戟天,肉苁蓉,淮山药,枸杞,山萸肉,茯苓,杜仲,远志,五味子,楮实子,小茴香,石菖蒲。
花椒麻油(验方)　净花椒9g,麻油120g,置锅内加热,再将花椒倒入熬煎,至花椒微焦时停火,待温取出花椒即成。
驱虫粉(验方)　使君子肉2.4g,生大黄0.3g,研末和匀。
张涣温脾丹(《证治准绳·幼科》)　丁香,木香,半夏,白术,干姜,青橘皮。
苁蓉丸(《普济方》)　当归,生地,肉苁蓉,白芍,胡粉为丸,黑豆汤下。
豆豉膏(《医宗金鉴》)　淡豆豉1两,田螺19个,葱白10根。捣烂,用芭蕉根汁调贴脐上。
附子理中汤(《太平惠民和剂局方》)　人参,白术,炮姜,甘草,附子。
阿胶鸡子黄汤(《通俗伤寒论》)　阿胶,鸡子黄,白芍,石决明,钩藤,生地,清炙草,牡蛎,络石藤,茯神。
阿魏丸(《济生方》)　木香,槟榔,胡椒,阿魏。
阿胶散(《小儿药证直诀》)　阿胶,马兜铃,牛蒡子,炙甘草,杏仁,糯米。
附子泻心汤(《伤寒论》)　大黄,黄连,黄芩,附子。
苣胜丹(《医宗金鉴》)　当归,生地黄,白芍,苣胜子,胡粉。

八　画

参苏饮(《太平惠民和剂局方》)　人参,紫苏叶,葛根,半夏,茯苓,甘草,桔梗,枳壳,木香,橘红,前胡。
参附汤(《世医得效方》)　人参,附子。
参附龙牡汤(验方)　人参,附子,龙骨,牡蛎。
参附龙牡救逆汤(验方)　人参,附子,龙骨,牡蛎,白芍,炙甘草。
参蛤散(《济生方》)　人参,蛤蚧。
参苓白术散(《太平惠民和剂局方》)　人参,白术,茯苓,甘草,苡仁,桔梗,山药,扁豆,莲子肉,砂仁,大枣汤下。
金沸草散(《南阳活人书》)　金沸草,前胡,荆芥,细辛,半夏,茯苓,甘草,生姜,大枣。
金匮肾气丸(《金匮要略》)　干地黄,山药,山茱萸,泽泻,茯苓,炮附子,桂枝。
金黄散(《外科正宗》)　南星,苍术,甘草,白芷,花粉,厚朴,陈皮,黄柏,姜黄,大黄。
青蒿鳖甲汤(《温病条辨》)　青蒿,鳖甲,生地,知母,丹皮。
青黛散(验方)　青黛60g,黄柏60g,生石膏120g,滑石120g,研细,油调外涂。
河车大造丸(《医方集解·吴球方》)　紫河车,龟板,熟地,人参,天冬,麦冬,牛膝,杜仲,黄柏,砂仁,茯苓。
河车八味丸(《幼幼集成》)　紫河车,地黄,丹皮,枣,茯苓,泽泻,山药,麦冬,五味子,肉桂,熟附片,鹿茸。

定吐丸(《医宗金鉴》) 丁香,蝎尾,半夏,枣肉为丸。

定喘汤(《摄生众妙方》) 麻黄,白果,黄芩,半夏,款冬花,桑白皮,甘草,杏仁,苏子。

定痫丸(《医学心悟》) 天麻,川贝,胆星,半夏,陈皮,茯苓,茯神,丹参,麦冬,菖蒲,远志,全蝎,僵蚕,琥珀,辰砂,用竹沥、姜汁、甘草熬膏,和药为丸,如弹子大,辰砂为衣,酒服1丸。

肥儿丸(《医宗金鉴》) 人参,茯苓,白术,黄连,胡黄连,使君子,神曲,麦芽,山楂,芦荟,甘草。

肥儿八珍糕(验方) 党参,芡实,茯苓,白扁豆,山药,米仁,莲肉,炙鸡内金,五谷虫,白砂糖,粳米,糯米。

泻心导赤汤(《小儿药证直诀》) 木通,生地,黄连,甘草,灯心草。

泻白散(《小儿药证直诀》) 桑白皮,地骨皮,甘草,粳米。

泻心汤(《金匮要略》) 大黄,黄连,黄芩。

固真汤(《证治准绳》) 人参,白术,茯苓,炙甘草,黄芪,炮附子,肉桂,山药。

实脾饮(《济生方》) 白术,茯苓,大腹皮,木瓜,厚朴,木香,草豆蔻,附子,干姜,甘草,生姜,大枣。

知柏地黄汤(《医宗金鉴》) 知母,黄柏,熟地,山萸,山药,泽泻,丹皮,白茯苓。

抱龙丸(《卫生宝鉴》) 胆星,雄黄,辰砂,天竺黄,麝香。

虎骨散(《幼科准绳》) 虎胫骨,生地,酸枣仁,肉桂,白茯苓,防风,当归,川芎,牛膝。

虎潜丸(《丹溪心法》) 知母,黄柏,龟板,熟地,陈皮,白芍,干姜,锁阳,虎骨。《医方集解》加当归,牛膝。

使君子散(《医宗金鉴》) 使君子,苦楝子,白芜荑,甘草。

九 画

保和丸(《丹溪心法》) 山楂,六曲,半夏,茯苓,陈皮,连翘,莱菔下,麦芽汤下。

荆防败毒散(《摄生众妙方》) 荆芥,防风,羌活,独活,柴胡,川芎,枳壳,茯苓,甘草,桔梗,前胡,人参,生姜,薄荷。

香薷饮(《太平惠民和剂局方》) 香薷,白扁豆,川朴。

香砂六君子汤(《医方集解》) 人参,白术,茯苓,甘草,半夏,陈皮,木香,砂仁,生姜,大枣。

香砂平胃散(《医宗金鉴》) 香附,苍术,陈皮,厚朴,砂仁,山楂肉,神曲,麦芽,枳壳,白芍,甘草。

钩藤散(《婴童百问》) 钩藤,蝉蜕,天麻,防风,全蝎尾,麻黄,僵蚕,川芎,麝香,甘草。

保赤散(成药) 巴豆,朱砂,神曲,胆星。

养脏散(《医宗金鉴》) 当归,沉香,木香,肉桂,川芎,丁香。

养阴生肌散(验方) 牛黄,黄柏,龙胆草各一钱,雄黄、青黛、甘草、冰片各二钱,共为细末。

养阴清肺汤(《重楼玉钥》) 生地,麦冬,玄参,丹皮,赤芍,贝母,甘草,薄荷。

养心汤(《证治准绳》) 黄芪,当归,茯苓,川芎,半夏,柏子仁,酸枣仁,远志,五味子,人参,肉桂,炙甘草,茯神。

养胃增液汤(验方) 石斛,乌梅,北沙参,玉竹,甘草,白芍。

贯众汤(验方) 贯众,苦楝根皮,土荆芥,紫苏。

栀子豉汤(《伤寒论》) 山栀,香豉。

枳实导滞丸(《内外伤辨惑论》) 大黄,枳实,神曲,茯苓,黄芩,黄连,白术,泽泻。

追虫丸(《证治准绳》) 牵牛子,槟榔,木香,雷丸,茵陈,大皂角,苦楝皮。

独参汤(《景岳全书》) 人参。

茵陈五苓散(《金匮要略》) 茵陈,猪苓,茯苓,白术,泽泻,桂枝。

茵陈蒿汤(《伤寒论》) 茵陈,栀子,大黄。

茵陈理中汤(《张氏医通》) 茵陈,党参,干姜,白术,甘草。

济生肾气丸(《济生方》) 干地黄,淮山药,山茱萸,泽泻,茯苓,丹皮,肉桂,炮附子,川牛膝,车前子。

宣毒发表汤(《医宗金鉴》) 升麻,葛根,枳壳,防风,荆芥,薄荷,木通,连翘,牛蒡子,竹叶,甘草,前胡,桔梗。

神仙活命饮(《白喉治法抉微》) 龙胆草,玄参,黄柏,板蓝根,瓜蒌皮,石膏,马兜铃,白芍,甘草,山栀,生地。

神犀丹(《温热经纬》) 犀角(水牛角代),石菖蒲,黄芩,生地,银花,连翘,板蓝根,豆豉,玄参,天花粉,紫草,人中黄。

胡粉散(《太平圣惠方》) 胡粉30g,雄黄60g,共研为末,温水调搽肛门。

茜根散(《证治准绳》) 茜根,地榆,生地黄,当归,栀子,黄芩,黄连,犀角。

十 画

桂枝汤(《伤寒论》) 桂枝,芍药,甘草,生姜,大枣。

桂枝加黄芪汤(《金匮要略》) 桂枝,芍药,甘草,黄芪,生姜,大枣。

桂枝人参汤(《伤寒论》) 桂枝,人参,干姜,炙甘草,白术。

桑菊饮(《温病条辨》) 桑叶,菊花,杏仁,连翘,薄荷,甘草,桔梗,芦根。

桑白皮汤(《景岳全书》) 桑白皮,半夏,苏子,杏仁,贝母,黄芩,黄连,山栀。

桑螵蛸散(《本草衍义》) 桑螵蛸,远志,菖蒲,龙骨,党参,茯神,当归,龟板。

柴葛解肌汤(《伤寒六书》) 柴胡,葛根,黄芩,石膏,芍药,羌活,白芷,桔梗,生甘草,生姜,大枣。

凉膈散(《太平惠民和剂局方》) 大黄,芒硝,甘草,栀子,黄芩,薄荷,连翘,竹叶,白蜜。

益胃汤(《温病条辨》) 沙参,麦冬,生地,玉竹,冰糖。

益脾镇惊散(《医宗金鉴》) 人参,白术,茯苓,朱砂,钩藤,炙甘草,灯心。

消乳丸(《证治准绳》) 香附,神曲,麦芽,陈皮,砂仁,炙甘草,细末为丸,姜汤化下。

通窍活血汤(《医林改错》) 川芎,赤芍,桃仁,红花,老葱,鲜姜,红枣,麝香,黄酒。

通关散(《丹溪心法》) 皂角,细辛。

桃红四物汤(《医宗金鉴》) 当归,川芎,芍药,地黄,桃仁,红花。

桃仁承气汤(《伤寒论》) 桃仁,大黄,桂枝,甘草,芒硝。

资生健脾丸(《缪仲淳方》) 白术,苡仁,人参,桔梗,山楂,神曲,山药,麦芽,枳实,茯苓,黄连,豆蔻仁,泽泻,枳壳,藿香,炙甘草,莲肉,扁豆。

疳积散(验方) 五谷虫,神曲,槟榔,胡黄连,麦芽,香附,苍术,肉果。

真武汤(《伤寒论》) 熟附子,白术,茯苓,白芍,生姜。

透疹凉解汤(验方) 桑叶,甘菊,薄荷,连翘,牛蒡子,赤芍,蝉衣,紫花地丁,黄连,藏红花。

秦艽鳖甲散(《卫生宝鉴》) 秦艽,鳖甲,柴胡,当归,地骨皮,青蒿,知母,乌梅。

调元散(《活幼心书》) 人参,茯苓,茯神,白术,白芍,熟地,当归,黄芪,川芎,甘草,石菖蒲,山药。

逐寒荡惊汤(《福幼编》) 胡椒,炮姜,肉桂,丁香,灶心土。

凉心散(《医宗金鉴》) 青黛,硼砂,黄柏,黄连,人中白,风化硝,冰片。

凉惊丸(《婴童百问》) 龙胆草,防风,钩藤,青黛,黄连,牛黄,冰片,麝香。

凉营清气汤(《喉痧证治概要》) 犀角尖(水牛角尖代),鲜石斛,生石膏,鲜生地,薄荷叶,生甘草,黄连,焦栀子,牡丹皮,赤芍药,玄参,连翘壳,鲜竹叶,茅根,芦根,金汁。

益元散(《伤寒标本》) 滑石,朱砂,甘草。

益脾散(《证治准绳》) 人参,茯苓,草果,木香,甘草,陈皮,厚朴,紫苏子,姜枣。

射干麻黄汤(《金匮要略》) 射干,麻黄,细辛,半夏,紫菀,款冬花,五味子,生姜,大枣。

涤痰汤(《严氏易简归一方》) 半夏,陈皮,茯苓,甘草,竹茹,枳实,生姜,胆星,人参,菖蒲。

健脾丸(《医方集解》) 人参,白术,陈皮,麦芽,山楂,枳实,神曲。

十一画

银翘散(《温病条辨》) 银花,连翘,豆豉,牛蒡子,荆芥,薄荷,桔梗,甘草,竹叶,芦根。

麻杏石甘汤(《伤寒论》) 麻黄,杏仁,石膏,甘草。

麻黄汤(《伤寒论》) 麻黄,桂枝,杏仁,甘草。

麻黄连翘赤小豆汤(《伤寒论》) 麻黄,连翘,赤小豆,杏仁,桑白皮,生姜,大枣,炙甘草。

凉营清气汤(《喉痧证治概要》)　犀角,鲜石斛,黑山栀,丹皮,鲜生地,薄荷,黄连,赤芍,玄参,石膏,甘草,连翘,竹叶,茅芦根,金汁。

清解透表汤(验方)　西河柳,蝉衣,葛根,升麻,紫草根,桑叶,菊花,甘草,牛蒡子,银花,连翘。

消金化痰汤(《统旨方》)　黄芩,山栀,桑白皮,知母,瓜蒌仁,贝母,麦冬,桔梗,甘草,橘红,茯苓。

清热甘露饮(《医宗金鉴》)　生地黄,麦冬,石斛,知母,枇杷叶,石膏,甘草,茵陈,黄芩,灯心。

清热和胃丸(《医宗金鉴》)　黄连,山栀,竹茹,麦冬,连翘,山楂,神曲,麦芽,陈皮,枳实,大黄,甘草。

清心涤痰汤(《医宗金鉴》)　竹茹,橘红,半夏,茯苓,枳实,甘草,麦冬,枣仁,人参,菖蒲,南星,川黄连。

清肝达郁汤(《重订通俗伤寒论》)　焦栀子,白芍,柴胡,丹皮,薄荷,菊花,橘白,当归,青橘叶。

清宁散(《幼幼集成》)　桑白皮,甜葶苈,赤茯苓,车前子,炙甘草,研末,生姜、大枣煎汤调服。

清营汤(《温病条辨》)　犀角,生地,玄参,竹叶,银花,连翘,黄连,丹参,麦冬。

清热泻脾散(《医宗金鉴》)　山栀,生石膏,黄连,黄芩,生地,赤苓,灯心。

清热消毒散(《证治准绳》)　黄连,山栀,连翘,当归,芍药,生地,银花,川芎,甘草。

清暑益气汤(《温热经纬》)　西洋参,麦冬,知母,甘草,竹叶,黄连,石斛,荷梗,鲜西瓜翠衣,粳米。

清暑益气汤(《脾胃论》)　黄芪,人参,橘皮,当归,甘草,苍术,白术,泽泻,升麻,葛根,炒神曲,青皮,黄柏,五味子,麦冬,生姜,大枣。

清解透表汤(验方)　西河柳,蝉蜕,葛根,升麻,紫草根,桑叶,菊花,甘草,牛蒡子,银花,连翘。

清瘟败毒饮(《疫疹一得》)　石膏,生地,犀角,黄连,栀子,桔梗,黄芩,知母,赤芍,玄参,连翘,甘草,丹皮,竹叶。

清咽下痰汤(验方)　元参,桔梗,甘草,牛蒡子,贝母,瓜蒌,射干,荆芥,马兜铃。

清胃解毒汤(验方)　升麻,黄连,丹皮,生地,黄芩,石膏。

清骨散(《证治准绳》)　银柴胡,胡黄连,秦艽,鳖甲,地骨皮,青蒿,知母,甘草。

羚角钩藤汤(《通俗伤寒论》)　羚羊角,桑叶,川贝母,生地,钩藤,菊花,生白芍,生甘草,竹茹,茯神。

渗脐散(《医宗金鉴》)　枯矾,龙骨,麝香。

理中丸(《伤寒论》)　人参,白术,干姜,甘草。

黄连解毒汤(《外台秘要》)　黄连,黄芩,黄柏,山栀。

黄芪桂枝五物汤(《金匮要略》)　黄芪,桂枝,白芍,大枣,生姜。

黄连阿胶汤(《伤寒论》)　黄连,黄芩,芍药,阿胶,鸡子黄。

黄连理中汤(《证因脉治》)　人参,白术,干姜,炙甘草,黄连。

绵茧散(《证治准绳》)　出蛾绵茧,生白矾。将生白矾捣碎纳入茧内,煅烧,待矾汁尽后,研末备用。

菖蒲丸(《医宗金鉴》)　人参,石菖蒲,麦冬,远志,川芎,当归,乳香,朱砂。

十二画

紫雪丹(《太平惠民和剂局方》)　滑石,石膏,寒水石,磁石,羚羊角,木香,犀角,沉香,丁香,升麻,玄参,甘草,朴硝,硝石,辰砂,麝香,金箔。

集成沆瀣丹(《幼幼集成》)　川芎,大黄,黄芩,黄柏,黑丑,薄荷,滑石,槟榔,枳壳,连翘,赤芍。

紫霜丸(《苏沈良方》)　紫金砂,芦荟,川贝母。

紫河车丸(《证治准绳》)　紫河车,猪茯苓,茯神,远志,人参,丹参。

葶苈丸(《小儿药证直诀》)　葶苈子,黑牵牛子,汉防己,杏仁。

葶苈大枣泻肺汤(《金匮要略》)　葶苈子,大枣。

温胆汤(《千金要方》)　半夏,陈皮,炙甘草,竹茹,枳实,生姜。

温下清上汤(验方)　附子,黄连,磁石,蛤粉,天花粉,补骨脂,覆盆子,菟丝子,桑螵蛸,白莲须。

黑锡丹(《太平惠民和剂局方》)　黑锡,硫黄,川楝子,胡芦巴,木香,附子,肉豆蔻,补骨脂,阳起石,沉香,茴香,肉桂。

葛根黄芩黄连汤(《伤寒论》)　葛根,黄芩,黄连,甘草。

葛根汤(《伤寒论》)　葛根,麻黄,桂枝,芍药,生姜,大枣,甘草。

葱豉汤(《肘后备急方》) 葱白,淡豆豉。

越婢加术汤(《金匮要略》) 麻黄,石膏,甘草,大枣,白术,生姜。

越婢汤(《金匮要略》) 麻黄,石膏,生姜,大枣,炙甘草。

犀角地黄汤(《千金要方》) 犀角,生地,丹皮,芍药。

犀地清络饮(《重订通俗伤寒论》) 犀角,牡丹皮,连翘,赤芍,生地,桃仁,竹沥,生姜,菖蒲。

犀角散(《千金要方》) 犀角,黄连,升麻,山栀,茵陈。

犀角消毒饮(《医宗金鉴》) 防风,牛蒡子,荆芥,犀角,银花,甘草。

犀角解毒饮(《医宗金鉴》) 牛蒡子,犀角,荆芥穗,防风,连翘,银花,赤芍,生甘草,川黄连,生地黄。

菟丝子散(《医宗必读》) 菟丝子,鸡内金,肉苁蓉,牡蛎,附子,五味子。

琥珀抱龙丸(《活幼新书》) 琥珀,胆星,朱砂,沉香,茯苓,月石,竹黄,山药,雄黄,枳壳,麝香,甘草。

缓肝理脾汤(《医宗金鉴》) 桂枝,人参,茯苓,白术,白芍,陈皮,山药,扁豆,炙甘草,煨姜,大枣。

舒筋汤(验方) 天麻,何首乌,木瓜,钩藤,桂枝,海螵蛸,伸筋草,麦芽。

猴枣散(验方) 猴枣,羚羊角,贝母,天竺黄,礞石,伽楠香,飞月石,麝香。

普济消毒饮(《东垣试效方》) 黄芩,黄连,连翘,玄参,板蓝根,马勃,牛蒡子,僵蚕,升麻,柴胡,陈皮,桔梗,甘草,人参。《医方集解》无人参有薄荷。

十三画以上

新加香薷饮(《温病条辨》) 香薷,银花,鲜扁豆花,厚朴,连翘。

锡类散(《温热经纬》) 冰片,人指甲,珍珠,牛黄,象牙屑,青黛,壁蟪窠。

解肌透痧汤(《丁氏医案》) 荆芥,蝉衣,射干,甘草,葛根,牛蒡子,马勃,桔梗,前胡,连翘,僵蚕,豆豉,竹茹,浮萍。

解毒雄黄丸(《三因方》) 雄黄,巴豆,郁金。

解肝煎(《景岳全书》) 陈皮,半夏,厚朴,茯苓,荷叶,白芍,砂仁,生姜。

蓝叶散(《证治准绳》) 蓝叶,升麻,玄参,麦门冬,黄芪,葛根。

槐花散(《本事方》) 槐花,侧柏叶,枳壳,荆芥炭。

搐鼻散(《医学心悟》) 细辛,皂角,半夏。

煅牡蛎炉甘石粉(验方) 煅牡蛎,炉甘石等份,共研细末。

罨脐法(《幼幼集成》) 葱白七茎,生姜一大块,淡豆豉 9g,食盐 9g,同捣烂,做成饼锭子,热掩脐上,以纱布裹扎之。

感冒退热冲剂(成药) 大青叶,板蓝根,连翘,草河车。制成冲剂,每次半袋至 1 袋,开水冲服,日服 3~4 次。

缩泉丸(《朱氏集验方》) 山药,乌药,益智仁。

酸枣仁汤(《金匮要略》) 酸枣仁,知母,茯苓,川芎,甘草。

撮风散(《证治准绳》) 蜈蚣,钩藤,蝎尾,朱砂,麝香,僵蚕。研细末,竹沥调下。

黛蛤散(验方) 青黛,海蛤壳。

藿连汤(《幼幼集成》) 川连,厚朴,藿香,生姜,大枣。

藿香正气散(《太平惠民和剂局方》) 藿香,苏叶,白芷,桔梗,白术,厚朴,半夏曲,大腹皮,茯苓,陈皮,甘草。姜枣汤下。

藿朴夏苓汤(《医原》) 藿香,半夏,茯苓,杏仁,薏苡仁,白蔻仁,猪苓,淡豆豉,泽泻,厚朴。

磁朱丸(《千金方》) 磁石,朱砂,神曲。

增液汤(《温病条辨》) 玄参,麦冬,生地黄。

镇惊丸(《证治准绳》) 茯神,麦冬,朱砂,远志,石菖蒲,酸枣仁,牛黄,黄连,钩藤,珍珠,胆南星,天竺黄,犀角,甘草。

礞石滚痰丸(《丹溪心法·附余》) 礞石,沉香,大黄,黄芩。

中成药索引

二 画

二冬膏　天门冬　麦门冬　蜂蜜

十灰散　大蓟炭　小蓟炭　牡丹皮炭　侧柏叶炭　大黄炭　茜草炭　陈棕炭　荷叶炭　栀子炭　白茅根炭

七味新消丸　麝香　蟾酥　人工牛黄　公丁香　乳香　没药　雄黄

三 画

三黄片　大黄　黄连　黄芩

小儿牛黄散　钩藤　僵蚕　天麻　全蝎　黄连　大黄　胆南星　浙贝母　天竺黄　半夏　橘红　滑石　人工牛黄　朱砂　麝香　冰片

小儿化毒散　牛黄　珍珠　雄黄　大黄　黄连　甘草　天花粉　川贝母　赤芍　乳香　没药　冰片

小儿回春丸　全蝎　朱砂　蛇含石　天竺黄　川贝母　胆南星　牛黄　白附子　天麻　僵蚕　雄黄　防风　羌活　麝香　冰片　甘草　钩藤

小儿全丹片　朱砂　橘红　贝母　胆南星　前胡　玄参　半夏　大青叶　木通　桔梗　荆芥穗　羌活　西河柳　地黄　枳壳　赤芍　钩藤　葛根　牛蒡子　天麻　甘草　防风　冰片　人工牛黄　羚羊角粉　薄荷脑

小儿香橘丹　木香　陈皮　苍术　白术　茯苓　甘草　白扁豆　山药　莲子　薏苡仁　山楂　麦芽　六神曲　厚朴　枳实　香附　砂仁　半夏　泽泻

小儿健脾丸　人参　白术　炙甘草　山药　莲子　扁豆　木香　草豆蔻　陈皮　青皮　神曲　麦芽　谷芽　山楂　芡实　薏苡仁　当归　枳壳

小儿脐风散　猪牙皂　全蝎　朱砂　当归　牛黄　巴豆霜　大黄

小青龙汤口服液　麻黄　桂枝　白芍　干姜　细辛　甘草　半夏　五味子

小柴胡冲剂　柴胡　黄芩　党参　半夏　甘草　生姜　大枣

四 画

木香槟榔丸　木香　槟榔　陈皮　枳壳　三棱　莪术　香附　黄柏　生大黄　黄连　芒硝　牵牛子

五子衍宗丸　枸杞子　菟丝子　覆盆子　五味子　车前子

五福化毒丸　连翘　犀角　黄连　玄参　生地　赤芍　青黛　桔梗　牛蒡子　芒硝　甘草

止血片　熟军炭　当归炭　槐花炭　蒲黄炭　阿胶

午时茶　藿香　防风　白芷　羌活　柴胡　前胡　陈皮　苍术　枳实　川芎　连翘　山楂　六曲　干姜　甘草　厚朴　紫苏　桔梗　红茶

牛黄清心丸　牛黄　犀角　羚羊角　黄芩　白蔹　桔梗　杏仁　肉桂　蒲黄　柴胡　防风　人参　茯苓　白术　甘草　干姜　红枣　山药　当归　白芍　川芎　麦冬　阿胶　神曲　大豆卷　麝香　雄黄　冰片　朱砂

牛黄解毒片　大黄　石膏　黄芩　桔梗　雄黄　甘草　冰片　牛黄

乌鸡白凤丸　乌骨鸡　鹿角胶　鳖甲　牡蛎　桑螵蛸　人参　黄芪　当归　白芍　香附　天门冬　甘草　熟地黄　川芎　银柴胡　丹参　山药　芡实　鹿角霜

六味地黄丸　熟地黄　山萸肉　山药　茯苓　丹皮　泽泻

双黄连注射液　金银花　黄芩　连翘

孔圣枕中丹　龟板　菖蒲　远志　龙骨

五画

玉真散　白附子　天南星　羌活　防风　白芷　天麻
玉屏风口服液　黄芪　白术　防风
龙牡壮骨冲剂　党参　白术　茯苓　龙骨　牡蛎　龟板　黄芪　山药　五味子　麦冬等
龙胆泻肝丸　龙胆草　生地黄　泽泻　柴胡　栀子　黄芩　甘草　木通　当归　车前子
生脉注射液(口服液)　人参　五味子　麦冬
云南白药(从略)
宁血糖浆　花生衣

六画

曲麦枳术丸　白术　麦芽　六神曲　枳实　枳壳　山楂　陈皮　桔梗
朱砂安神丸　生地黄　黄连　当归　朱砂　甘草
羊胆丸　羊胆干膏　百部　白及　浙贝母　甘草粉
红灵丹　朱砂　银硝　雄黄　硼砂　青礞石　麝香　冰片

七画

纯阳正气丸　藿香　青木香　麝香　公丁香　雄黄　硼砂　冰片　火硝　苍术　茯苓　白术　肉桂　陈皮　半夏　青礞石等

八画

板蓝根冲剂　板蓝根　大青叶等
虎潜丸　酒炙龟板　熟地黄　黄柏　知母　白芍　炙虎骨　锁阳　干姜　陈皮
固本咳喘片　党参　白术　茯苓　甘草等
金刚丸　肉苁蓉　杜仲　菟丝子　萆解　猪腰子

九画

茵栀黄注射液　茵陈　山栀　黄芩　金银花
复方丹参注射液　丹参　降香

十画

哮喘冲剂　大青叶　平地木　前胡　桑白皮　半夏　旋复梗　炙甘草　麻黄　白果
桑菊感冒冲剂　桑叶　菊花　薄荷油　杏仁　桔梗　连翘　芦根　甘草

十一画

银翘解毒片　金银花　连翘　荆芥　甘草　豆豉　薄荷油　淡竹叶　桔梗　牛蒡子　芦根
清开灵注射液　胆酸　水牛角　黄芩苷　珍珠层粉　栀子　板蓝根　金银花提取物

十二画以上

镇痫片　红参　郁金　珍珠母　人工牛黄　朱砂　茯苓　酸枣仁　胆南星　远志　石菖蒲　麦冬　莲子芯　甘草

(张慧媛　张丽琛)

中医儿科学教学基本要求

一、课程简介

中医儿科学是一门研究小儿生长发育、疾病诊治和预防保健的重要中医临床学科，是中医学专业的主干课程之一。其教学目的：在学习中医基础理论、中药学、方剂学、中医诊断学和中医内科学等相关课程以后，进一步使学生系统掌握儿科常见病证、时行疾病、小儿杂病和新生儿疾病的理法方药和辨证论治规律，熟悉疾病的预防和保健，了解小儿喂养的一般知识，培养具有中医儿科学基本理论知识和实际应用能力的专业人才。

中医儿科学的内容共14章，分别为中医儿科学发展简史、小儿年龄分期、生长发育、生理病理特点、喂养与保健、小儿诊法、小儿治法、肺系病证、脾胃病证、心肝病证、肾系病证、时行疾病、小儿杂病、新生儿病证等。书后附有中医儿科学教学基本要求、方剂索引、中成药索引。

本课程的总学时为70学时，其中理论教学60学时，实践教学10学时。

二、课程教学目标

（一）知识教学目标

1) 掌握中医儿科学的基本理论和基本知识以及临床基本技能。
2) 掌握小儿常见病、多发病的临床特点、诊断与鉴别诊断、辨证论治等内容。
3) 掌握小儿基本操作技能。

（二）能力教学目标

1) 通过理论教学，培养学生的临床思维能力、分析解决问题的能力。
2) 通过临床操作技能的培训，培养学生的临床动手能力。
3) 提高中医文化素质，提高悟性，增强学习的主动性和自觉性。

（三）思想教学目标

1) 培养良好的道德修养，高尚的医德医风。
2) 培养严肃认真的科学态度，求实高效的工作作风。
3) 培养良好的团结协作能力。

三、教学内容和要求教学内容和要求

教学内容	教学要求		
	了解	理解	掌握
1. 中医儿科学发展简史	√		
2. 小儿年龄分期		√	
3. 生长发育		√	
4. 生理病理特点			√
5. 喂养与保健		√	
6. 小儿诊法			√
7. 小儿治法			√
8. 肺系病证			
感冒			√
咳嗽			√
肺炎喘嗽			√
哮喘			√
乳蛾		√	
9. 脾胃病证			
鹅口疮		√	
口疮		√	
泄泻			√
厌食		√	
积滞			√
疳证		√	
10. 心肝病证			
惊风			√
癫痫	√		
病毒性心肌炎		√	
多发性抽动症		√	
11. 肾系病证			
急性肾小球肾炎			√
肾病综合征			√
尿频		√	
遗尿			√
12. 时行疾病			
麻疹			√
奶麻		√	
风痧		√	
丹痧		√	

续表

教学内容	教学要求		
	了解	理解	掌握
水痘			√
手足口病			√
痄腮			√
顿咳	√		
小儿暑温	√		
13. 小儿杂病			
紫癜			√
维生素D缺乏性佝偻病			√
夜啼	√		
奶癣		√	
皮肤黏膜淋巴结综合征		√	
14. 新生儿病证			
胎黄		√	
硬肿症	√		
脐部疾病	√		

四、学时安排

根据教学计划的规定,中医儿科学课程课堂教学为60学时,安排实践教学10学时,具体如下表:

学时安排

序号	教学内容	理论	实践	合计
1	中医儿科学发展简史	1		1
2	小儿年龄分期	1		1
3	生长发育	1		1
4	生理病理特点	1		1
5	喂养与保健	1		1
6	小儿诊法	3	1	4
7	小儿治法	2	1	3
8	肺系病证	8	2	10
9	脾胃病证	8	2	10
10	心肝病证	6	1	7
11	肾系病证	6	1	7
12	时行疾病	10	1	11
13	小儿杂病	8	1	9
14	新生儿病证	4		4
合计		60	10	70

(张慧媛 张丽琛)